新体系
看護学
全書

別巻
治療法概説

✖ メヂカルフレンド社

▎第1編 内科編　まえがき

　本書は，医療の一翼を担う看護師が基礎知識を学習する教材の一つとして編纂され，様々な医学における治療技術をまとめることを目的としている。薬物療法，食事療法，運動療法，特殊栄養療法，放射線療法，リハビリテーション，低侵襲療法，チーム医療の章に分けて概説されている。

　第1・2版では，恩師である故小坂樹徳先生のご編集のもとで，看護学における治療法概説の神髄に触れることができた。第3版では前東京大学教授で先輩の門脇孝先生からの援助を頂き，編集の大役を果たせた。今回の改訂は，執筆した諸先生方の不断の努力の賜物であり，深謝申し上げる。

　2020年初頭から世界は新型コロナウイルスのパンデミックに見舞われ，急性期医療が多くの国で崩壊の危機に晒されている。その最前線には，言うまでもなく看護師と医師が立ち，感染の恐怖に臆することなく，重症化予防から救命まで身を粉にして働いている。ダイヤモンド・プリンセス号の集団感染時には，自衛隊の医療者が一人の感染者も出さずに終息させたことは記憶に新しい。これはとりもなおさず，基礎知識の上に築き上げたスキルを熟成させ，質の高い医療を提供すべく努力を重ねてきた看護師・医師等の存在があったからこそである。幸いわが国のパンデミックは日常の医療に大きな影を落とすことなく経過し，ワクチン接種の普及に伴い小康を得つつある。今後の with corona の時代にも，本書を学ぶ看護師が正しい知識と訓練されたスキルの上に，医療を実践していくことが期待される。

　医療の進歩と変遷は絶え間ない。今回のパンデミックにより社会全体に革命が引き起こされている。医療も例外でないが，幸い感染症医療にかかわる分野を除いては，従前のシステムに則って継続可能と思われる。病をおそれ悩む人々はあり続け，この治療には各職種の連携によって成り立つチーム医療が主役であることは変わらない。

　『治療法概説』は実診療の変遷に追いつくべく改訂が続けられ，その背景の理論と治療の実態を看護学生が学べるのみにとどまらず，他の医療職，病院実習を開始する旬を迎えた医学生さえもが，効率的に治療概論を学べる書へと成長を遂げた。幸い各章の執筆者には，最新の内容を難解にすることなく，しかし平易を求めるあまり俗な表現に堕することなく，教科書にふさわしい体裁でまとめていただいた。本書が上述の読者に幅広く役立てば本懐である。

2021年12月

柴　輝男

第2編 外科編　まえがき

　このたび「新体系看護学全書　治療法概説」が改訂された。内科と外科の看護の特徴と専門性を把握しやすいよう，第1編を内科編，第2編を外科編といった構成はそのままに，章立ても前版を踏襲した。一方で，各章をご担当いただいた先生方には，手術手技をはじめとした外科治療法の最新の知見を加筆していただいた。

　医学がどんなに進歩しても，看護の本質は変わることはない。看護学は，どのような看護ケアが最も好ましい精神的・肉体的介抱，援助に繋がるかといった全人的視点を重視する。手術は病気を治療するためとはいえ，一時的に精神的，肉体的に最も好ましくない状態を患者に強要することになる。加えて，患者は麻酔という特殊な状況下にも置かれる。これが患者の不安な気持ちや家族の心情に寄り添う看護ケアがことさら重要であり，外科に特化した看護教育が必要になる理由である。

　チーム医療が注目されて久しいが，チーム医療では，「医療に従事する多種多様な医療スタッフが，各々の高い専門性を前提に，目的と情報を共有し，業務を分担しつつも互いに連携・補完し合い，患者の状況に的確に対応した医療を提供すること」を目指している。そこでは，各々の医療職がその専門性（プロフェッショナリズム）を発揮することが必要不可欠であり，その専門性を追求することこそがより良い連携のために必要最低限の条件となっている。手術の領域で，専門的な看護ケアを実践することは，とりもなおさずチーム医療を追求することにほかならない。

　前版でも好評であったが，本書では，外科の現場で感じるであろう疑問や不明点を容易に解決できるよう，章立てや記載内容にも工夫が施されている。内容は，手術療法や外科診断法といった基本的なものから臓器移植といった先進的なものまで多岐にわたる。手術を受けた患者を看護するうえで必須の知識や技術とともに，その背景にある基礎的な医学知識が簡潔で平易な文章で解説されている。読者はこれを読むことで，手術のために必要な看護の知識が容易に理解できるようになっている。各章は，その領域に造詣の深い専門家に引き続きご執筆を依頼した。限られた時間にもかかわらず，快くこのたびの改訂執筆を引き受けてくださった諸先生方にこの場をかりて改めて感謝の意を表したい。

　本書の外科編改訂版が，前版同様により良い手術看護の実践に少しでもお役に立てば，この編集を担当したものとして望外の喜びである。

2021年12月

安原　洋

執筆者一覧

編集

柴　輝男	総合東京病院 副院長・糖尿病センター長
安原　洋	東京逓信病院 病院長

執筆（執筆順）

[第1編　内科編]

鈴木　洋史	医薬品医療機器総合機構 審査センター長
大野　能之	東京大学医学部附属病院 薬剤部副薬剤部長
柴　輝男	総合東京病院 副院長・糖尿病センター長
松門　武	東邦大学医療センター大橋病院 栄養部次長
河盛　隆造	順天堂大学名誉教授, 順天堂大学大学院医学研究科 文部科学省事業 スポートロジーセンター センター長
田村　好史	順天堂大学大学院医学研究科 代謝内分泌内科学 准教授・スポートロジーセンター センター長補佐
加賀　英義	順天堂大学大学院医学研究科 代謝内分泌内科学 助教
堀内　朗	昭和伊南総合病院 消化器病センター長・内科診療部長
芳賀　信彦	国立障害者リハビリテーションセンター 自立支援局長
中川　恵一	東京大学大学院医学系研究科 総合放射線腫瘍学講座 特任教授
片野　厚人	東京大学医学部附属病院 放射線科 講師
玉田　喜一	自治医科大学消化器内科 教授
原　英彦	東邦大学医療センター大橋病院 循環器内科 准教授
戸田　信夫	三井記念病院 消化器内科・内視鏡部長
近藤真由子	三井記念病院 消化器内科 医長
大木　隆正	三井記念病院 消化器内科 科長
三瀬　直文	三井記念病院 副院長 腎臓内科・血液浄化部長
森　健太郎	総合東京病院 脳卒中センター長
矢冨　裕	東京大学医学部附属病院 検査部長
小野　佳一	東京大学医学部附属病院 臨床検査技師長

[第2編　外科編]

渡邉　聡明	元 東京大学腫瘍外科・血管外科 教授
清松　知充	国立国際医療研究センター病院 大腸肛門外科 診療科長
佐田　尚宏	自治医科大学医学部外科学講座 主任教授
大矢　雅敏	埼玉あすか松伏病院 病院長
山田　芳嗣	国際医療福祉大学三田病院 病院長
内田　寛治	東京大学医学部附属病院 麻酔科 教授

平田　哲	旭川医科大学名誉教授
阿川千一郎	三楽病院 理事長
伊藤　契	三楽病院 外科統括部長
福島　亮治	帝京平成大学 健康栄養学科／帝京大学医学部外科学講座 教授
小西　敏郎	東京医療保健大学 副学長・医療栄養学科長
針原　康	東和病院 副院長
澤野　誠	埼玉医科大学総合医療センター 高度救命救急センター長
坂本　哲也	帝京大学医学部附属病院 病院長
藤田　尚	帝京平成大学 健康メディカル学部医療科学科 教授
山本　順司	地域医療機能推進機構（JCHO）東京高輪病院 病院長
梅下　浩司	大阪大学大学院医学系研究科 外科系臨床医学専攻 兼任教授

目次

第 **3** 章　**外科手術手技・処置の基本**
大矢雅敏　231

第 **4** 章　**麻酔の知識**　山田芳嗣, 内田寛治　247

第1章

薬物療法

この章では

- 薬物療法に用いる剤形の種類を理解する。
- 薬物の作用と副作用を理解する。
- 薬物療法の実際を理解する。
- 薬物療法に関連する法令などを理解する。

I 薬物療法とは

A 薬物とは

薬物は生理活性を有する物質で，**薬剤**は薬物を投与しやすい形にしたものである。たとえば，薬物そのものは粉末であるが，それを水などで溶解して注入できるように薬剤としたのが注射剤である。1種類の薬物から多種類の薬剤が製造されていることも多い。たとえば，ニトログリセリンには舌下錠，スプレー剤，貼付剤，注射剤などの種類がある。この場合，その薬剤ごとに効果，副作用，使用上の注意が異なるので，注意が必要である。

B 薬物の使用目的

医学・薬学の進歩および医療の高度化に伴い，臨床における**薬物療法**の必要性はますます増大している。現在，わが国では医療用医薬品として約1万4000品目が承認されている。医師の診断に基づいた治療において，これらの医薬品を用いた薬物療法が主体となっていることは，改めて述べるまでもない。

▶ 薬物療法の種類　薬物療法には**原因療法**と**対症療法**がある。原因療法は，たとえば細菌による感染症を抗菌薬によって殺菌し，治療するものである。対症療法は，鎮痛薬のように，痛みの原因を取り除くのではなく，症状を和らげる治療である。今日の多くの薬物療法は，薬によって生体の免疫力を高めたり，不足している生体内ホルモンを補ったりするなどの対症療法が主体である。

薬物療法においては，ハードとしての薬剤にソフトとしての適正な使用法が伴って，初めて有効で安全な薬物作用を発揮させることができる。患者個々の治療における薬剤の選択は，適切な診断に基づいて行われるが，それを合理的かつ適正に用いるには，その薬物のもつ薬物動態学および薬力学的特徴を把握しておかなければならない。

C 薬物療法に用いる剤形

薬物を臨床使用するためには，目的に応じた投与に適した形態（剤形）に加工されなければならない。剤形は適用方法によって，**内用剤，注射剤，外用剤**に分けられる。近年，種々の機能が付加された**新剤形製剤（DDS）**（p.3column 参照）が数多く開発されている。臨床現場でよく用いられる代表的な剤形を表1-1にまとめた。

薬物作用は，薬物の作用部位への到達性と，作用部位での薬物に対する生体の感受性により決定されるので，目的とする薬物作用を得るためには，投与経路および剤形に基づく

薬物動態的特徴を把握することが重要である。

　以下に主な剤形ごとに適正使用上の留意点を記す。

1. 内用剤

1　錠剤

　薬物に**賦形剤**，**結合剤**，**崩壊剤**，**滑沢剤**などの添加物を加えて，圧縮して一定の形状にした製剤である。形状からは，**素錠，糖衣錠，フィルムコート錠，腸溶錠，徐放錠**などに分類でき，適用方法からは，**内服錠，口腔内崩壊錠**(p.5column 参照)，**チュアブル錠**などに分類することができる。臨床使用において，散剤が発売されていない場合にしばしば錠剤の粉砕や，懸濁溶解させて用いる場合がある。素錠はそれほど問題になることはないが，糖衣錠あるいはフィルムコート錠の場合は，苦みなどの味に問題がある薬物，光に不安定な薬物，湿潤性のある薬物を皮膜で保護している場合もあるため，分割あるいは粉砕時には注意が必要である。

2　カプセル剤

　薬物を，液体，粉末，顆粒などの形でカプセルに充填あるいは被包した製剤で，**軟カプセル剤**と**硬カプセル剤**がある。カプセル剤は，服用時に食道で停留しやすいため，食道潰瘍の原因となりやすい点に注意が必要である。

3　顆粒剤

　薬物に**賦形剤**，**結合剤**，**崩壊剤**などの添加物を加えて，粒状にしたものである。粒度がそろっており，流動性が良いことが特徴であるが，反面，ほかの散剤や顆粒剤との混合が難しい。顆粒剤には，コーティングを施されたものや，腸溶性の剤皮を施されたもの，徐放性の顆粒剤もある。これらの製剤は，義歯などを使用している患者においては，歯茎と

> ### Column　DDS
>
> 　DDS（drug delivery system）とは，薬物の副作用を最小限に抑え，最大限の薬効を発揮させるためにつくられた剤形および投与方法のことである。臨床では，種々の DDS 製剤が開発され，使われている。特に，経口の徐放性製剤は市販製品の数も多い。
>
> 　徐放性製剤は，製剤自体が薬物の放出そのものを複雑な機構で制御しているため，その放出特性に及ぼす影響は製剤ごとに異なり，生じる問題や程度にも相違がみられている。また，徐放性製剤は，服用後直ちに溶解・吸収される通常の製剤と比べて，生体側の生理的要因により敏感に影響を受けやすくなっているので，注意して使用しなければならない。

表 1-1 剤形の種類

分類（投与経路）		剤形の種類	左の剤形に含まれるもの
内用剤	経口投与する製剤	錠剤	口腔内崩壊錠，チュアブル錠，発泡錠，分散錠，溶解錠
		カプセル剤	
		顆粒剤	発泡顆粒剤
		散剤	
		経口液剤	エリキシル剤
			懸濁剤
			乳剤
			リモナーデ剤
		シロップ剤	シロップ用剤
		経口ゼリー剤	
		経口フィルム剤	口腔内崩壊フィルム剤
注射剤	注射により投与する製剤	注射剤	輸液剤
			埋め込み注射剤
			持続性注射剤
			リポソーム注射剤
	透析に用いる製剤	透析用剤	腹膜透析用剤
			血液透析用剤
外用剤	口腔内に適用する製剤	口腔用錠剤	トローチ剤
			舌下錠
			バッカル錠
			付着錠
			ガム剤
		口腔用液剤	含嗽剤
		口腔用スプレー剤	
		口腔用半固形剤	
	気管支・肺に適用する製剤	吸入剤	吸入粉末剤
			吸入液剤
			吸入エアゾール剤
	目に投与する製剤	点眼剤	
		眼軟膏剤	
	耳に投与する製剤	点耳剤	
	鼻に適用する製剤	点鼻剤	点鼻粉末剤
			点鼻液剤
	直腸に適用する製剤	坐剤	
		直腸用半固形剤 注腸剤	
	腟に適用する製剤	腟錠	
		腟用坐剤	
	皮膚などに適用する製剤	外用固形剤	外用散剤
		外用液剤	リニメント剤
			ローション剤
		スプレー剤	外用エアゾール剤
			ポンプスプレー剤
		軟膏剤	
		クリーム剤	
		ゲル剤	
		貼付剤	テープ剤
			パップ剤

資料／厚生労働省：第十八改正日本薬局方-製剤総則，2021，p.10-20 より作成．

第1編 内科編

1 薬物療法

食事療法

運動療法

特殊栄養法

リハビリテーション

放射線療法

低侵襲治療法

チーム医療

義歯との間に入り込んで痛みを生じる原因となるため注意が必要である。また，漢方製剤と称して有効成分を抽出したエキスが顆粒剤として製剤にされたものもある。

4 │ 散剤

　散剤は粉末状の製剤であり，薬物をそのままあるいは賦形剤，結合剤，崩壊剤などの添加物を加えて，粉末あるいは微粒状にしたものである。また，造粒により飛散性や流動性を改良した微粒剤もある。散剤は，錠剤やカプセル剤の服用が困難な小児や高齢者への投与に用いることができ，多種類の薬剤の混合や投与量の微調整が可能な剤形である。欠点としては，吸湿性を有したり，不快な臭気・味などを有する薬物には不適当である点があげられ，一般に服用しにくい。また，複数の散剤を混合する場合には，その混合の可否についてあらかじめ検討しておく必要がある。

5 │ 経口液剤

　経口液剤は，薬物を水やエタノールなどに溶解または懸濁させて用いる製剤である。これらには，エリキシル剤*，懸濁剤，乳剤，リモナーデ剤*などがある。経口液剤は，錠剤やカプセル剤の服用が困難な小児や高齢者への投与に用いることができ，多種類の薬剤の混合や投与量の微調整が可能な剤形である。

　欠点としては，変質を避けるため長期の投与は好ましくない点と，患者個々が最終的に計量して服用するため投与の確実性が確保し難い点があげられる。

2. 注射剤

　注射剤には，静脈内注射用，筋肉内注射用，皮下注射用，皮内注射用などの製剤がある(p.6 column 参照)。薬物の吸収阻害や初回の消化管や肝臓での代謝を回避することができる。

Column　口腔内崩壊錠

　　錠剤の取り扱いやすさを残したまま，錠剤が口腔内で唾液または少量の水で崩壊することにより飲み込みやすくした製剤である。錠剤は，投与量が正確であり，簡便性の面からも内用薬のなかで最も好まれ汎用される剤形ではあるが，嚥下困難な高齢者や小児患者には服用しにくく，水分摂取が制限されている場合には不適切な場合もある。このような患者にも容易に服用できる錠剤として開発されたが，突発的な症状のとき，水がなくても服用できることから，OTC 薬（大衆薬）にも応用されている。

出典／公益社団法人 日本薬学会 ホームページ：薬学用語解説，一部改変.

＊ **エリキシル剤**：甘味および芳香のあるエタノールを含む澄明な液剤。
＊ **リモナーデ剤**：甘味および酸味のある澄明な液剤。

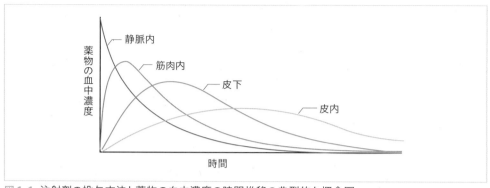

図1-1 注射剤の投与方法と薬物の血中濃度の時間推移の典型的な概念図

すなわち，体内に直接薬物を投与するため，消化管で分解，吸収されない薬物や吸収後に肝臓などで広範に代謝を受けて不活化する薬物に適した剤形である。

　また，投与速度の調節により体内動態を制御できる点が特徴となっている。注射剤でもおのおのの投与経路により体内動態が異なるので，その典型的な概念図を図1-1に示した。一般に静脈内，筋肉内，皮下，皮内の順で吸収速度が速くなり，最高血中濃度が高く，最高血中濃度到達時間が短くなる。

▶ 使用上の注意点　注射剤の使用上で注意すべきことは，**投与部位**と**投与速度**である。注射剤は投与速度によって体内動態を変化させることができるため，特に注意が必要である。バンコマイシン塩酸塩などでは，投与速度が速いとヒスタミンの遊離が促進されて，レッドネック症候群や血圧低下などの副作用が発現することが知られている。

　また，臨床では注射剤を混合して用いることが多いため，混合注射の可否も重要な情報である。注射剤は，その製剤単独での安定性や安全性の検討はなされてはいるものの，多剤併用時のそれらに関する情報が大いに不足しているため，あらかじめ十分な検討が必須である。

Column　注射剤の主な投与方法と略号

- 静脈内投与（静注，intravenous injection：IV）
- 静脈内点滴投与（点滴静注，intravenous drip：DIV）
- 筋肉内投与（筋注，intramuscular injection：IM）
- 皮下投与（皮下注，subcutaneous injection：SC）
- 皮内投与（皮内注，intradermal injection：ID）
- 動脈内投与（動注，intraarterial injection：IA）
- 髄腔内投与（髄注，intrathecal injection：IT）

カルテでは，IV，IMなどの略号が多用されている。

第
1
編

内
科
編

1
薬物療法

食事療法

運動療法

特殊栄養法

リハビリテーション

放射線療法

低侵襲治療法

チーム医療

3. 外用剤

1 吸入剤

　吸入剤には，**吸入粉末剤，吸入液剤，吸入エアゾール剤**などがある。気管支喘息の治療に頻用される短時間作動型β刺激薬製剤の全身性副作用とステロイド製剤の口腔カンジダ症（副作用）に注意が必要である。β刺激薬の吸入による突然死や心血管系障害などの副作用を防止するためには，適切な用法・用量を遵守しなければならない。また，ステロイド剤による口腔カンジダ症の防止には，使用後の含嗽が不可欠である。吸入後の含嗽は，薬物の消化管への流入による全身作用や局所でのカンジダ症などの予防に不可欠である。

2 点眼剤，眼軟膏剤

　目に投与する剤形としては，**点眼剤，眼軟膏剤**などがある。また，点眼後にゲル化する製剤なども発売されている。β遮断薬の点眼剤による心不全および気管支喘息誘発などの全身性副作用に注意が必要である。たとえば，β遮断薬を点眼した後の血漿中薬物濃度は，経口投与後の値に比べて非常に低いものの，受容体（レセプター）への結合占有率は血漿中薬物濃度と比べてそれほどの差はない。これはつまり，全身性副作用を惹起させる可能性を示唆している。

　β遮断薬の点眼剤を含め，全身性副作用を起こす可能性のある点眼剤の使用に際しては，1回1滴で，点眼後はまばたきをせずに閉眼し，涙嚢部を軽く圧迫するようにしなくてはならない（図1-2）。

3 点鼻剤

　薬物の吸収性や膜透過性の増大によるバイオアベイラビリティ（吸収率や初回通過効果の有無）の改善等を目的とした投与経路の剤形として，**点鼻粉末剤**や**点鼻液剤**がある。多くの生理活性ペプチド類は消化管内の酵素で分解，あるいは分子量や極性が高いため，経口投与が不可能な場合が多い。そこで，経口や注射以外の全身吸収目的の投与経路として経鼻

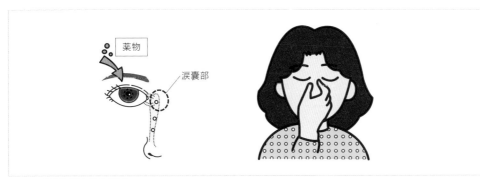

薬物

涙嚢部

図1-2　涙嚢部を軽く圧迫

吸収が試みられている。薬物の経鼻吸収率は比較的高くはないが，投与経路としての有用性は大きい。現在臨床では，デスモプレシン酢酸塩水和物，ブセレリン酢酸塩，スマトリプタンなどが用いられている。

Ⓓ 投与経路と服用時期

1. 投与経路

　薬物療法においては，剤形の選択とともに投与経路の選択が重要となる。投与経路は，大きく，**経口**，**注射**（組織または血管），**外用**（皮膚，体孔部粘膜）に分けられる。

　これらの経路は，治療目的と薬物体内動態特性を考慮して選択されなければならない。全身作用を目的とした最も一般的な経口投与では，初回の消化管における吸収率や代謝，さらに肝臓における代謝を考慮する必要がある。

　これらの影響を避ける投与経路として，全身作用を目的とした坐剤や貼付剤があり，直腸粘膜や皮膚から直接循環血液内へ取り込ませることができる。点眼剤や軟膏剤などの多くは局所作用を目的としているが，全身性の副作用にも注意が必要である。経口投与ができない場合や緊急性が高い場合には，注射剤や輸液など点滴投与が選択される。

2. 服用時期

　薬効を持続的に発現させるためには，一義的に薬物血中濃度を治療域に保つことが必要であり，このためには薬物の血中濃度半減期に応じた間隔で服用しなければならない。

▶ **服薬遵守（コンプライアンス）**　正しく服用することを**服薬遵守**〔**コンプライアンス**（compliance）〕，これを高めるために降圧薬などの慢性疾患治療薬では，1日1回あるいは2回服用でよい徐放性製剤が開発されている。また，服薬時間は薬効や副作用に影響を及ぼすため，定められた時期に服用することが重要である。一般に，食前は食事の約30分前，食後は食事の後約30分までの間，食間は食事の約2時間後を指す。薬効を正しく発現させるために，厳密に服用時期を守る必要がある薬物も多く，その代表例を表1-2にまとめ

表1-2　服用時期が限定されている経口薬剤の例

薬剤	服用時期
アレンドロン酸ナトリウム	起床時
イコサペント酸エチル	食直後
イトラコナゾール固形製剤	食直後
イトラコナゾール内用液剤	空腹時
ボグリボース錠	食直前
ミチグリニドカルシウム水和物	食直前
メチルフェニデート塩酸塩徐放錠	朝
メナテトレノン	食後

た。

　たとえばイトリゾールの固形製剤は空腹時では薬物の溶解性が悪く吸収が低いため，食直後に経口投与する必要があるが，イトラコナゾールを溶解補助剤（ヒドロキシプロピル-β-シクロデキストリン）で溶解した内用液製剤は，胃酸による溶解を必要としないため，空腹時に経口投与する必要がある。

▶ 食事との関連性　適切な薬効発現に関しては，食事そのものが薬効のターゲットとなっている疾病や，薬効の適切な発現時期が必要な疾病の治療薬に多く見受けられる。

　前者の例としては糖尿病治療薬のα-グルコシダーゼ阻害薬などがある。ボグリボース錠などのα-グルコシダーゼ阻害薬は，食事中の炭水化物のα-グルコシダーゼによる分解を抑えることによって，食後の過血糖を防止するための薬剤であるため，食直前に服用しなければならない。後者の例としては，速効型インスリン分泌促進薬があげられ，食事の摂取に伴う膵臓からのインスリンの速やかな分泌を補うために食直前に服用するように設計されている。

▶ 服用時期による副作用などの回避　副作用などの回避においても，服用時期が重要な薬剤もある。非ステロイド性消炎鎮痛薬は胃腸障害を防止するために食後に服用することが望ましい。中枢神経刺激薬であるメチルフェニデート塩酸塩徐放錠は，覚醒作用があるため，睡眠障害の予防のために午後の服用は避け，朝に服用する薬剤である。

II　薬理学の基礎知識と薬物の作用

A　薬物動態学と薬力学

　生体に投与された薬剤が**薬物作用**（薬効・副作用）を発現するまでの過程は，まず薬物が作用部位に到達するまでの過程（**薬物動態学**：pharmacokinetics）と，作用部位に到達してから生体と反応を起こし作用を発現するまでの過程（**薬力学**：pharmacodynamics）に大別できる（図1-3）。

　したがって，薬剤の用量と作用部位での濃度を関係づける薬物動態モデルと，作用部位における濃度と効果を関係づける薬力学モデルを結びつけて考えることにより，薬剤投与から薬物作用発現までの過程を系統的に取り扱うことができ，用量-効果関係の理解に基づく患者個別の理論的な処方設計が可能になる。

1. 薬物動態学

　薬剤が投与されてから作用発現部位に到達するまで，薬物は**吸収**，**分布**，**代謝**，**排泄**の過程を経て体内を動く。薬効を評価する場合，作用部位における薬物濃度の時間推移を把

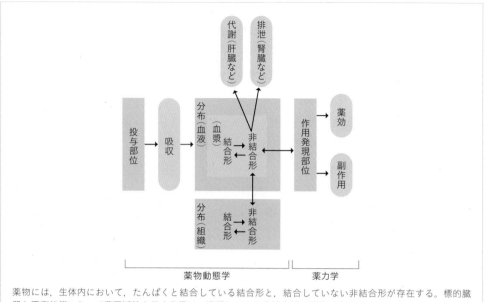

薬物には，生体内において，たんぱくと結合している結合形と，結合していない非結合形が存在する。標的臓器と平衡状態にあって薬理活性を示す分子は，遊離している非結合形の薬物である。

図1-3 薬物動態学と薬力学

握することが重要だが，ヒトにおいてはそれを直接測定することが不可能な場合が多いので，血中薬物濃度を指標とすることが多い。薬物の作用が血中濃度と関係している場合，その薬物の体内動態の指標（パラメータ）は臨床使用上，重要となる。

たとえば**消失半減期**は，血中濃度の持続時間と関連し，投与回数などの決定，薬効の判定時期，および薬効の消失時期を考える際の指標となる。また，薬物が主に肝臓で代謝されて消失するのか，あるいは未変化体のまま腎臓から排泄されるのかなどの**消失経路**は，臓器障害や加齢による機能低下時の薬物動態学的変化をとらえる際に重要であり，用法・用量の設定に不可欠な情報である。

2. 薬力学

薬物が作用部位に到達してから生体と反応を起こし，薬物作用を発現するまでの過程である薬力学においては，**作用発現部位中濃度**と**薬理活性**を併せて考えることが重要である。多くの薬物の作用発現はレセプター（受容体）＊などを介することが知られており，これらの薬物の薬効の強さや効果の持続性は，作用部位での非結合形薬物濃度とレセプターに対する親和性の強さによって決まる。

＊ **レセプター（受容体）**：薬物の作用点としてレセプターが知られている。レセプターは，細胞膜あるいは細胞内に存在し，特定の薬物を認識して結合し，薬物反応を引き起こす。薬とレセプターとの関係は，鍵と鍵穴という表現で簡単に説明されている場合が多い。

B 薬理作用とは

薬理作用とは，薬物と生体とが相互作用して起こる現象のことであり，簡単に「作用」とよばれている。薬物によりある作用が発揮され，それらの作用が疾病の治療などに有用な場合，治療薬として臨床で用いられる。

C 主作用

ある疾病の治療を考えた場合，治療効果として主目的となっている薬物の有用な薬理作用を**主作用**とよぶことが多い。また，薬理作用が治療効果を示す疾病などを**適応**（症）*という。たとえば，カルシウム拮抗薬の適応となる高血圧症は，薬物がもつカルシウムチャネル拮抗作用による血管拡張作用で血圧が低下するため奏効する疾病ということになる。

▶ 薬物の主作用の種類　薬物の主作用には，非常に多くの種類があり，医薬品はその薬効により中枢神経抑制作用，血糖降下作用，血圧降下作用などに分類されている。表 1-3 に薬効分類とその薬剤の例を示す。

表 1-3　薬効分類

薬効による分類	製剤
中枢神経用薬	全身麻酔剤／催眠鎮静剤，抗不安剤／抗てんかん剤／解熱鎮痛消炎剤／興奮剤，覚せい剤／抗パーキンソン剤／精神神経用剤／総合感冒剤／その他の中枢神経系用薬
末梢神経用薬	局所麻酔剤／骨格筋弛緩剤／自律神経剤／鎮けい剤／発汗剤，止汗剤／その他の末梢神経系用薬
感覚器官用薬	眼科用剤／耳鼻科用剤／鎮暈剤／その他の感覚器官用薬
循環器官用薬	強心剤／不整脈用剤／利尿剤／血圧降下剤／血管補強剤／血管収縮剤／血管拡張剤／高脂血症用剤／その他の循環器官用薬
呼吸器官用薬	呼吸促進剤／鎮咳剤／去たん剤／鎮咳去たん剤／気管支拡張剤／含嗽剤／その他の呼吸器官用薬
消化器官用薬	止しゃ剤，整腸剤／消化性潰瘍用剤／健胃消化剤／制酸剤／下痢，浣腸剤／利胆剤／複合胃腸剤／その他の消化器官用薬
ホルモン剤（抗ホルモン剤を含む）	脳下垂体ホルモン剤／唾液腺ホルモン剤／甲状腺，副甲状腺ホルモン剤／たんぱく同化ステロイド剤／副腎ホルモン剤／男性ホルモン剤／卵胞ホルモン剤および黄体ホルモン剤／混合ホルモン剤／その他のホルモン剤（抗ホルモン剤を含む）
泌尿生殖器官用剤および肛門用薬	泌尿器官用剤／生殖器官用剤（性病予防剤を含む）／子宮収縮剤／避妊剤／痔疾用剤／その他の泌尿生殖器官用剤および肛門用薬
外皮用薬	外皮用殺菌消毒剤／創傷保護剤／化膿性疾患用剤／鎮痛，鎮痒，収斂，消炎剤／寄生性皮膚疾患用剤／皮膚軟化剤（腐食剤を含む）／毛髪用剤（除毛剤，脱毛剤，染毛剤，養毛剤）／浴剤／その他の外皮用薬
歯科口腔用薬	歯科用局所麻酔剤／歯髄失活剤／歯科用鎮痛鎮静剤（根管および齲窩消毒剤を含む）／歯髄乾屍剤（根管充填剤を含む）／歯髄覆罩剤／歯科用抗生物質製剤／その他の歯科口腔用剤
その他の個々の器官系用医薬品	―

* **適応**（症）：厚生労働省の承認を受けた，薬剤のもつ効能・効果を一般に適応という。承認を受けていない効能・効果を目的として薬を用いる場合を適応外使用という。

表1-3 （つづき）

薬効による分類	製剤
ビタミン剤	ビタミンAおよびD剤／ビタミンB₁剤／ビタミンB剤（ビタミンB₁剤を除く）／ビタミンC剤／ビタミンE剤／ビタミンK剤／混合ビタミン剤（ビタミンA・D混合製剤を除く）／その他のビタミン剤
滋養強壮薬	カルシウム剤／無機質製剤／糖類剤／有機酸製剤／たんぱくアミノ酸剤／臓器製剤／乳幼児用剤／その他の滋養強壮薬
血液・体液用薬	血液代用剤／止血剤／血液凝固阻止剤／その他の血液・体液用薬
人工透析用薬	人工腎臓透析用剤／腹膜透析用剤／その他の人工透析用薬
その他の代謝性医薬品	肝臓疾患用剤／解毒剤／習慣性中毒用剤／痛風治療剤／酵素製剤／糖尿病用剤／総合代謝性製剤／ほかに分類されない代謝性医薬品
細胞賦活用薬	クロロフィル製剤／色素製剤／その他の細胞賦活薬
腫瘍用薬	アルキル化剤／代謝拮抗剤／抗腫瘍性抗生物質製剤／抗腫瘍性植物成分製剤／その他の腫瘍用薬
放射性医薬品	―
アレルギー用薬	抗ヒスタミン剤／刺激療法剤／その他のアレルギー用薬
生薬	―
漢方製剤	―
その他の生薬および漢方処方に基づく医薬品	―
抗生物質製剤	主としてグラム陽性菌に作用するもの／主としてグラム陰性菌に作用するもの／主としてグラム陽性・陰性菌に作用するもの／主としてグラム陽性菌，マイコプラズマに作用するもの／主としてグラム陽性・陰性菌，リケッチア，クラミジアに作用するもの／主として抗酸菌に作用するもの／主としてカビに作用するもの／その他の抗生物質製剤（複合抗生物質製剤を含む）
化学療法剤	サルファ剤／抗結核剤／抗ハンセン病剤／合成抗菌剤／抗ウイルス剤／その他の化学療法剤
生物学的製剤	ワクチン類／毒素およびトキソイド類／抗毒素およびレプトスピラ血清類／血液製剤類／生物学的試験用製剤類／混合生物学的製剤／その他の生物学的製剤
寄生動物用薬	抗原虫剤／駆虫剤
調剤用薬	賦形剤／軟膏基剤／溶解剤／矯味，矯臭，着色剤／乳化剤／その他の調剤用薬
診断用薬（体外診断用医薬品を除く）	X線造影剤／機能検査用試薬／その他の診断用薬（体外診断用医薬品を除く）
公衆衛生用薬	防腐剤／防疫用殺菌消毒剤／防虫剤／殺虫剤／殺そ剤／その他の公衆衛生用薬
体外診断用医薬品	一般検査用試薬／血液検査用試薬／生化学的検査用試薬／免疫血清学的検査用試薬／細菌学的検査用試薬／病理組織検査用薬／体外診断用放射性医薬品／その他の体外診断用医薬品
その他治療を主目的としない医薬品	絆創膏／ほかに分類されない治療を主目的としない医薬品
アルカロイド系麻薬（天然麻薬）	アヘンアルカロイド系麻薬／コカアルカロイド系製剤
非アルカロイド系麻薬	合成麻薬

　近年では，病気の原因にかかわる特定の分子だけに選択的に作用する**分子標的薬**や，がん細胞などの細胞表面の目印となる抗原や，病気の原因の組織で過剰に作られるたんぱく質を抗原として認識して結合する抗体医薬品の開発が盛んである。

　また，**免疫チェックポイント阻害剤**といわれる抗体医薬品の開発が進められている。免疫チェックポイント阻害剤には，抗PD（programmed death receptor）-1抗体や抗PD-L1抗体などがあるが，これらはがん細胞が免疫にかけているブレーキを解除し，免疫ががんを攻撃できるようにする薬剤である。

D 副作用

　薬物は，そのもの自体または投与される生体の状態によって，**有害反応**を起こすことがある。わが国では一般に，有害反応を**副作用**と称している。世界保健機関（World Health Organization：WHO）では，この有害反応を「疾病の予防，診断，治療，または生理機能を正常にする目的で医薬品を投与したとき，人体に通常使用される量によって発現する，有害かつ予期しない反応」と定義している。したがって，薬物療法上での過誤，薬物乱用，および薬物中毒は薬が関与する危険性ではあるが，狭義の副作用には分類されていない。

　厚生労働省で分類している副作用の例を表 1-4 に示す。

▶ 副作用の分類　薬の副作用を考えるうえで重要なことは，その副作用の重篤度と，それが用量に依存して起こるのか，用量に依存しないで起こるのかを把握しておくことである。

　重篤度に関しては，厚生労働省が肝臓，腎臓，血液，過敏症状，呼吸器，消化器，循環器，精神神経系，代謝・電解質異常について，表 1-5 のように 3 段階に副作用のグレードを分類しているので，参考にするとよい。

　また，抗悪性腫瘍の有害事象の記録や報告によく利用される別の基準として，アメリカ

表 1-4　副作用の重篤度分類基準の例（肝臓）

副作用のグレード	グレード1	グレード2	グレード3
総ビリルビン（mg/dL）	1.6 以上〜 3.0 未満	3.0 以上〜 10 未満	10 以上
AST，ALT（U）	1.25 × N 以上〜 2.5 × N 未満 50 以上〜 100 未満	2.5 × N 以上〜 12 × N 未満 100 以上〜 500 未満	12 × N 以上 500 以上
Al-P	1.25 × N 以上〜 2.5 × N 未満	2.5 × N 以上〜 5 × N 未満	5 × N 以上
γ-GTP	1.5 × N 以上	—	—
LDH	1.5 × N 以上	—	—
PT	—	—	40% 以下
症状等	—	黄疸 肝腫大 右季肋部痛 脂肪肝	出血傾向，意識障害等の肝不全症状（劇症肝炎） 肝硬変 肝腫瘍 6ヶ月以上遷延する黄疸

肝障害の重篤度については，原則として，上表に掲げられた臨床検査値，症状等によりグレード分けを行う。また，全身倦怠感，食欲不振，悪心，発熱，発疹等があるなど臨床症状等から肝障害が疑われる場合には，当該症状の AST，ALT 等を確認して，上表により同様に分類すること。また，肝生検の結果が得られている場合にはこれを考慮して判断すること。

N：施設ごとの正常値上限
資料／厚生労働省：医薬品等の副作用の重篤度分類基準について（平成 4 年 6 月 29 日薬安第 80 号），一部改変.

表 1-5　副作用のグレード

グレード1	軽微な副作用と考えられるもの
グレード2	重篤な副作用ではないが，軽微な副作用でもないもの
グレード3	重篤な副作用と考えられるもの。すなわち，患者の体質や発現時の状態等によっては，死亡又は日常生活に支障をきたす程度の永続的な機能不全に陥るおそれのあるもの

資料／厚生労働省：医薬局等の副作用の重篤度分類基準について（平成 4 年 6 月 29 日薬安第 80 号）.

表1-6 有害事象の重症度分類（CTCAE）注）Grade1内のセミコロン（;）は「または」を意味する。

Grade 1	軽症または症状がない，または軽度の症状がある；または臨床所見または検査所見のみ，または治療を要さない
Grade 2	中等症または最小限/局所的/非侵襲的治療を要する，または年齢相応の身の回り以外の日常生活動作*の制限
Grade 3	重症または医学的に重大であるが，直ちに生命を脅かすものではない，または入院または入院期間の延長を要する，または活動不能/動作不能または身の回りの日常生活動作*の制限
Grade 4	生命を脅かす，または緊急処置を要する
Grade 5	有害事象による死亡

*身の回り以外の日常生活動作（instrumental ADL）：食事の準備，日用品や衣服の買い物，電話の使用，金銭の管理などを指す。
*身の回りの日常生活動作（self care ADL）：入浴，着衣・脱衣，食事の摂取，トイレの使用，薬の内服が可能で寝たきりではない状態を指す。
出典／有害事象共通用語規準 v5.0 日本語訳 JCOG 版，一部改変．JCOG（日本臨床腫瘍研究グループ）ホームページ http://www.jcog.jp

国立がん研究所（National Cancer Institute；NCI）が作成し，その後，有害事象共通用語規準（common terminology criteria for adverse events；CTCAE）として改訂されたものがあり，現在わが国では CTCAE v5.0 日本語版が出ている。このなかで Grade は有害事象の重症度を意味する。CTCAE では Grade1 〜 5 を表 1-6 のような原則に従って定義しており，各有害事象の重症度の説明を個別に記載している。

1. 薬物の薬理学的作用に基づく副作用

　薬物の効果は，その薬理作用によるものであるが，これは適応疾患に対して適正な薬用量を用いたときに発揮されるものである。しかし，常用量を投与したにもかかわらず，あたかも過量投与したかのような作用を発現する場合がある。これは臓器障害や相互作用などが原因となり，**不耐容**といわれる。

　また，多くの薬物は単一な作用のみではなく，多種類の作用を示すために，治療目的と異なる作用も発現する。たとえば，α_1 遮断薬を排尿障害に用いた場合，膀胱括約筋を弛緩させる作用のほかに，血管拡張作用が発現すれば，副作用として低血圧が起こることになる。これを**狭義の副作用**とよんでいる。これらは，投与量を増やせば増やすほど起こる用量依存の反応であり，薬剤の投与中止あるいは減量により回避することができる。

2. 薬物の過敏症や特異体質に基づく副作用

　薬物過敏症や**特異体質**は，薬物の薬理学的作用に基づくものでないため，予期せず用量に依存しないで起こる。したがって，過量を投与したために起こるものではなく，特定の個人に常用量以下を用いても起こり得るものである。この副作用は，基本的には該当薬剤を中止する以外に回避する方法はない。

E 薬物の作用点

　生体に投与された薬物が作用（主作用・副作用）を発揮するには，薬物が生体の中の目的

第 1 編 内科編

1

薬物療法

食事療法

運動療法

特殊栄養法

リハビリテーション

放射線療法

低侵襲治療法

チーム医療

とする作用部位と相互作用しなければならない。薬物の作用点の多くは，作用部位に存在するレセプター（受容体），酵素，チャネルである。たとえば，H_2 受容体拮抗薬は胃のヒスタミン H_2 受容体を遮断して胃酸分泌を抑制し胃炎や胃潰瘍の治療に，ACE 阻害薬はアンジオテンシン変換酵素（ACE）を阻害して血圧を低下させ高血圧の治療に用いられる。カルシウム拮抗薬は血管壁のカルシウムチャネルを遮断して血管を拡張し血圧を低下させ高血圧の治療に用いられる。

このように，受容体などを遮断する薬物だけではなく，喘息治療薬の β_2 刺激薬のように，β_2 受容体を刺激して気管支を拡張させるものもある。一般に作用する薬物をアゴニスト，遮断する薬物をアンタゴニストとよぶ。また，薬物による作用は，これらの受容体，酵素，チャネルなどと相互作用してから，すぐに直接的な効果として現れる場合と，ほかの経路を経てゆっくりと間接的な効果として現れる場合がある。したがって，薬物を投与してから速やかに効果が現れるものと，しばらくしてから効果が現れるものがあるので注意が必要である。

F 副作用・相互作用の回避

薬物療法において最も注意しなければならないことは，重大な副作用や相互作用を回避することである。特に高齢者では多剤併用の頻度が高く，投与に際しては細心の注意が必要になる。さらに，患者自身にも服薬指導や情報提供を行い，外来患者には「お薬手帳」などによって薬歴を一元管理して，他施設受診時などに必ず医師や薬剤師に提示するよう指導する必要がある。入院患者には，内服薬と注射薬との併用がある場合には，処方薬全体での相互作用のチェックが必要である。また，輸液をベースにした点滴静注では，投与経路，投与速度などによって副作用が発現する場合があることにも注意しなければならない。

III 薬物の濃度

A 薬物の濃度と作用の関係

薬物がその作用を発現するためには，作用部位での十分な薬物濃度が必要である。一般的に薬物の濃度と作用の関係は図 1-4 に示すように，濃度が高くなるに従い作用は増大し，しだいに頭打ちとなる。

たとえば，常用量投与時の作用部位での薬物濃度が A の範囲であれば，用量の増減は作用に大きく影響することになる。一方，薬物濃度が B の範囲であれば，用量の増減は作用に大きな影響は与えないことになる。

また，濃度に関係して起こる副作用の例を図 1-5 に示した。常用量投与時の作用部位で

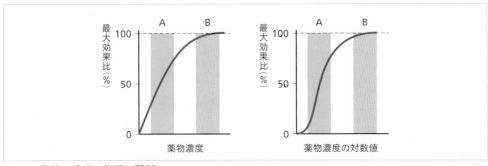

図1-4 薬物の濃度と作用の関係

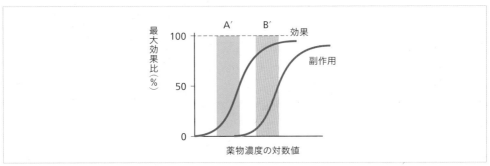

図1-5 薬物の濃度と効果・副作用の関係

の薬物濃度が A′ の範囲であれば，副作用は発現しないが，薬物濃度が B′ の範囲であれば，用量の増減は副作用に大きな影響を及ぼすことになる。

　薬物個々に濃度と作用の関係は異なるので，使用する薬物の濃度と作用との関係を考えることは重要である。

B 薬物の血中濃度

　生体に投与された後，薬物は血流に乗ってからだの中を巡り分布することになる（**薬物動態**）。からだの中に入った薬物が，どのようにからだの中を動くかということである。薬の作用は薬がなければ発現しないので，からだの中のどこに，どのくらい，どのくらいのあいだ存在しているのかを知ることは重要である。薬効や副作用などの薬の作用を考える場合，作用発現部位の濃度を知ることが一番重要であるが，たとえば作用部位が脳である場合など直接ヒトでは測定できないことがほとんどのため，血液中の薬物の濃度を知ることは重要となる。

1. 吸収

　経口投与された多くの薬物は受動拡散*によって消化管から**吸収**されるため，能動輸送*

---

* **受動拡散**：受動拡散では輸送担体（トランスポーター）を介さずに濃度勾配に従って吸収される。
* **能動輸送**：能動輸送では輸送担体（トランスポーター）を介して濃度勾配に逆らって輸送される。

第1編 内科編

1

薬物療法

食事療法

運動療法

特殊栄養法

リハビリテーション

放射線療法

低侵襲治療法

チーム医療

される鉄やビタミン類などの薬物を除けば，吸収に及ぼす個人差はそれほど大きくはない。一般的に，脂溶性が高くイオン化されていないものが吸収されやすい。しかし，食事，食物により薬物の吸収が変わることがあるので注意が必要である。

2. 分布

薬物が吸収され全身循環へ移行した後，どの臓器（組織）に**分布**し，そこへの流入出の速度はどの程度であるかを考えることは，薬物の作用を評価するうえで重要である。薬物は血中のたんぱく質であるアルブミンや α-酸性糖たんぱくなどと結合するが，それらと結合していない非結合形薬物が血液から臓器に移行する。一般に脂溶性が高い薬物ほど臓器（組織）に分布しやすい。

また，血液から臓器に移行する際に関門があることがある。これには血液-脳関門，血液-胎盤関門，血液-精巣関門などがある。たとえば，血液-脳関門を通過しにくい抗ヒスタミン薬のフェキソフェナジン塩酸塩は，通過しやすいクロルフェニラミンマレイン酸塩に比べて，眠気の副作用は少ない。

3. 代謝

主に消化管や肝臓にある薬物代謝酵素により薬物は生体内変換を受け，より水溶性の代謝物となり腎臓から排泄される。薬物代謝酵素の重要なものにシトクロム P-450 があり，これらは薬物の酸化代謝に重要な役割を示している。

この薬物代謝酵素は，ほかの薬物により阻害を受けたり誘導されたりして，薬物相互作用の主な原因となっている。また，**代謝**を受けて活性化されるプロドラッグや代謝を受けて不活化するアンテドラッグなどがある。

4. 排泄

薬物は全身を巡った後，糸球体濾過，尿細管への分泌，再吸収などを経て尿中に**排泄**される。活性体のまま腎臓から排泄される薬物の場合には，腎機能の低下により薬物濃度が上昇するので注意が必要である。また，一部の薬物は胆汁，汗，涙液，唾液などへも排泄される。薬物を服用した後に唾液中の薬物（たとえばゾピクロン）により苦味を感じたり，涙液中薬物（たとえばシタラビン）により結膜炎を起こしたりすることもある。

C 血中薬物動態のポイント

経口投与後の一般的な**血中濃度推移**を図 1-6 に示した。図には，同じ量の薬物が血中に移行したときを示しているが，吸収速度の違いにより，その推移が異なることがわかる。吸収速度が著しく速い場合が静脈内注射（静注）と考えられる。

また，点滴投与した場合を図 1-7 に示した。点滴中，血中薬物濃度が徐々に増加し，い

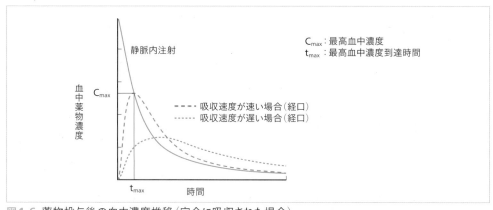

図1-6 薬物投与後の血中濃度推移（完全に吸収された場合）

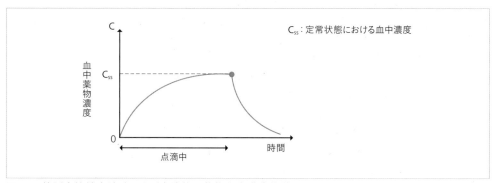

図1-7 静脈内持続点滴時および点滴後の薬物血中濃度推移

ずれ定常状態（C_{ss}）になることがわかる。また，投与中止後は静注投与後と同様に減少する。点滴投与により定常状態に達する時間は，用量に関係なく後述の消失半減期によって決まり，通常半減期の4〜5倍の時間を要する。

　使用する薬物について，これらの薬物濃度の時間推移を把握することは薬物療法上非常に重要である。

1. 最高血中濃度

　経口で薬が投与された場合など，吸収の速度と消失の速度のバランスで，投与後経時的に血中薬物濃度が増加し，血中濃度が一番高くなるときがある。これを**最高血中濃度**（C_{max}）という。薬の作用と血中濃度が直接関係する場合，作用の強度を考える点で重要となる。

2. 最高血中濃度到達時間

　上述の最高血中濃度に到達する時間を**最高血中濃度到達時間**（t_{max}）という。薬を内服した場合など，最高血中濃度到達時間を知っていれば，薬の作用と血中濃度が直接関係する場合，一番作用が強く出る時間になる。薬の効果や副作用を評価する場合の目安になる。

第
1
編

内科編

1

薬物療法

食事療法

運動療法

特殊栄養法

リハビリテーション

放射線療法

低侵襲治療法

チーム医療

3. 血中消失半減期

薬がある血中濃度からその 1/2 になるまでの時間を**血中消失半減期**（$t_{1/2}$）といい，薬が代謝や排泄により血中からなくなる時間を知るうえで重要である。たとえば，消失半減期が 2 時間の薬物であれば，吸収や分布が終わった後の血中濃度は，2 時間で 1/2 に，4 時間で 1/4 に，6 時間で 1/8 になる。これは作用の持続時間を知るのに重要であり，投与間隔や薬物の作用がなくなる時間を推定することができる。

たとえば，消失半減期の 4 〜 5 倍の時間が経過すれば，濃度は 1/16（0.06）〜 1/32（0.03）になることになる。すなわち，血中の薬物濃度が 1/16 〜 1/32 になるのに必要な時間は，消失半減期が 1 時間の薬物であれば 4 〜 5 時間，10 時間であれば 40 〜 50 時間となる。また，消失半減期よりも短い間隔で薬物を投与すると，血中濃度は高くなることがわかる（図 1-8）。たとえば，投与間隔を消失半減期と同じにすると約 2 倍に，1/2 にすると約 3.5 倍に，1/5 にすると約 8 倍に，1/10 にすると約 15 倍になる。

4. 有効濃度

薬物が治療効果を発揮する場合，一般的に濃度が高過ぎると副作用を発現し，低過ぎると効果が発現しない。この治療に適した濃度範囲は，**有効濃度**あるいは**治療濃度域**といわれている。すなわち，薬物が効果を発現する最小有効濃度と毒性を発現する最小中毒発現濃度の間である。

この範囲が広ければ，比較的安全な薬であり，狭いと危険な薬と考えることができる。通常は薬物の血中濃度で示されている。たとえば，図 1-9 に示したテオフィリンは，8 〜 20 μg/mL が治療濃度域であり，それ以上であると重篤な中毒症状を発現する。このような，

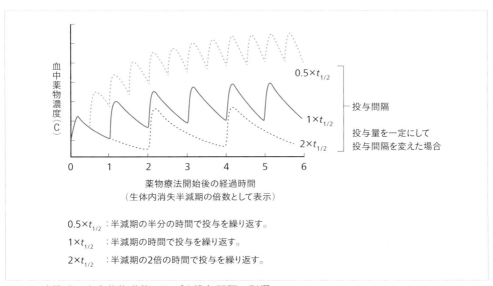

図1-8 連投時の血中薬物動態に及ぼす投与間隔の影響

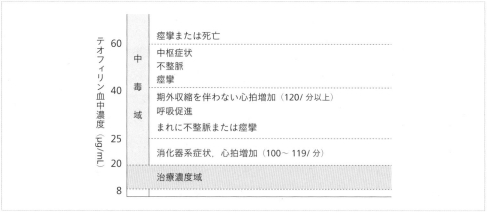

図1-9 テオフィリンの血中濃度と効果および副作用との関係

治療濃度域が狭く，個人差のある薬物には，**血中薬物濃度モニタリング**（therapeutic drug monitoring；**TDM**）をすることにより，有効かつ安全な薬物使用が可能となる。

5. 消失経路

　薬の**消失経路**を知っておくことは重要である。たとえば，腎臓から尿中に排泄される薬物は，腎障害時には用量調節などの注意が必要となり，逆に肝臓で代謝されて不活化する薬物の場合には肝障害時に注意が必要となる。

　また，胆汁から糞便中に排泄される薬物は，黄疸などの胆道閉塞の場合には注意が必要となる。このように，薬物が主にどこから消失するのかを知ることは重要である。ファモチジンの例を表1-7に示した。ファモチジンは主に腎臓から未変化体のまま排泄されるので，腎機能の指標となる**クレアチニンクリアランス**（creatinine clearance；**Ccr**）値をもとに用法・用量を設定するよう医療用医薬品添付文書にも記載されている。

表1-7 ファモチジンの用法・用量に関連する使用上の注意

腎機能低下患者への投与法
ファモチジンは主として腎臓から未変化体で排泄される。腎機能低下患者にファモチジンを投与すると，腎機能の低下とともに血中未変化体濃度が上昇し，尿中排泄が減少するので，次のような投与法を目安とする。

（1回20mg1日2回投与を基準とする場合）

クレアチニンクリアランス（Ccr）（mL/分）	投与法
Ccr ≧ 60	1回20mg　1日2回
60 > Ccr > 30	1回20mg　1日1回 1回10mg　1日2回
30 ≧ Ccr	1回20mg　2〜3日に1回 1回10mg　1日1回
透析患者	1回20mg　透析後1回 1回10mg　1日1回

第
1
編

内科編

1
薬物療法

食事療法

運動療法

特殊栄養法

リハビリテーション

放射線療法

低侵襲治療法

チーム医療

Ⅳ 薬物療法の実際

A 薬物療法の適正化とTDM

▶ **薬物療法の適正化の目的**　有効かつ安全な薬物療法を行うためには，医療用医薬品添付文書に記載されている用法・用量を正しく守ることが必要である。また，重大な副作用や相互作用を回避するためには，併用薬はもとよりほかの医療機関からの処方薬や OTC 医薬品などとの飲み合わせに十分な注意を払う必要がある。さらに，患者自身が薬物療法の目的を理解することが必要であり，医師による説明に加え，薬剤師による服薬指導が正しく行われることが重要となる。

▶ **血中薬物濃度モニタリング**　治療薬物血中濃度域と毒性発現濃度域が近接している薬物においては，**血中薬物濃度モニタリング**（TDM）によって投与量が決められている。TDM とは，血中の薬物と代謝物の濃度測定およびそのデータの薬物動態論的な解析によって，患者個別に薬物の投与計画を合理的に決めるための手法である。

　TDM が有用性を発揮する薬物としては，①作用を直接評価するのが難しい薬物，②治療血中濃度範囲が狭い薬物，③体内動態の個人差が大きい薬物，④体内動態に非線形性*がある薬物，⑤肝臓や腎臓などに障害がある患者，または患児や高齢患者で投与量が決めにくい薬物，⑥薬物併用により薬物間相互作用を生じるおそれのある薬物，があげられている。

　臨床的には，古くから抗てんかん薬，抗喘息薬，抗不整脈薬，抗菌薬などの個別治療に応用されてきたが，近年，移植医療の進展により，タクロリムスなどの免疫抑制薬の投与量の設定に大きく寄与している。

　今後，薬物療法の個別化に対応した TDM では，薬物代謝酵素の多形（SNPs*）の遺伝子情報（genotyping）に基づいた，より精度の高い投与設計が期待されている。

B 高齢者の薬物療法

　高齢者への薬物療法においては，加齢に伴う薬物動態および薬力学の変化により，常用量投与時でも薬物作用（薬効や副作用）が増大する危険性がある。また，複数の疾病に伴う多剤併用により，薬物間相互作用による副作用が重要な問題となる。これらの問題を回避して，高齢者に有効かつ安全な薬物療法を行うためには，加齢や併用により薬物動態が変

＊ **非線形**：比例関係にない状態のこと。たとえば，薬物の投与量を 2 倍にした場合，薬物の血中濃度は 2 倍ではなく 4 倍になるような場合をいう。

＊ **SNPs**（single nucleotide polymorphisms）：一塩基多型。DNA の塩基配列において，一つの塩基が個人間で異なっている現象およびその箇所。この塩基の違いが人間の個人差を生み出す一要因とされる。

表1-8 高齢者の薬物療法上の問題点

疾患上の要因	複数の疾患を有する→多剤服用，併科受診
	慢性疾患が多い→長期服用
	症候が否定的→誤診に基づく誤投薬，対症療法による多剤併用
機能上の要因	臓器予備能の低下（薬物動態の加齢変化）→過量投与
	認知機能，視力・聴力の低下→アドヒアランス低下，誤服用，症状発現の遅れ
社会的要因	過少医療→投薬中断

出典／日本老年医学会編：高齢者の安全な薬物療法ガイドライン 2015，メジカルビュー社，2015，p.12.

表1-9 高齢者に制限量がある主な医薬品

一般名	代表的な商品名	制限量
アルプラゾラム	ソラナックス®錠 0.4，0.8mg	高齢者には 1 日 1.2mg を超えない
エチゾラム	デパス®錠 0.25，0.5，1mg，細粒 1%	高齢者には 1 日 1.5mg まで
リルマザホン塩酸塩水和物	リスミー®錠 1，2mg	高齢者には 1 回 2mg まで
トリアゾラム	ハルシオン®錠 0.125，0.25mg	高齢者には 1 回 0.125〜0.25mg まで
フルトプラゼパム	レスタス®錠 2mg	高齢者には 1 日 4mg まで
フルニトラゼパム	サイレース®錠 1，2mg	高齢者には 1 回 1mg まで
メキサゾラム	メレックス®錠 0.5，1mg，細粒 0.1%	高齢者には 1 日 1.5mg まで
ロルメタゼパム	ロラメット®錠 1.0	高齢者には 1 回 2mg を超えない

出典／伊賀立二監：薬剤師のための処方せんの読み方，じほう，2001，p.24，一部改変.

化する機構をあらかじめ理解し，そのうえで薬物の選択や用法・用量の設定を行うことが重要である。さらに，誤服薬や嚥下困難など高齢者特有の服薬上の問題を回避するために，注意深く薬物療法を行う必要がある。

　高齢者は，生理機能の低下，複数の疾病への罹患などにより，若年者に比べて薬物の体内動態および薬力学が変化しやすく，そのことが臨床効果や副作用発現に大きな影響を及ぼす原因となっている。そのため高齢者においては，表1-8 に示したように，薬物作用の増大，薬物間相互作用の危険性，アドヒアランス*の低下，および副作用の易発現性など種々の問題点が指摘されている。したがって，高齢者に薬物療法を行う場合には，薬物の体内動態の変化に留意するとともに，個々の特性を考慮しなければならない。また，向精神薬などでは，高齢者への制限量があり，投与量に十分注意する必要がある（表1-9）。

C 小児の薬物療法

1. 小児における薬物療法の原則

　必要最小限度での薬物投与が基本となる。特に，安易な解熱・鎮痛薬の投与は，ライ症候群*などの重大な副作用を引き起こすことがある。また，かぜなどのウイルス感染によ

---

* **アドヒアランス**：コンプライアンス（compliance）は「服薬順守」，すなわち医療側から患者に対する一方的な指導関係を意味する。これに対してアドヒアランス（adherence）は，医療側と患者の相互理解を基に，患者が医療側の治療方針の決定を積極的に理解し，これに参加するという意味合いがある。

第1編 内科編

1
薬物療法

食事療法

運動療法

特殊栄養法

リハビリテーション

放射線療法

低侵襲治療法

チーム医療

る発熱は，生体が本来もっている治癒能力であり，解熱剤の使用は回復を遅らせる原因にもなることから，注意しなければならない。

　胎児においては，母親から胎盤を介しての薬物移行があることを考慮することが大切である。また，新生児の生理学的特性は年長児とは異なっており，臓器の機能も未熟で，吸収，分布，代謝，排泄などの薬物動態のみならず，薬物に対する反応にも特有のものがあり，さらにこれらが短期間に変化することに注意しなければならない。

　小児は成人を単に小さくしただけのものではなく，成長，からだの発育に伴って種々の生体機能が発達の過程にあるため，成人と大きく異なっていることを認識しておく必要がある。しかし，小児のために開発された医薬品は少なく，小児薬用量が明確に設定されていない医薬品が多い。このため，添付文書には，「小児に対する安全性は確立していない」と記載されている医薬品が多い。

2. 小児薬用量の算出法

　成人の薬用量を基準にして年齢，体重，体表面積などをもとに多くの計算式がある。一般に乳幼児以上の小児に対しては，体表面積から薬用量を算出する方法が最も理論的であるといわれている。生理機能は体表面積と一致することが知られており，循環血液量，熱量喪失量，腎糸球体濾過量などはその良い例である。

　多くの医薬品は体表面積より換算した薬用量が利用できるが，バルビタール，ジゴキシン，アトロピン，アドレナリン，エフェドリン塩酸塩などは，体表面積から算出した薬用量より多く必要とされる。逆に，モルヒネ塩酸塩は体表面積から算出した薬用量より少量を投与すべきであるといわれている。

　また，新生児・未熟児の薬用量については，前述した算出方法は適当ではない。一定の算出方法を設定することは困難であり，個々の医薬品の経験的に得られた薬用量に基づいて投与されているのが現状である。

　これらの算出法は，あくまで臨床の場で簡便に算定するために作成されたものであり，実際の投与にあたっては患者個々の生理機能の発達程度，病態などを考慮して薬用量が決定される。

▶ **アウグスバーガーの式**　小児薬用量の記載がない医薬品の場合には，アウグスバーガー（Augsberger）の式が体表面積の成人比とよく一致している。

$$アウグスバーガー\,II\,の式 \quad 小児薬用量 = 成人量 \times \frac{小児の年齢 \times 4 + 20}{100}$$

▶ **ハルナックの小児薬用量換算表**　しかし，アウグスバーガーの式は未熟児や新生児の場合には，そのまま適合しないといわれている。アウグスバーガーの式をもとに，これらの点

＊ **ライ症候群**：インフルエンザまたは水痘などのウイルス感染症にかかっている間にアスピリンを服用した小児によくみられる。脳の炎症や腫れと，肝機能の低下または喪失をもたらし，生命を脅かすことがある。

表1-10 ハルナックの小児薬用量換算表

年齢	未熟児	新生児	1/2歳	1歳	3歳	7.5歳	12歳
薬用量	1/10	1/8	1/5	1/4	1/3	1/2	2/3

成人量を1とする

を考慮して算出されたものにハルナック（Von Harnack）の小児薬用量換算表（表1-10）が
あり，実用的で便利である。

　ただし，未熟児・新生児に対する薬用量は体表面積から算出した量より少量を用いる。
乳児の半量あるいは1/4量（1/20〜1/10）を投与して効果を観察する[1]。

D 輸液療法

　経口で薬物などの投与ができない患者に対しては，中心静脈あるいは末梢静脈から**輸液
療法**が行われる。輸液療法とは非経口的に水分，電解質，栄養を補給することであり，患
者の病歴，症状，検査値から総合的にその必要性が判断される。輸液療法を開始した後は，
患者の自覚症状，検査所見などの変化を十分に把握したうえで，輸液の組成を変更す
る。輸液療法が必要とされる状態は，①脱水や出血による体液量の減少，欠乏，②血清電
解質*異常，③栄養状態の異常，などである。

　表1-11に輸液の必要な状況を示した。栄養輸液を除けば，以下の3つとなる。

①現時点で存在する細胞外液量＝Naの量の異常の是正

②現時点で存在する細胞内液量＝Naの濃度の異常の是正

③現時点での摂取不足や体液喪失により，今後起こるNaの量・濃度の異常の是正

　表1-12には，是正すべき体液分画とそれぞれの病態に適切な輸液内容を示した。生理
食塩水はそのほとんどが細胞外液に分布し，また，5%ブドウ糖液はすべての輸液のなか
で細胞内液の分布が全体の2/3と最も多いことから，基本は細胞外液不足には生理食塩水
などの等張液，細胞内液不足には5%ブドウ糖液などの低張液が適切となる。

　一方，近年急速かつ著しい進歩を遂げた輸液療法に**静脈栄養法**があり，かつては治療が
著しく困難とされていた消化管外瘻（がいろう），クローン病などの炎症性腸炎，腸管大量切除，膵炎
などに劇的な効果をもたらした。

表1-11 輸液の必要な状況

必要な状況	関係する体液コンパートメント	輸液の種類
Na量異常症の是正	細胞外液量の是正	是正輸液
Na濃度異常症の是正	細胞内液量の是正	
経口摂取不足，持続的体液喪失	体液全体の維持	維持輸液
栄養補給		栄養輸液

出典／柴垣有吾：輸液のキホン，日本医事新報社，2010，p.32.

＊ 血清電解質：血清中のイオン化している物質で，代表的な電解質としてK, Na, Cl, Ca, Mg, Pなどがある。生
　体を維持するのに必要な物質であり，血清電解質濃度や尿中排泄量を測定して投与量が設定される。

内科編

第1編

1

薬物療法

食事療法

運動療法

特殊栄養法

リハビリテーション

放射線療法

低侵襲治療法

チーム医療

表1-12 是正すべき体液分画とそれぞれの病態に適切な輸液内容

		臨床的サイン・病態	適切な輸液
細胞外液	過剰	浮腫・心不全・胸腹水	輸液自体を控える
	不足	循環動態不安定，低血圧・頻脈・ショック	等張液・アルブミン輸液
細胞内液	過剰	低 Na 血症	細胞外液不足があれば等張液（低張液）は絶対避ける。高度・症候性低 Na 血症では高張液
	不足	高 Na 血症・口渇，長期飢餓・糖尿病	自由水（5% ブドウ糖液）・低張液。場合によって K・リン補充

出典／柴垣有吾：輸液のキホン，日本医事新報社，2010，p.34，一部改変．

▶ 静脈栄養法の適応　①周術期管理，②がん治療管理，③重症期管理，④腸管不全，があげられ，全体的には①と②が日常の治療の一環として行われている（第4章「特殊栄養法」参照）。また，臓器の代謝特異性を生かした，個々の病態に最適の栄養治療法も進歩しており，肝障害時のアミノ酸インバランス*に対する特殊アミノ酸輸液（アミノレバン®など）の脳症覚醒効果*や，腎不全に対する必須アミノ酸輸液によるたんぱく栄養維持効果などがある。

V 医薬品および処方箋に関係する法令など

A 医薬品とは

　医薬品とは生体に対して生理活性を有する化学物質であり，それに様々な情報が付加され，安全性と有効性が確保された後に疾病の治療，予防または診断に用いられるものである。医薬品は生命や健康に直接かかわる商品でもあることに大きな特徴がある[2]。

　医薬品は「医薬品，医療機器等の品質，有効性及び安全性の確保等に関する法律」〔**医薬品医療機器等法**（p.26column 参照）〕第2条第1項において次のように定められている。

　一　日本薬局方に収められている物
　二　人又は動物の疾病の診断，治療又は予防に使用されることが目的とされている物であつて，機

---

* **アミノ酸インバランス**：肝障害時の窒素代謝異常により，血漿中分岐鎖アミノ酸が低下して芳香族アミノ酸が高値を示すことをいう。
* **脳症覚醒効果**：肝障害時のアミノ酸インバランスにおいては，窒素代謝異常によりアミノ酸などの窒素化合物の最終代謝産物であるアンモニアの血中濃度が高くなり，アンモニアが脳内に移行して脳症が発現し，昏睡状態になる。このとき，分岐鎖アミノ酸を多く含み，芳香族アミノ酸が少ない特殊アミノ酸製剤を投与することによってアミノ酸インバランスが改善する。その結果，脳症が改善して覚醒する。この特殊アミノ酸製剤の効果を脳症覚醒効果という。

また，人体に対する作用が緩和なものを「医薬部外品」とよんでおり，医薬品医療機器等法第2条第2項において次のように定められている。

　医薬品は医療機関で取り扱う処方箋に基づいて調剤の対象となる**医療用医薬品**と，町の薬局，薬店で取り扱う大衆薬ともよばれる**一般用医薬品**に大別される。

　また，医薬品名には，局方名，一般名，商品名がある。局方名は**日本薬局方**（p.27column参照）に記載されている医薬品名，一般名はWHOの提唱する世界共通の名称をつくるための規則に準拠して命名された医薬品名，商品名は各製薬会社が付けている医薬品名である。

B 適正な管理が特に必要な医薬品

1. 毒薬，劇薬

　毒薬および劇薬による危害の発生を防止するため，その取り扱いは医薬品医療機器等法に規定され，適正な保存管理が求められている。

Column 医薬品医療機器等法（薬機法）とは

「医薬品，医療機器等の品質，有効性及び安全性の確保等に関する法律」の略称である。医薬品・医薬部外品・化粧品・医療機器・再生医療等製品の品質・有効性・安全性を確保するために必要な規制や指定薬物の取り扱いなどについて定めた法律である。薬事法を一部改正し，2014（平成26）年11月に施行された。

第1編

1

薬物療法

食事療法

運動療法

特殊栄養法

リハビリテーション

放射線療法

低侵襲治療法

チーム医療

内科編

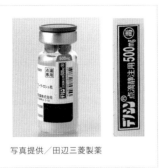

写真提供／田辺三菱製薬

図1-10 毒薬の表示例

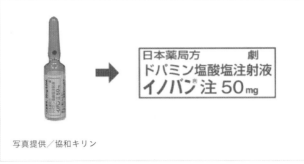

写真提供／協和キリン

図1-11 劇薬の表示例

1 | 毒薬

毒薬とは，毒性が強いものとして厚生労働大臣が指定する医薬品で，その直接の容器または直接の被包に，黒地に白枠，白字をもって，その品名および「毒」の文字が記載されていなければならない（図1-10）。

毒薬にあっては，特に厳重な管理を要し，ほかの薬剤と区別して鍵のかかる保管庫などに保管しなければならない。毒薬は，その使用状況の把握（使用患者名，使用量の確認），さらに，毒薬管理帳簿による管理が望まれる。

2 | 劇薬

劇薬とは，劇性の強いものとして厚生労働大臣が指定する医薬品で，直接の容器または直接の被包に，白地に赤枠，赤字をもって，その品名および「劇」の文字が記載されていなければならない（図1-11）。

▎2. 生物由来製品，特定生物由来製品

血液製剤によるB型・C型肝炎，AIDS（acquired immune deficiency syndrome），ウシ由来製品によるBSE（bovine spongiform encephalopathy）など，生物由来製品による感染症発症の危険性を減少させ，また，発症した場合に早期に安全対策が取れるように「薬事法及び採血及び供血あつせん業取締法の一部を改正する法律」のうち，生物由来製品の安全確保対策の充実にかかわる部分が施行された。薬事法（昭和35年法律第145号）第2条第9

> **Column 日本薬局方とは**
>
> 医療上重要であると一般に認められている医薬品の性状および品質等について基準を定めた公定書（国が公式のものとして定めた書）である。収載品目選定の原則は，医療上の必要性，繁用度または使用経験などを指標に，保健医療上重要な医薬品であって，性状，品質が規定されるものとされている。

項および第10項に基づき，厚生労働大臣が指定する生物由来製品及び特定生物由来製品が次のように定められ，2003（平成15）年7月から適用された。

1 | 生物由来製品

　人その他の生物（植物を除く）に由来するものを原料または材料として製造（小分けを含む）をされる医薬品，医薬部外品，化粧品または医療機器のうち，保健衛生上特別の注意を要するものとして，厚生労働大臣が薬事・食品衛生審議会の意見を聴いて指定するものをいう。

> ワクチン製剤，抗毒素製剤，遺伝子組換えたんぱく製剤，
> 培養細胞由来たんぱく製剤，ヘパリン等の動物抽出成分など

2 | 特定生物由来製品

　生物由来製品のうち，販売し，賃貸し，または授与した後において当該生物由来製品による保健衛生上の危害の発生または拡大を防止するための措置を講ずることが必要なものであって，厚生労働大臣が薬事・食品衛生審議会の意見を聴いて指定するものをいう。

> 輸血用血液製剤，人血漿分画製剤，人臓器抽出医薬品など

　2003（平成15）年7月に改正薬事法が施行され，製薬企業は血液製剤の原料となる血液が採取された国と採血方法（献血または非献血の別）を血液製剤の容器または直接の被包に表示しなければならなくなった。

3. 麻薬

　麻薬とは，微量で著しい生理作用を示し，習慣性，耽溺性がある薬物をいい，「麻薬及び向精神薬取締法」により規制されている。麻薬の乱用による個人的，社会的弊害は計り知れない。このため，「麻薬及び向精神薬取締法」により，その取り扱いが厳しく規制されている。わが国で発売されている主な麻薬を表1-13にあげる。

❶保管

　麻薬の保管は，麻薬管理者*の指示により行う。麻薬は麻薬以外の物や医薬品（覚せい剤を除く）と区別し，鍵をかけた堅固な設備*内に保管する（図1-12）。

❷入院患者における施用残液の取り扱い

　患者の状態の変化に伴い服用困難，処方変更などにより施用しなかった麻薬，患者死亡による残りの麻薬については，すべて麻薬管理者に返却しなければならない。絶対に捨て

---

* **麻薬管理者**：麻薬診療施設で施用され，または施用のため交付される麻薬を業務上管理する者。2人以上の麻薬施用者が診療に従事する麻薬診療施設では麻薬管理者が必要で，医師，歯科医師，獣医師または薬剤師が取得できる。薬剤師が麻薬管理者を務めることが多い。

* **鍵をかけた堅固な設備**：麻薬専用の固定した金庫または容易に移動できない重量金庫で，施錠設備のあるものをいう。

第 1 編

内科編

1

薬物療法

食事療法

運動療法

特殊栄養法

リハビリテーション

放射線療法

低侵襲治療法

チーム医療

表 1-13 わが国で市販されている主な麻薬

アヘンアルカロイド	アヘン末 アヘンチンキ オキシコドン塩酸塩水和物徐放錠（オキシコンチン®錠） モルヒネ塩酸塩水和物末，錠 モルヒネ塩酸塩内用液（オプソ®内服液） モルヒネ塩酸塩坐剤（アンペック®坐剤） モルヒネ塩酸塩注射液（アンペック®注） モルヒネ硫酸塩水和物徐放錠（MS コンチン®錠） アヘンアルカロイド塩酸塩注射液（パンオピン®皮下注） コデインリン酸塩水和物末，錠 コデインリン酸塩散 ジヒドロコデインリン酸塩末 ジヒドロコデインリン酸塩散 ヒドロモルフォン塩酸塩錠（ナルラピド®錠） ヒドロモルフォン塩酸塩徐放錠（ナルサス®錠）
コカアルカロイド	コカイン塩酸塩末
合成麻薬	ペチジン塩酸塩末 フェンタニル貼付剤（デュロテップ®MT パッチ） ペチジン塩酸塩注射液 オキシメテバノール錠（メテバニール®錠） フェンタニルクエン酸塩（アブストラル®舌下錠，イーフェン®バッカル錠） フェンタニルクエン酸注射液（フェンタニル注射液） タペンタドール塩酸塩徐放錠（タペンタ®錠） レミフェンタニル塩酸塩（アルチバ®静注用）

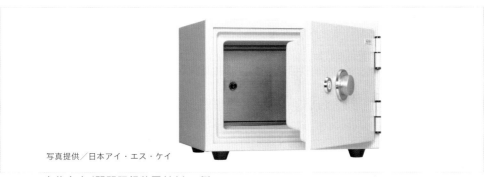

写真提供／日本アイ・エス・ケイ

図 1-12 麻薬金庫（開閉記録装置付き）の例

てしまわないように注意する。

❸ 事故届

　交付した麻薬で，滅失，破損その他の事故が生じた場合は，速やかにその麻薬の品名および数量，その他事故の状況を明らかにするために必要な事項を記した定型の文書を作成し，知事あてに**事故届**を提出する。なお，麻薬が盗取された場合には，速やかに警察署に届ける必要がある。

4. 向精神薬

　向精神薬とは，中枢神経に作用して精神機能に影響を及ぼす物質（精神安定薬，催眠鎮静薬，

表1-14 わが国で市販されている主な向精神薬

第一種	セコバルビタールナトリウム〔注射用アイオナール・ナトリウム注（0.2）〕 メチルフェニデート塩酸塩（リタリン®錠 10mg，コンサータ®錠 18mg，27mg，36mg） モダフィニル（モディオダール®錠 100mg）
第二種	アモバルビタール（イソミタール®末） ブプレノルフィン（ノルスパン®テープ 5mg，10mg，20mg） ブプレノルフィン塩酸塩（レペタン®注 0.2mg，0.3mg，坐剤 0.2mg，0.4mg） フルニトラゼパム（サイレース®錠 1mg，2mg，静注 2mg） ペンタゾシン（ソセゴン®注 15mg，30mg） 塩酸ペンタゾシン（ソセゴン®錠 25mg） ペントバルビタールカルシウム（ラボナ®錠 50mg）
第三種	アルプラゾラム（コンスタン®錠 0.4mg，0.8mg，ソラナックス錠® 0.4mg，0.8mg） エスタゾラム（ユーロジン®散 1%，錠 1mg，2mg） エチゾラム（デパス®細粒 1%，錠 0.25mg，0.5mg，1mg） オキサゾラム（セレナール®散 10%，錠 5，10） クロキサゾラム（セパゾン®散 1%，錠 1，2） クロナゼパム（リボトリール®細粒 0.1%，0.5%，錠 0.5mg，1mg，2mg） クロルジアゼポキシド（コントール®散 1%，10%，錠 5mg，10mg） ジアゼパム（セルシン®散 1%，シロップ 0.1%，錠 2mg，5mg，10mg，注 5mg，10mg） ゾピクロン ゾルピデム酒石酸塩（マイスリー®錠 5mg，10mg） トリアゾラム（ハルシオン®錠 0.125mg，0.25mg） ニトラゼパム（ベンザリン®細粒 1%，錠 2，5，10） フェノバルビタール（フェノバール®原末，散 10%，錠 30mg，エリキシル 0.4%） フェノバルビタールナトリウム（ワコビタール®坐剤 15，30，50，100） フルジアゼパム（エリスパン®錠 0.25mg） フルラゼパム塩酸塩（ダルメート®カプセル 15） ブロチゾラム（レンドルミン®錠 0.25mg） ブロマゼパム（レキソタン®細粒 1%，錠 1，2，5） ペモリン（ベタナミン®錠 10mg，25mg，50mg） マジンドール（サノレックス®錠 0.5mg） ミダゾラム（ドルミカム®注 10mg） メダゼパム（レスミット®錠 2，5） ロフラゼプ酸エチル（メイラックス®細粒 1%，錠 1mg，2mg） ロラゼパム（ワイパックス®錠 0.5，1.0） ロルメタゼパム（ロラメット®錠 1.0）

（　）内は主な商品名

鎮痛薬など）で，「麻薬及び向精神薬取締法」および政令で定めるものをいう。

　向精神薬は主として習慣性などが問題となり，その乱用の危険性および医療上の有用性の程度により，第一種から第三種まで3種類に分類され，それぞれ規制内容*が異なる（表1-14）。

❶保管

　向精神薬の保管は，医療従事者が常時在室するなど盗難防止の注意が十分払われている場合を除き，鍵をかけた設備内で行う。病棟のナースステーションに保管する場合には，常時看護師などが必要な注意をしている場合以外は，向精神薬を保管するロッカーや引き出しに鍵をかける。

＊ **向精神薬の規制**：第一種および第二種の向精神薬を譲り受け，譲渡しまたは廃棄したときには，その品名，数量，年月日，相手の氏名または名称，住所を記録し2年間保存しなければならない，と定められている。

内科編

第1編

1

薬物療法

食事療法

運動療法

特殊栄養法

リハビリテーション

放射線療法

低侵襲治療法

チーム医療

表1-15 「向精神薬事故届」に規定されている紛失などにより届け出を必要とする数量

末, 散剤, 顆粒剤	100グラム（包）
錠剤（ODフィルム製剤を含む），カプセル剤，坐剤	120個
注射剤	10アンプル（バイアル）
内用液剤	10容器
経皮吸収型製剤	10枚

❷譲り渡し

向精神薬の譲り渡しは，原則として患者に交付する場合に限られる。

❸事故届

表1-15の数量以上の盗難，紛失などが判明したときは，「向精神薬事故届」を速やかに知事に届けなければならない。

ただし，盗難，強奪，脅取または詐欺であることが明らかな場合には，表1-15の数量未満でも届け出る。

5. 覚せい剤

覚せい剤は，乱用による保健衛生上の危害を防止するため，覚せい剤および覚せい剤原料の輸入，輸出，所持，製造，譲渡，譲り受けおよび使用に関して「覚醒剤取締法」により，厳重に規制されている。覚せい剤としてわが国で医療に供されるものには，メタンフェタミン塩酸塩（ヒロポン®錠）があり，ナルコレプシー，各種昏睡，もうろう状態などに用いられる。

❶保管

麻薬と同様に鍵をかけた堅固な場所に保管する必要がある。

❷施用

覚せい剤は，覚せい剤施用機関において，診療に従事する医師が施用可能である。覚せい剤は，覚せい剤施用機関においてのみ，直接覚せい剤製造業者から譲り受けが可能であるので，院外処方箋による投薬はない。

❸交付

医師が覚せい剤を施用するために患者へ交付する場合には，交付を受ける患者の住所，氏名，年齢，施用方法および施用期間を記載した書面に当該医師の署名をして，これを同時に交付しなければならない。

C 処方箋

処方箋は患者の適正な薬物療法を実施するうえで，医師から薬剤師へ情報を伝達するための手段として重要な役割を担っている。そのため，処方箋は処方した医師の薬物療法の意図が，調剤する薬剤師に正確に伝わる書き方でなければならない。処方箋の記載事項お

よび様式などは医療法，医師法，医師法施行規則，健康保険法などの各種法令に規定されている。さらに，わが国の多くの医療機関は保険医療機関であることから，「保険医療機関及び保険医療養担当規則」の規定を遵守しなければならない。

1. 処方箋の記載事項

処方箋には下記の事項を記載しなければならない（医師法施行規則第 21 条，保険医療機関及び保険医療養担当規則第 23 条）。

処方箋の例を図 1-13 に示す。

- 患者の氏名
- 年齢（投薬を受ける者が 6 歳に満たない場合は，その生年月日を記載し，その他の者については年のみの記載で差し支えない）
- 性別
- 薬名（処方薬，保険診療においては，厚生労働大臣の定める医薬品以外の医薬品を使用できない）
- 分量〔内服薬は 1 回量と 1 日量が併記（ただし，システム対応ができていない場合には 1 回量の記載がなく，1 日量のみの記載の場合もあるので注意が必要である），頓服薬は 1 回分の投与量〕
- 用法（服用回数：1 日 3 回など，服用時点：毎食後など）
- 用量（内服薬：投与日数，頓服薬：投与回数）
- 発行年月日（交付年月日）
- 使用期間（処方箋の使用期間は，原則として交付の日を含めて 4 日以内である）
- 病院もしくは診療所の名称および所在地または医師の住所
- 処方した医師の記名押印または署名（署名については正確に判読できる文字でなければならない）
- 保険者番号
- 被保険者証・被保険者手帳の記号・番号

2008（平成 20）年 4 月から実施された診療報酬等の改正で，後発医薬品*の使用を促進するための方策として，処方箋の様式が変更された（図 1-13）。

2. 注射薬の処方箋の記載事項

注射薬の処方箋の記載事項は，内服薬の処方箋の記載事項に準拠する必要があるが，注射薬の特殊性を考慮すると，もう少し細かくなる。注射薬の処方例を図 1-14 に示す。

＊ **後発医薬品**：先発医薬品の特許が切れた後に，先発医薬品と成分や規格容量などが同一であるとして，臨床試験などを省略して承認される医薬品をいい，ジェネリック医薬品ともよばれている。

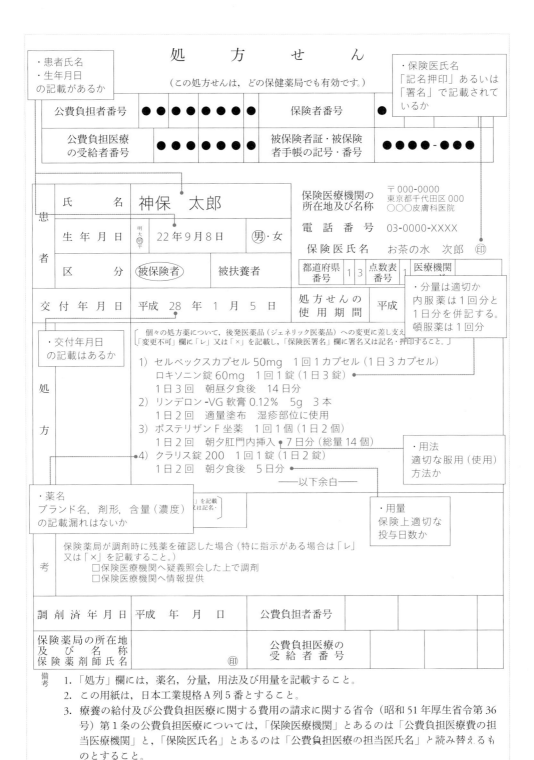

図 1-13　処方箋の記載様式と注意点

出典／土屋文人，他編著，伊賀立二監：現場ですぐに役立つ！　処方箋の読み方，じほう，2016，p.29，一部改変．

入院注射薬処方箋

患者ID	●●●●●●●●●		定期	処方箋 No. ●	診療科, 併用薬を
患者氏名	ジンポ タロウ 神保 太郎　様		オーダー	No. ●●●●	考慮した処方監査 の実施を！
			病棟	8 階東	
生年月日 （年齢）	1957 年 11 月 21 日 （58 歳 1 カ月）		診療科名	外科・消化器センター	
薬品名の入力ミス に注意！			保険医氏名	お茶の水 次郎	
	6 年 1 月 6 日		発行日	2016 年 1 月 5 日　07:02:04	

Rp	手技	薬品名，用法，コメント	分量*
1-1	点滴注射 メイン	ソリタ-T3 号輸液（500mL/B）	1B
		アドナ注（静脈用）50mg/10mL/A	1A
		ガスター注射液 20mg/2mL/A	1A
		ビタメジン静注用	1V
		9:00　2 時間かけて	
2-1	点滴注射 側管	チエナム点滴静注用 0.5g/V	2V
		生食注キット（100mL/B）	1B
		9:00～10:00	
2-2	点滴注射 側管	チエナム点滴静注用 0.5g/V	2V
		生食注キット（100mL/B）	1B
		19:00～20:00	
3-1	筋肉注射	アタラックス -P 注射液 25mg/1mL/A	1A
		不眠時	

調剤薬が特定できるか？
ブランド名または一般名＋
剤形＋規格（含量）単位を確認！

――以下余白――

― Check Point ―

・処方歴を確認！
・一見，疑義がない処方でも，入力ミスにより，処方意図とは異なる薬剤が処方されていることがある！

＊　A：アンプル　B：ボトル　V：バイアル

出典／中村裕義，他編著，伊賀立二監：現場ですぐに役立つ！ 処方箋の読み方，じほう，2016, p.149．一部改変．

図 1-14　注射薬処方箋の記載様式と注意点

Column 保険診療

　保険診療は，健康保険などに基づく保険者と保険医療機関の間の公法上の契約で，契約外とみなされるものには報酬が支払われない。また，契約違反に対しても報酬は支払われない。契約違反には不正・不当な診療，不正・不当な請求などがあげられる。

- 患者の氏名
- 生年月日（年齢）
- 性別
- 診療科名（病棟名）
- 処方した医師の氏名
- 発行年月日
- 投与実施年月日
- 薬名（処方薬）
- 分量（1回分の投与量）
- 用法（投与方法，投与ルート，投与回数，投与速度，投与時点など）

VI　薬用量（分量）

　処方箋には，内服薬の薬用量（分量）は1回量と1日量が併記され（ただし，システム対応ができていない場合には1回量の記載がなく，1日量のみの記載の場合もあるので注意が必要である），頓服薬は1回分の投与量が記載される。

　薬用量（分量）は，原則として**医療用医薬品添付文書***（添付文書，図1-15）の「**用法・用量**」欄に記載されている量が基準になる。

　添付文書の「用法・用量」欄には，「通常年齢，症状により適宜増減する」という表現で記載されているが，医薬品によっては薬用量（分量）が制限的な表現（制限量）で記載されている。その量を超えて処方された場合には，処方医に確認する必要がある。

　アマリール®錠の例（一般名：グリメピリド，スルホニルウレア系経口血糖降下剤）　添付文書より引用

　　維持量は通常1日1〜4mgで，必要に応じて適宜増減する。なお，1日最高投与量は6mgまでとする。

プロプレス®錠の例（一般名：カンデサルタン シレキセチル，血圧降下薬）	
効能・効果	用法・用量
高血圧症	通常，成人には1日1回カンデサルタン シレキセチルとして4〜8mgを経口投与し，必要に応じ12mgまで増量する。 ただし，腎障害を伴う場合には，1日1回2mgから投与を開始し，必要に応じ8mgまで増量する。
腎実質性高血圧症	通常，成人には1日1回カンデサルタン シレキセチルとして2mgから経口投与を開始し，必要に応じ8mgまで増量する。

図1-15　添付文書の「用法・用量」欄

---

*　**添付文書**：添付文書は医薬品医療機器等法第52条の規定により医薬品に必ず添付することが義務付けられている。医薬品製造販売業者が医薬品医療機器等法に基づき作成し，医療関係者が適正な薬物療法を行う際に必要な医薬品情報源となる。

ハルシオン®錠の例（一般名：トリアゾラム，睡眠導入剤）　添付文書より引用

高齢者には 1 回 0.125mg 〜 0.25mg までとする。

文献

1) 村田敏郎監：薬学概論，第 2 版，南山堂，2000，p.25-28.
2) 伊賀立二監：現場ですぐに役立つ！処方箋の読み方，じほう，2016，p.22.

第 2 章

食事療法

この章では

- 食事療法の目的を理解する。
- 栄養と疾病の関係を理解する。
- 栄養評価を理解する。
- 病院食の種類を理解する。
- 特別食とその適応疾患を理解する。

I 食事と食事療法の目的

　かつての医療は低栄養を背景にした感染症やビタミンに代表される栄養素欠乏症などに対するものが主流であったが，栄養状態の改善や抗菌薬の登場とともにこれらが克服された。近年では高齢化に伴い疾病構造が変化し，遺伝を背景に後天的要因が加わって発症する慢性疾患や悪性腫瘍が増加している。食物摂取の影響は後天的要因として大きな影響を及ぼすと考えられ，エピジェネティクス＊などでも研究されている。臨床的には過栄養から低栄養まで多彩な病状に直面するが，疾病の予防から治療まで**食事療法**を行う重要性は今日も変わっていない。

A 食事の目的

　人間はほかの動物と同様に，一個の生命体として，肉体の成長や維持と活動のために，食事を摂ることは不可欠である。たとえば，人間の体温36℃を維持するだけでも多大なエネルギーを消費している。そこで食事は，エネルギーを得るため，あるいは，刻々と消耗と新生を繰り返す組織の成長や維持のために行われている。

B 食事療法の目的

　食事療法とは，最新の栄養学の知識を患者の治療に応用し，実行する治療法である。食事療法の治療法における位置づけは，栄養素の過剰や不足によって起きる疾病に対しては原因療法であり，外傷や手術からの回復に対しては補助療法，腎臓や心臓などの臓器不全

> **Column　「生きるとは呼吸すること」ではない?!**
>
> 　ルソー（J.-J. Rousseau）はフランスの哲学者。彼はこう言いました。生きるとは行動することだと。私たちは無意識に息を吸って吐いていますが，食べるほうは意識して食べています。呼吸はほとんど制御できませんが，食事は欲望や理性に操られます。
> 　でもよく考えると，生きていくために必要なエネルギーは，食物中の炭素や水素と，息を吸って得た酸素を結びつけて，ミトコンドリアという細胞内小器官で作り出しているのでしたね。
> 　呼吸と食事，どちらもなくてはならないものなのに，片や無意識に，片や好き嫌いまで入る余地があるほど恣意的に行う。人体のメカニズムは不思議ですね。

＊ **エピジェネティクス**：epigenetics。DNA（deoxyribonucleic acid，デオキシリボ核酸）の配列変化に依存せず，細胞分裂によって引き継がれる遺伝子機能の制御やその仕組みについての分野。この仕組みは，食事や大気汚染などの環境要因が影響することが知られている。

第1編 内科編

薬物療法

2 食事療法

運動療法

特殊栄養法

リハビリテーション

放射線療法

低侵襲治療法

チーム医療

に対しては対症療法となる。

II 栄養と疾病の関係

A 有病率と死亡率を左右する栄養

食習慣を含めた生活習慣が，慢性疾患の有病率*や死亡率に影響する。たとえば食事中の動物性脂肪が多い場合には，血液中のコレステロールが増加し（脂質異常症），狭心症や心筋梗塞が増え，また，それによる死亡も増加する。塩分摂取が多い場合には血圧が上昇し（高血圧），脳出血による死亡が増える（表2-1）。魚を多量に食べていたイヌイットでは，そうでなかった同じ地域に住むヨーロッパ人に比し，脳梗塞が有意に少なかったという結果も，そのことを示している。

B 日本人と食事

世界の各民族はそれぞれの置かれてきた自然環境や経済状況により，固有の食文化を有している。逆にそれは，現在までの生存競争の結果としての民族の体質（遺伝的背景）を形作ってきた。日本人は東アジアの稲作文化圏に属し，米を主食としてきた。食事内容は糖質（炭水化物）が多く，動物性たんぱくや脂質が少なく，無機質（ミネラル）として塩分の摂取が過剰であった。このため，かつては日本人には脚気*が多発し，治療のためビタミ

表2-1 食事による死亡率や有病率への影響

疾病を予防する可能性があるもの	疾病を起こしやすくする可能性があるもの	関係する疾病
多価不飽和脂肪酸，魚油（n-3系脂肪酸*），抗酸化作用のある食べ物（野菜，果実，ココア，赤ワインなど），ビタミンC，ビタミンE，βカロテン	飽和脂肪酸，コレステロール	心筋梗塞
抗酸化作用のある食べ物（野菜，果実，ココア，赤ワインなど），ビタミンC，ビタミンE，βカロテン	過食，アルコール，牛肉などの赤い肉	がん（乳がん，大腸がんほか）
カリウム，魚油（n-3系脂肪酸*）	塩（ナトリウム）	脳卒中
食物繊維，コーヒー	過食，高脂肪食	糖尿病
野菜（カリウム），魚油（n-3系脂肪酸*），カルシウム，ビタミンD	塩（ナトリウム），リン，たんぱく質	高血圧，骨粗鬆症

* **有病率**：ある地域での，健常者に対するある疾病を有する病人の比。
* **脚気**：炭水化物の新陳代謝に必要な補酵素であるビタミンB1が欠乏することにより起きる疾患。多発神経炎による末梢神経障害や心筋障害による心臓の肥大拡張を引き起こす。突然死することもある。
* **n-3（オメガ3）系脂肪酸**：多価不飽和脂肪酸のうち，炭素鎖のメチル末端から数えて3番目の炭素に最初の二重結合がある脂肪酸。なお，n-6（オメガ6）系脂肪酸は，同様に数えて6番目の炭素に最初の二重結合がある脂肪酸。どちらも必須脂肪酸。

ンの研究が盛んであった。また，米食に合う塩分の摂取過剰から高血圧となり脳出血も多くみられた。近年では脳出血については，主として東北地方で減塩食の教育が行き渡り，減少した。

C 生活の欧米化と疾病構造の変化

　近年，わが国の産業が発展し，生活や文化が変化するとともに食習慣も変化し，しだいに欧米化してきた。経済の発展とともに，過栄養状態に起因する糖尿病や脂質異常症（高脂血症），動脈硬化性疾患が増加した。1975（昭和50）年以降の日本人の総エネルギー摂取量は，図2-1のように低下し始めている。糖質の摂取構成比は全体の63.1％から59.0％へ低下したが，その反面，たんぱく質摂取量は全体の15.0％程度で不変で，脂質摂取量は

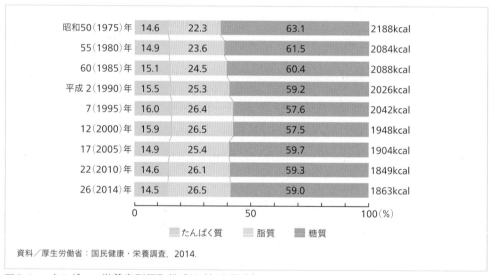

資料／厚生労働省：国民健康・栄養調査，2014.

図2-1 エネルギーの栄養素別摂取構成比（年次推移）

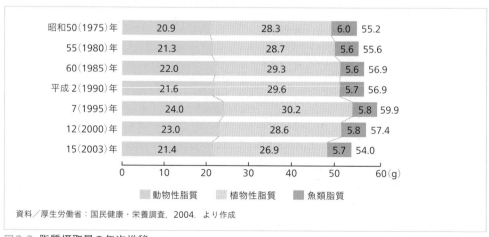

資料／厚生労働省：国民健康・栄養調査，2004. より作成

図2-2 脂質摂取量の年次推移

第1編 内科編

薬物療法

2 食事療法

運動療法

特殊栄養法

リハビリテーション

放射線療法

低侵襲治療法

チーム医療

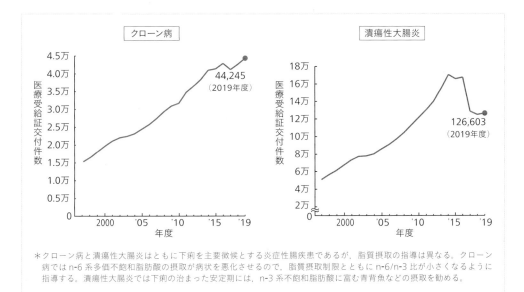

＊クローン病と潰瘍性大腸炎はともに下痢を主要徴候とする炎症性腸疾患であるが，脂質摂取の指導は異なる。クローン病では n-6 系多価不飽和脂肪酸の摂取が病状を悪化させるので，脂質摂取制限とともに n-6/n-3 比が小さくなるように指導する。潰瘍性大腸炎では下痢の治まった安定期には，n-3 系不飽和脂肪酸に富む青背魚などの摂取を勧める。

図 2-3　クローン病と潰瘍性大腸炎の患者数の推移　厚生労働省発表

22.3％から 26％台へ増加した。また，脂質の内訳では，動物性脂質が増加するものの，魚類脂質が低下傾向にあり，特に脂質摂取の多い若年者にこの傾向が強い（図 2-2）。

　その結果，日本人の疾病構造もしだいに欧米化しつつある。たとえば，脂質摂取と関係の深い狭心症や心筋梗塞などの動脈硬化性疾患は増加した。消化器系疾患では，近年若干減った潰瘍性大腸炎やクローン病などの炎症性腸疾患はこの 20 年で増加し（図 2-3），胃がんは減少している。このように，食文化や食習慣（栄養）の変化は，疾患の有病率や死亡率などに大きな影響を与える。

III　栄養学の基本

A　栄養とは何か

　動物が摂取する食物に含まれる，**糖質・脂質・たんぱく質**は **3 大栄養素**といわれ，生命の維持に欠かせない。これに**ビタミン・無機質**（ミネラル）を加え **5 大栄養素**といい，これらすべてが栄養となって，肉体の成長，維持，活動の源となる。

B　3 大栄養素とその機能

　栄養素の主な役割を 表 2-2 に示す。栄養素の消化吸収を 図 2-4 に示す。

表2-2 栄養素の主な役割

エネルギー源	生体構成成分	生理機能物質
糖質（炭水化物）	たんぱく質	たんぱく質
脂質	脂質	ビタミン
たんぱく質	無機質（ミネラル）	無機質（ミネラル）

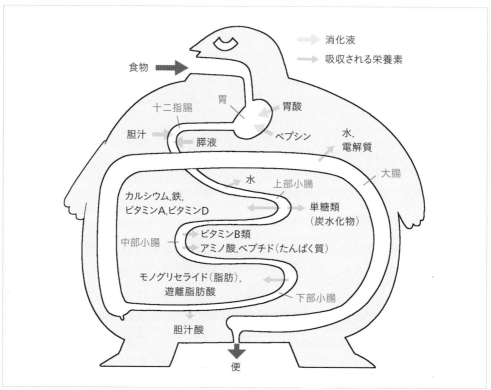

図2-4 栄養素の消化吸収

1. 糖質（炭水化物）

糖質は炭水化物といわれ，多くの組織で活動のためのエネルギー源として使用される。でんぷんなどの炭水化物は，消化酵素により消化管内でブドウ糖などの単糖類にまで分解された後に吸収される。摂取した糖質の一部は，肝臓や筋肉でグリコーゲンとして貯蔵されるが，多くはエネルギー（1g当たり4kcal）として利用される。この際，図2-5に示すように解糖系とよばれる代謝経路を経て，トリカルボン酸回路（TCA（tricarboxylic acid）cycle）（通称：TCAサイクル*）に入り，エネルギーが高エネルギーリン酸（アデノシン3リン酸［adenosine triphosphate；ATP］）として作られる。

---

* **TCAサイクル**：クエン酸サイクル（citric acid cycle）ともいう。図2-5に示すように，主として糖質や脂質から供給されたアセチルCoAを完全に水と炭酸ガスに分解する過程である。

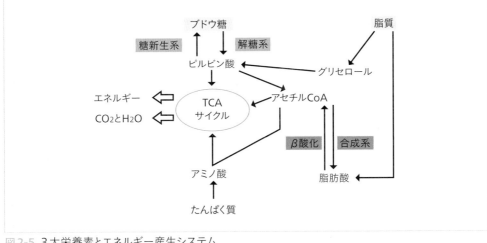

図 2-5　3 大栄養素とエネルギー産生システム

2. 脂質

　脂質の多くは中性脂肪であり，β酸化経路で分解されアセチル CoA となり，やはり TCA サイクルに入り，代謝される。1 g 当たり 9 kcal の高いエネルギーを発生する。そのほか脂質には，コレステロールやリン脂質があり，エネルギーだけでなく細胞膜などの体構成物質やホルモンなどの生理機能物質の素材となる。コレステロールの代謝は，主として肝臓で行われる。

3. たんぱく質

　たんぱく質は，重要な体構成要素である筋肉の 50％以上，肝臓や脾臓の 20％以上，コラーゲンなどとして骨の 14％以上を占める。たんぱく質は胃液中のペプシンや膵液中のトリプシンなどでアミノ酸に分解され，小腸から吸収される（図 2-4 参照）。吸収されたアミノ酸は肝臓ではアルブミン合成に使用され，ほかの組織ではホルモンや酵素，免疫反応の主役である抗体などの合成などに使用される。一部は，窒素を含むアミノ基が除去された後，炭素骨格の部分は分解され，TCA サイクルに入りエネルギー産生に用いられる。このようなアミノ酸を糖原性アミノ酸とよび，アラニン，グリシンなどがこれにあたる。また，アミノ基はアンモニアとなり，肝臓の尿素サイクルで尿素に変換された後，腎臓から尿中へ排泄される。

C　ビタミンと無機質（ミネラル）

　ビタミンには水に溶けやすい水溶性ビタミンと脂肪に含まれる脂溶性ビタミンがある。特に，ビタミン B 群は解糖系や TCA サイクルで，酵素反応を補助する補酵素として重要である。食事療法を含む栄養療法の際，補充することをいつも念頭に置く。**無機質**（ミネ

ラル）はカルシウム（Ca）が最も多く，鉄（Fe）やヨード（I），亜鉛（Zn），銅（Cu）などは微量元素とよばれる。

D 食事摂取量の簡単な基準

　同じ体重を維持するためには，エネルギーの収支（出入り）が合っていなければならない。生体を維持するためには，基礎代謝に使われるエネルギーと活動に要するエネルギーが必要である。最近の日本人成人の平均エネルギー摂取量は 1850 〜 2250kcal/ 日（図 2-1 参照）で推移している。体重 1kg 当たり 30 〜 35kcal のエネルギー摂取は，事務職程度の活動をする者にとっては十分である。しかし，若い人，疾病に罹患した人では，エネルギー必要量はしばしば増大する。重度の熱傷や外傷を負った患者では，急性期に体重 1kg 当たり 35 〜 40kcal が必要となる。逆に，肥満者が体重を減らすためには，500 〜 1000kcal/ 日のエネルギー摂取を控えなければ 1 週間に 0.5 〜 1kg の体重減少は望めない。

E 食事摂取基準

　平均的な身長や体重からなる体格を有し，健常な人が，健康を維持するのに必要なエネルギーと各栄養素の摂取量が政府から示され栄養管理に役立てられている。最新のものは「日本人の食事摂取基準（2020 年版）」（厚生労働省策定）である。患者に必要なエネルギーと各栄養素の量は個々の患者の病態により異なる。原則として，治療を目的とする場合には，食事摂取基準を理解し，主治医が該当する疾病の治療ガイドラインなどに基づいて算定した処方に準拠する。病状が落ち着いている慢性期の患者などでは，一般食患者の必要エネルギーと栄養素量（3 つの目的からなる 5 つの指標 [表 2-3 の*] をもとに個々に設定される）に基づき実施される。

1. エネルギーの食事摂取基準

　エネルギー摂取の過不足の回避を目的に設定されている。日本人として平均的な体位（身長・体重）を有する健常者の推定エネルギー必要量（表 2-4）の計算は，次のように行う。

健常者の推定エネルギー必要量＝ 1 日の基礎代謝量×身体活動レベル

1 日の基礎代謝量*＝性・年齢別基礎代謝基準値×体重

　このうち性・年齢別基礎代謝基準値（表 2-5）は，30 歳以上の男女では約 22 として概算すると簡便で覚えやすい。個々の場合には，必要に応じ体重は標準体重や基準体重あるいは現体重を用いる。目標とする体格の範囲が示されているのでこれも参考にする（表

---

* 基礎代謝量：人間が積極的な活動をせず安静にしているときでも，生体が必要とするエネルギー量で，生命活動を維持するのに必要な最小限の代謝量。

表2-3 栄養素の指標とその目的

目的	指標
摂取不足の回避	推定平均必要量*，推奨量* （目安量*：これらを推定できない場合の代替指標）
過剰摂取による健康障害の回避	耐容上限量*
生活習慣病の予防	目標量*

＊推定平均必要量：ある対象集団における必要量を検査する（たとえば20〜29歳の女性における1日の牛乳の必要量を推定する）。この結果から必要な量の平均値の推定として，50％の人が満たされる（同時に，50％の人が必要量を満たさない）と推定される摂取量。主として集団の解析に用いられる。
＊推奨量：推定平均必要量を測定した集団で，97〜98％の人の必要を満たす量。
＊目安量：推定平均必要量や推奨量が設定できない栄養素に設定された。特定の集団において不足状態を示す人がほとんど観察されない量。
＊耐容上限量：過剰摂取による健康被害を防ぐため設定された。健康障害をもたらすリスクがないとみなされる習慣的な摂取量の上限を与える量。
＊目標量：生活習慣病予防の観点から設定された。特定の集団において，その疾患のリスクやその代理指標となる生体指標の値が低くなると考えられる栄養状態が達成できる量。

表2-4 推定エネルギー必要量（kcal/日）

性別	男性			女性		
身体活動レベル[1]	Ⅰ	Ⅱ	Ⅲ	Ⅰ	Ⅱ	Ⅲ
0〜 5（月）	−	550	−	−	500	−
6〜 8（月）	−	650	−	−	600	−
9〜11（月）	−	700	−	−	650	−
1〜 2（歳）	−	950	−	−	900	−
3〜 5（歳）	−	1300	−	−	1250	−
6〜 7（歳）	1350	1550	1750	1250	1450	1650
8〜 9（歳）	1600	1850	2100	1500	1700	1900
10〜11（歳）	1950	2250	2500	1850	2100	2350
12〜14（歳）	2300	2600	2900	2150	2400	2700
15〜17（歳）	2500	2800	3150	2050	2300	2550
18〜29（歳）	2300	2650	3050	1700	2000	2300
30〜49（歳）	2300	2700	3050	1750	2050	2350
50〜64（歳）	2200	2600	2950	1650	1950	2250
65〜74（歳）	2050	2400	2750	1550	1850	2100
75以上（歳）[2]	1800	2100	−	1400	1650	−
妊婦（付加量）[3]　初期				＋50	＋50	＋50
中期				＋250	＋250	＋250
後期				＋450	＋450	＋450
授乳婦　　（付加量）				＋350	＋350	＋350

1）身体活動レベルは，低い，ふつう，高いの三つのレベルとして，それぞれⅠ，Ⅱ，Ⅲで示した。
2）レベルⅡは自立している者，レベルⅠは自宅にいてほとんど外出しない者に相当する。レベルⅠは高齢者施設で自立に近い状態で過ごしている者にも適用できる値である。
3）妊婦個々の体格や妊娠中の体重増加量および胎児の発育状況の評価を行うことが必要である。
注1：活用に当たっては，食事摂取状況のアセスメント，体重およびBMIの把握を行い，エネルギーの過不足は，体重の変化またはBMIを用いて評価すること。
注2：身体活動レベルⅠの場合，少ないエネルギー消費量に見合った少ないエネルギー摂取量を維持することになるため，健康の保持・増進の観点からは，身体活動量を増加させる必要がある。
資料／厚生労働省：「日本人の食事摂取基準（2020年版）」策定検討会報告書，2019，p.84.

2-6）。身体活動レベルは表2-4に示す代表例の値を適用する。患者のエネルギー必要量は，健常者の必要量を参考にするとともに，病状が落ち着いている場合には簡便な計算式（日本人のための簡便式）により算出し得る。

表2-5 参照体重における基礎代謝量

性別	男性			女性		
年齢（歳）	基礎代謝基準値 （kcal/kg体重/日）	参照体重 （kg）	基礎代謝量 （kcal/日）	基礎代謝基準値 （kcal/kg体重/日）	参照体重 （kg）	基礎代謝量 （kcal/日）
1〜 2	61.0	11.5	700	59.7	11.0	660
3〜 5	54.8	16.5	900	52.2	16.1	840
6〜 7	44.3	22.2	980	41.9	21.9	920
8〜 9	40.8	28.0	1140	38.3	27.4	1050
10〜11	37.4	35.6	1330	34.8	36.3	1260
12〜14	31.0	49.0	1520	29.6	47.5	1410
15〜17	27.0	59.7	1610	25.3	51.9	1310
18〜29	23.7	64.5	1530	22.1	50.3	1110
30〜49	22.5	68.1	1530	21.9	53.0	1160
50〜64	21.8	68.0	1480	20.7	53.8	1110
65〜74	21.6	65.0	1400	20.7	52.1	1080
75以上	21.5	59.6	1280	20.7	48.8	1010

資料／厚生労働省：「日本人の食事摂取基準（2020年版）」策定検討会報告書，2019，p.74.

表2-6 目標とするBMIの範囲（18歳以上）[1],[2]

年齢（歳）	目標とするBMI（kg/㎡）
18〜49	18.5〜24.9
50〜64	20.0〜24.9
65〜74[3]	21.5〜24.9
75以上[3]	21.5〜24.9

1) 男女共通。あくまでも参考として使用すべきである。
2) 観察疫学研究において報告された総死亡率が最も低かったBMIを基に，疾患別の発症率とBMIの関連，死因とBMIとの関連，喫煙や疾患の合併によるBMIや死亡リスクへの影響，日本人のBMIの実態に配慮し，総合的に判断し目標とする範囲を設定。
3) 高齢者では，フレイルの予防および生活習慣病の発症予防の両者に配慮する必要があることも踏まえ，当面目標とするBMIの範囲を21.5〜24.9kg/㎡とした。
資料／厚生労働省：「日本人の食事摂取基準（2020年版）」策定検討会報告書，2019，p.61.

基礎エネルギー消費＊（kcal/日）＝男性：**14.1 × 体重 ＋ 620**

女性：**10.8 × 体重 ＋ 620**

　患者が術後や熱傷，感染症罹患時などのストレス状態では，代謝変動が大きい。患者の必要エネルギー量の推定には，基礎代謝量にストレス係数を掛けて算出することもある（表2-7）。必要がある場合には，**間接カロリメトリー**＊により安静時エネルギー消費量を算出する。これは，酸素消費量と二酸化炭素産生量を実際に測定することにより，栄養素の利用度を求めて計算するものである。

＊　**基礎エネルギー消費**：エネルギー必要量は，安静時エネルギー消費量と活動エネルギー消費量の和で設定される。疾患の重篤度や侵襲の有無により安静時エネルギー消費は変動するが，病状が落ち着いている場合，基礎エネルギー消費として概算し，栄養処方をする。
＊　**間接カロリメトリー**：重篤な熱傷や心肺疾患では，基礎代謝が侵襲度や重篤度に応じて増加し，安静時エネルギー消費を推定することが困難である。また，エネルギー供給は，過剰でも過少でも予後を悪化させるため，口にマスクを装着して，酸素消費量と二酸化炭素産生量を測定して生体の栄養素の利用度を呼吸商として求め，これにより安静時エネルギー消費量を計算する。ただし，この方法の適用は限定的である。

第1編 内科編

薬物療法

2 食事療法

運動療法

特殊栄養法

リハビリテーション

放射線療法

低侵襲治療法

チーム医療

表2-7 ストレス係数の一例

患者の状態・疾患	ストレス係数
手術後	1.0
悪性腫瘍	1.0〜1.3
腹膜炎・敗血症	1.2〜1.3
重症感染症・多発外傷	1.2〜1.4
骨折	1.3〜1.5
熱傷	1.2〜2.0

表2-8 9つの必須アミノ酸

ヒスチジン	フェニルアラニン
ロイシン	スレオニン
イソロイシン	トリプトファン
リジン	バリン
メチオニン	

2. たんぱく質の食事摂取基準

たんぱく質はアミノ酸の鎖（アミノ酸鎖）により構成されており，ほとんどがアミノ酸単体にまで消化されてから吸収される（アミノ酸が2個や3個のジペプチドやトリペプチドで吸収されることもある）。食物中に含まれるたんぱくには，体内で合成されない必須アミノ酸（表2-8）と，体内でほかの物質から合成可能なアミノ酸がある。

1日のたんぱく摂取基準は，窒素出納維持量（図2-6）を基に算定されているのが特徴で，ほかの栄養素に類をみない。たんぱく推定平均必要量は，成人で0.65g/kg体重/日（104mg窒素/kg体重/日），高齢者0.85g/kg体重/日（136mg窒素/kg体重/日）とされ，最低（推奨量）0.72g/kg（男性50g/日，女性40g/日），通常（推奨量）成人で0.90g/kg（男性60g/日，女性50g/日），高齢者で1.06g/kg体重/日が望ましい（体重は参照体重で算出）。

高齢者ではたんぱく質の体内合成が低下するため摂取を多くする必要がある。健康成人では摂取エネルギーの20％未満である。成人の上限量（p.45 表2-3 注「耐容上限量」参照）は示されていない。妊娠，授乳や成長の際にはたんぱく必要量は増大する。

患者のたんぱく摂取に関しては，各種病態で異なる。肝，腎不全の際にはたんぱく摂取を減らさないと肝性昏睡や尿毒症を引き起こすおそれがある。たんぱく質の必要量は十分なエネルギー摂取があると節約されることが知られている。エネルギー摂取が不足になりがちな患者では必要量が増加している可能性に気をつける。特に，術後や熱傷，感染症な

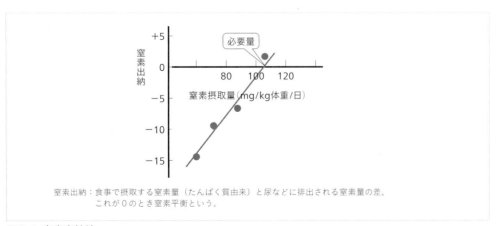

窒素出納：食事で摂取する窒素量（たんぱく質由来）と尿などに排出される窒素量の差。これが0のとき窒素平衡という。

図2-6 窒素出納法

どの代謝亢進時では，たんぱく必要量が増大する。この理由の一つには，アミノ酸が糖質に変わりエネルギーとして使用されてしまうことがあげられる（糖原性アミノ酸）。

3. 脂質の食事摂取基準

脂肪は主として**中性脂肪**〔トリグリセライド（別称：トリグリセリド）〕からなり約9kcal/gとエネルギー値が高い。消化管で胃液，膵液，胆汁などにより，遊離脂肪酸とモノグリセライドに分解された後に吸収される。栄養素のうち脂肪の消化吸収の過程が最も複雑であるため，消化器障害による吸収不良では脂肪の吸収不良が最も起こりやすい。水に浮く脂肪便は吸収不良の徴候としてよく確認される。

脂質にも必須脂肪酸があり，体内で合成されず食物中から摂取される。これには，多価不飽和脂肪酸であるリノール酸（n-6系）とα-リノレン酸（n-3系）がある。前者はプロスタグランジンなどの生理活性物質となり，後者からはエイコサペンタエン酸（eicosapentaenoic acid：EPA），ドコサヘキサエン酸（docosahexaenoic acid：DHA）などができる。完全静脈栄養を受けている患者では，n-6系が不足すると皮膚が荒れて鱗片状にはがれ皮膚炎を生じたり，n-3系が不足すると鱗片状出血性皮膚炎や頭皮の出血性毛膿炎が生じたりする。

脂質の摂取基準は，30歳未満ではエネルギー比率として20～30％，30歳以上では20～25％と示されている。動脈硬化症予防の視点から，不飽和脂肪酸として摂取することが望ましく，飽和脂肪酸としての摂取は18歳以上でエネルギーの7％以内に抑える。n-3系脂肪酸やコレステロールの目標量は，「日本人の食事摂取基準（2020年版）」では定められていない。

4. 炭水化物の食事摂取基準

炭水化物（糖質）の必要量は，脂質やたんぱく質の摂取量のバランスをみて決定することが望ましく，おおよそ全エネルギー中の50％以上65％未満と目標量が規定されている。消化される炭水化物は，単糖類にまで消化されてから吸収され，約4kcal/gのエネルギーを産生する。難消化性の炭水化物（難消化性オリゴ糖など）は腸内細菌の発酵分解の程度によりエネルギー産生が異なる。炭水化物はエネルギー源として重要で，特に脳は1日100gのブドウ糖を必要としている。余剰のブドウ糖は，一部**グリコーゲン***として肝臓や筋肉に貯蔵され，ほかは中性脂肪として脂肪組織などに貯蔵される。果糖は特に脂肪への転換割合が多い。

---

* **グリコーゲン**：動物の肝臓と筋肉によく見いだされる多糖類。肝臓のグリコーゲンは分解されてブドウ糖となり血糖を維持するのに使用され，筋肉のグリコーゲンは筋肉収縮のエネルギーとして使用される。

5. その他の食事摂取基準

　ビタミンやミネラル，食物繊維の食事摂取基準も示されている。通常の推定平均必要量や推奨量・目安量を示すとともに，脂溶性ビタミンやミネラルでは上限量が設定されている（表2-9）。また，葉酸やマグネシウムに関しては通常の食品以外からの摂取についても定められた。

表2-9　基準を策定した栄養素と指標[1]（1歳以上）

栄養素			推定平均必要量（EAR）	推奨量（RDA）	目安量（AI）	耐容上限量（UL）	目標量（DG）
ビタミン	脂溶性	ビタミンA	○a)	○a)	—	○	—
		ビタミンD[2]	—	—	○	○	—
		ビタミンE	—	—	○	○	—
		ビタミンK	—	—	○	—	—
	水溶性	ビタミンB₁	○c)	○c)	—	—	—
		ビタミンB₂	○c)	○c)	—	—	—
		ナイアシン	○a)	○a)	—	○	—
		ビタミンB₆	○b)	○b)	—	○	—
		ビタミンB₁₂	○a)	○a)	—	—	—
		葉酸	○a)	○a)	—	○[4]	—
		パントテン酸	—	—	○	—	—
		ビオチン	—	—	○	—	—
		ビタミンC	○x)	○x)	—	—	—
ミネラル	多量	ナトリウム[3]	○a)	—	—	—	○
		カリウム	—	—	○	—	○
		カルシウム	○b)	○b)	—	○	—
		マグネシウム	○b)	○b)	—	○[4]	—
		リン	—	—	○	○	—
	微量	鉄	○x)	○x)	—	○	—
		亜鉛	○b)	○b)	—	○	—
		銅	○b)	○b)	—	○	—
		マンガン	—	—	○	○	—
		ヨウ素	○a)	○a)	—	○	—
		セレン	○a)	○a)	—	○	—
		クロム	—	—	○	○	—
		モリブデン	○b)	○b)	—	○	—

1）一部の年齢区分についてだけ設定した場合も含む。
2）フレイル予防を図るうえでの留意事項を表の脚注として記載。
3）高血圧および慢性腎臓病（CKD）の重症化予防を目的とした量を表の脚注として記載。
4）通常の食品以外の食品からの摂取について定めた。
a）集団内の半数の人に不足または欠乏の症状が現れ得る摂取量をもって推定平均必要量とした栄養素。
b）集団内の半数の人で体内量が維持される摂取量をもって推定平均必要量とした栄養素。
c）集団内の半数の人で体内量が飽和している摂取量をもって推定平均必要量とした栄養素。
x）上記以外の方法で推定平均必要量が定められた栄養素。

資料／厚生労働省：「日本人の食事摂取基準（2020年版）」策定検討会報告書，2019，p.14.

Ⅳ 患者と栄養

A 栄養状態の評価

　食事療法を処方するにあたり，まず患者の栄養状態の現状を総合的に判定する。これを**栄養評価**という。栄養状態の評価には以下の目標がある。

①栄養不良の有無の確認

②健康を脅かす肥満やエネルギーの過剰摂取の明確化

③今後の疾病の進行や発症を防止するための適切な食事療法の創案

　急な入院を要する患者の2～5割は消耗性疾患であり，栄養を補助することが適切な治療の一つとなる。また，がん患者や高齢者などはしばしば栄養状態が不良である。一方，わが国は飽食の時代の最中にあり，肥満やエネルギーの過剰摂取による糖尿病，脂質異常症（高脂血症）などを合併する入院患者も多い。そこで患者一人ひとりの栄養状態を把握し，その症例に適したエネルギーと栄養素を摂取させることが食事療法である。

B 栄養評価の実際

　患者の栄養評価にあたっては，以下を用いる。

①病歴

②身体所見

③血液・尿生化学検査

1. 病歴

1 体重の変化について

　最近の体重の変化が5％あるいは3kg以上の場合，特に減少している場合には，隠れている疾患の有無や患者の社会的状況について，直ちに診断する必要がある。20％以上の体重減少は重大な栄養障害を示している。大きな待機的手術＊が計画されている場合には，術前に栄養療法を十分に実施するか否かが，患者の術後の状態を左右する。また，化学療法や放射線療法が計画されている場合には，療養中に**栄養補助療法**を実施する必要がある。しかし，患者ががん，肝硬変，後天性免疫不全症候群（acquired immunodeficiency

---

＊ **待機的手術**：予定を組んで行う定時手術。これに対して緊急手術は，救命や機能温存の目的で時間に猶予がなく行う手術である。

内科編 第1編

薬物療法

2 食事療法

運動療法

特殊栄養法

リハビリテーション

放射線療法

低侵襲治療法

チーム医療

表2-10 成人における栄養障害を示唆する身体的変化

全身	やせ*	エネルギーの不足
髪	抜け毛，細い髪	たんぱくの不足
爪	スプーン状 横断線	鉄欠乏 たんぱくの不足
舌，口唇	舌炎，口角炎	ビタミンBの不足
歯茎	出血	ビタミンCの不足
腹部	膨満	エネルギーやたんぱくの不足
四肢	浮腫	たんぱく，ビタミンBの不足
神経	骨痛，関節痛 テタニー* しびれ 運動失調	ビタミンDの不足 カルシウム，マグネシウムの不足や過剰 ビタミンBの不足 ビタミンB$_{12}$の不足

syndrome：AIDS）の末期で，原病に対する有効な治療法が見いだせない状況では，侵襲的な特殊栄養療法は行わない。

　逆に，過体重の場合には代謝指標の悪化と体重の関係を検討する。糖尿病などでは既往最大体重の数年後に発症していることが知られている。

2 食習慣と摂食状況，症状の調査

　一口に体重減少といっても，原因は多様である。下痢などの症状を示す消化吸収障害による場合，糖尿病で代謝障害があり過食により起きる場合，アルコール過飲による肝臓や膵臓疾患の場合，精神的にうつになり食思不振になった場合などがある。そこで患者の摂食状況や嗜好品，症状との関係などを調査する。

2. 身体所見

　患者の全身像や頭髪，口，爪などは，時に栄養障害の存在を示唆する（表2-10）。たんぱくやエネルギー不足では，頰がこけ，皮下脂肪が欠落し，手足の筋肉が細くなり，まれに浮腫を生じる。体重は栄養状態をみるのに役立ち，その指標として **BMI** *（p.52 column 参照）を用いる。栄養障害の程度を評価する場合には，表2-11 のように，現在の体重の標準体重に対する割合，健康であったときの体重に対する割合などを用いる。皮下脂肪は体内脂肪のおよそ50％を占める。キャリパーという器具を用い，上腕三頭筋の皮下脂肪厚を測定することも栄養状態をみる良い指標といわれる。そのほか，上腕の周囲径を測定する場合もある。肥満を有する場合には，肥満の部位，皮膚線条などを観察する。BMIによる肥満の基準も用いられる（p.57 表2-13 参照）。

　最近では**栄養サポートチーム**（nutrition support team：NST）を置く病院が増加し，入院時

＊ **やせ**：やせ（るいそう）は体脂肪の減少を主とし，時に体たんぱくも不足するが，標準体重よりも 10 ～ 20％体重が減少した状態をいう。

＊ **テタニー**：主に四肢の筋肉の攣縮（れんしゅく）や痙攣（けいれん）発作を主徴とする症候群。特に"助産師の手"といわれる手の症状が有名。低カルシウム血症やビタミンD不足などにより起きる。

＊ **BMI**：Body Mass Index の略で，体重（kg）を身長（m）の2乗で除した（割った）体格指数。

表2-11 栄養障害の程度

栄養障害の程度	高度	中等度	軽度
%標準体重	70%以下	70〜80%	80〜90%
%健常時体重	75%以下	75〜85%	85〜95%
体重変化率		6か月以内で 10%以上の減少	
%上腕三頭筋の皮下脂肪厚	60%以下	60〜80%	80〜90%
血清アルブミン値（g/dL） ※ Blackburn らによる	2.1 未満	2.1〜3.0	3.0〜3.5

に病歴や身体所見を**主観的包括評価**（subjective global assessment：**SGA**）シートに順を追って記入し栄養評価する。栄養管理を実施している病院では，看護・検査・栄養の各部門が協力して SGA シートのような栄養管理計画書を作成している。

3. 血液検査・尿生化学検査

1 血清たんぱく測定

　血液中のアルブミンやトランスフェリンというたんぱくの測定が，栄養障害の評価に有効である。なかでも低アルブミン血症は，有病率や死亡率に比例する有力な危険因子である。低アルブミン血症は，ネフローゼや腸管からのアルブミン漏出症が原因である場合を除き，多くは体内に炎症反応があることを示している。血清アルブミンの半減期*は 18〜20 日で，回復に約 2 週間を要する。病状が動く急性期には，肝臓で合成され半減期が

Column　BMIを計算してみよう

マナブ：ハナコさん，あなたの身長は？

ハナコ：1m62cm です。

マナブ：体重は？

ハナコ：内緒だけど，本当は 54kg。

マナブ：じゃあ，BMI を計算すると，54 ÷ 1.62 ÷ 1.62 ≒ 20.6。
　　　　20.6 だね。こんどは僕の BMI を計算してみてくれる？

ハナコ：いいわよ，身長と体重は？

マナブ：ぼくは 172cm，82kg。

ハナコ：だめ，メートルで教えて。

マナブ：1.72m。

ハナコ：そうすると 82 ÷ 1.72 ÷ 1.72 だから，約 27.7。BMI 27.7 は肥満ね。

＊ **血清アルブミンの半減期**：血液中の物質の多くは，産生と分解（消費）の平衡により一定の濃度を保っている。アルブミンも例外ではなく，もしアルブミンが肝臓で産生されないと仮定した場合，その時点の血中濃度が半分の濃度になるまでの期間を半減期という。

内科編 第1編

薬物療法

2 食事療法

運動療法

特殊栄養法

リハビリテーション

放射線療法

低侵襲治療法

チーム医療

表2-12 代謝疾患の尿・血液指標

疾患	注目すべき尿・血液指標
糖尿病	血糖（ブドウ糖），グリコヘモグロビン*，ケトン体
高脂血症	総コレステロール，中性脂肪，HDLコレステロール，LDLコレステロール
痛風	尿酸
動脈硬化症	インスリン，アディポネクチン

2 ～ 3 日のプレアルブミン（トランスサイレチンともいわれ電気泳動でアルブミンの前に泳動される）値の測定により，迅速に栄養状態の変化がとらえられるようになった。完全静脈栄養の治療効果の指標として活用されている。プレアルブミンの基準値は男性 23 ～ 42，女性 22 ～ 34 mg/dL である。

2 リンパ球の測定

白血球の一種であるリンパ球は，健康時白血球全体の 20 ～ 50 ％を占め，実数で 1200/μL 以上である。消耗性疾患ではその数が減少する。

3 尿ケトン体の測定

ケトン体は，糖質の供給不足や利用低下により，エネルギー源としてたんぱくや脂肪が利用されると，血中に増加し尿への排泄が多くなる。尿ケトン体は飢餓時や，代謝状態の悪化した糖尿病，下痢，高熱時などに中等度以上の陽性となる。

4 血液中の糖，脂質

血液中の糖，脂質は，慢性の代謝性疾患をみる良い指標である（表2-12）。これらのコントロール目標値は，ほかの合併症や年齢などにより異なる。空腹時の血中インスリン濃度は，動脈硬化性疾患の危険因子として重要で，明らかな代謝疾患を認めない場合でも高値の場合には，体重の調節などを通じ食事療法の適応となる。アディポネクチン値は高インスリン血症と関係が深いとされているが，その測定は保険診療の対象となっていない。

C 入院患者における栄養状態，食事療法の評価

正常な栄養状態とは，栄養摂取と必要栄養量の間の健康な関係を示している。栄養状態が良好な患者は，7 ～ 10 日間の中等度の炎症に対して，重大な栄養失調に陥らないだけのエネルギーを蓄積している。それより重症の疾患やたんぱくエネルギー不足をすでに併発している場合には，耐え得る期間が短縮される。必要量と摂取量の不均衡が続くと顕性

＊ **グリコヘモグロビン**：赤血球中の主要な血色素であり，酸素を運搬するヘモグロビンは，糖液中に存在するとゆっくりとブドウ糖が結合する。グリコヘモグロビン値は，このブドウ糖が結合しているヘモグロビンの百分率で示す。最近は一般にヘモグロビン A1c（HbA1c）とよばれる。

の栄養不足へと進展する。必要に応じてチューブを用いた経腸栄養や点滴による経静脈栄養（特殊栄養法）なども用い治療する。

　入院中の治療過程においても，入院時に使用した栄養評価の指標を使用する。注意点としては，体重の増減についてである。在宅で療養できる患者は，基礎疾患の程度が軽いので，体重の増減はたんぱくや体脂肪の状態を最もよく反映する。しかし，入院を要するような患者では，毎日の体重変化は，エネルギーバランスよりもむしろ水バランスの正負により影響を受けやすい。現在の検査法では，体内の水の増減と体組織の増減を分別して正確に測定する方法はない。

　患者が，食思，消化，吸収，代謝に変化を引き起こす疾患を有する場合には，栄養障害が悪化するおそれがある。特に消耗性疾患や重篤な疾患では注意を要する。胃腸の機能障害を有する場合も，特別な対応を要する場合が多い。チューブを用いた経腸栄養や点滴による栄養（特殊栄養法）で適切な栄養補給を施せばしばしば改善する。栄養補助後に観察される体重増加は，水と脂肪組織の増加に始まる。

　がん，リウマチといった消耗性疾患の場合には，自覚症状がないにもかかわらず体重や筋肉量が減少している。食思不振や胃腸症状による栄養摂取の不足や，ホルモンやサイトカイン*の分泌変化により代謝異常が引き起こされていることによる。このような状態では，栄養よりはむしろ代謝の異常が，筋肉組織の喪失に"より大きく"かかわっている。筋肉組織の回復は，栄養補助では期待できず，消耗性疾患の改善を要する。重篤な疾患の場合には，エネルギー消費，脂肪分解，たんぱく分解の増加が著明で，たんぱくとエネルギーの需要は増大する。積極的に栄養補助療法を実施しても，現存する疾病や障害を改善しなければ，除脂肪組織の減少を防ぐことはできない。

D　栄養不足に対する代謝反応

　エネルギーの著明な不足（飢餓）に対する生体の特異的な代謝変化は，
①ブドウ糖の使用を節約する
②脂肪をエネルギー源として使用する
③負の窒素平衡（たんぱくの喪失）を最小限にする
④エネルギー消費を減少させる
である。

　24時間絶食にすると，肝臓における糖新生の材料であるグリコーゲンの貯蔵が15％まで減少する。肝糖新生（生産）とからだ全体のブドウ糖酸化（消費）は減少する。貯蔵している脂肪が，からだのエネルギー源となり，脂肪組織での脂肪分解や肝臓におけるケトン

＊　**サイトカイン**：主としてリンパ球や単核球などの白血球が産生し分泌する生理活性物質の総称。インターフェロンや腫瘍壊死因子（tumor necrosis factor；TNF）はその一つで，それらの製剤や抗体は肝炎や悪性腫瘍，リウマチ，クローン病の治療に臨床応用されている。

体の産生，脂肪酸酸化が増加する。絶食を 3 日間継続すると，糖新生率は半減し，脂肪分解率は 12 時間絶食時の 2 倍以上になる。血液中のグルカゴン*の増加とインスリン*の低下に合わせ，脂肪酸の肝臓への流入が増加し，肝臓のケトン体産生を増加させる。

　脂肪酸と違い，ケトン体は水溶性で血液脳関門*を通過することができ，飢餓時の脳組織のエネルギー源になる。脳によりブドウ糖が使用されなくなると，ブドウ糖の必要量は大いに減少し，その結果ブドウ糖の原料となっていた筋肉組織の崩壊を抑制し，急速なたんぱく喪失を防ぐ。

Ⅴ　過栄養

Ⓐ　肥満と慢性疾患

　肥満とは体脂肪が過剰に蓄積した状態である。過栄養が肥満を誘発し，それがさらに糖尿病や脂質異常症，粥状動脈硬化性疾患を引き起こす。肥満で増加し肥大する脂肪細胞は単なる脂肪貯蔵組織ではなく，各種アディポサイトカイン*を分泌し，病態形成に深くかかわっている。さらに，骨・関節疾患，無呼吸，月経異常といった多岐にわたる障害も誘発する。また，肥満とがんの関係も注目されている。

　最近の国民栄養調査の成績によると BMI 25 以上の肥満を呈する者の割合は，男性では 40 歳代で 35％，女性では 70 歳超で 25％，程度で最大となる。内臓肥満を示すウエスト周囲長は男性では 50 歳代，女性では 70 歳代が最長である。

1. 肥満の型

　肥満の原因となる脂肪組織の分布には特性がある。性差と疾病に特異的な関係がある。男性は主としてウエストより上の上半身につくが，女性は下腹部，殿部，大腿部などの下半身に多い。**上体肥満**とよばれる，体幹部に脂肪が多く手足が細い状態，あるいは腹腔内腸間膜に過剰な脂肪が蓄積した状態（内臓脂肪症候群）では，死亡率や有病率が高くなる。上体肥満の診断にはウエスト / ヒップ比などがよく用いられるが，男性で 1.0 以上，女性

＊ **グルカゴン，インスリン**：どちらも膵臓のランゲルハンス島とよばれる内分泌細胞から分泌される。グルカゴンは脂肪分解を促進し，肝臓のケトン体産生を増加させる。インスリンは肝臓の糖新生を抑制し，脂肪の分解を抑制しケトン体の産生を低下させる。

＊ **血液脳関門**：血液中の物質が脳へ移行しようとすると，脳血管と脳組織の間にある機能的な関門により選択される。ブドウ糖などの小さな物質は通過できるが，たんぱくの一部は通過できない。これにより，脳は血液中の物質の変動やある毒物の影響などを受けにくくなり，その環境が安定する。

＊ **アディポサイトカイン**：脂肪細胞は単なるエネルギーの貯蔵細胞ではなく，糖質や脂質代謝の中心的役割を担い，様々な生理機能調節物質を血液中に分泌している。そのような脂肪細胞の分泌する物質をアディポサイトカインといい，レプチンやアディポネクチン，腫瘍壊死因子（TNF）などが知られている。

で0.9以上が上体肥満とされる。内臓脂肪症候群の診断にはコンピューター断層撮影（computed tomography：CT），磁気共鳴画像（magnetic resonance imaging：MRI），超音波などの装置が用いられる。

2. 肥満の原因

　肥満は遺伝と環境の2つの主要な因子により影響される。肥満には多くの遺伝子が関与していると推定されている。古くは，副腎から分泌されるアドレナリンの作用を伝える受容体（β_3アドレナリン受容体）遺伝子の変化により，肥満が引き起こされることが示された（図2-7）。最近では日本を含む東アジア人で，BMIの個人差にかかわる14の遺伝子が同定された。日本人集団を対象とした解析では，新たに関連が見いだされた遺伝子のうちCDKAL1遺伝子とKLF9遺伝子で強い関連が認められた。

　肥満の成因には環境因子も重要である。廉価で味の良い高エネルギー食品が周囲にあふれ，ゲームなどの遊戯機や家庭電化製品や自家用車などが普及した環境では，肥満やそれに基づく糖尿病などが急速に増加する。また，肥満には，副腎皮質ホルモンや甲状腺ホルモン異常などの内分泌疾患や薬物による2次性肥満がある。

3. 肥満の評価

　からだに付いている脂肪量の的確な算出は難しく，通常身長と体重から算出される体格

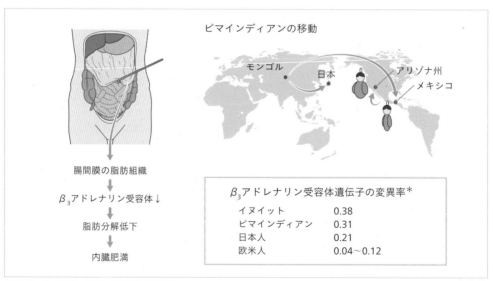

図2-7　β_3アドレナリン変容体と肥満

＊ **β_3アドレナリン受容体遺伝子の変異率**：ピマインディアンは，約4万年前に中央アジアからアリゾナやメキシコへ移り住んだ。この種族と同じ祖先をもつと思われるイヌイットや日本人は，欧米人に比べβ_3アドレナリン受容体の変異を有する率が高い。ピマインディアンに肥満や糖尿病が多発するようになったのは，高脂肪食を摂取するようになった第2次世界大戦後であるといわれている。

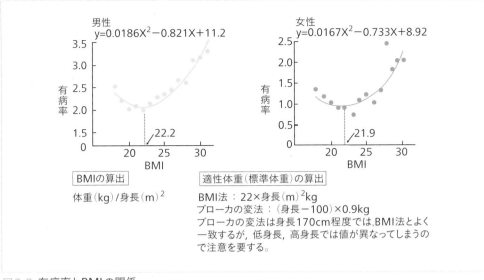

図2-8 有病率とBMIの関係

表2-13 BMIによる肥満度の判定（日本肥満学会2011年）

BMI	判定
BMI < 18.5	低体重
18.5 ≦ BMI < 25	普通体重
25 ≦ BMI < 30	肥満1度
30 ≦ BMI < 35	肥満2度
35 ≦ BMI < 40*	肥満3度
40 ≦ BMI*	肥満4度

＊BMI 35以上を「高度肥満」と定義。

指数（BMI）で肥満度が判定される。そこでわが国では男女とも有病率が最低のBMI 22に相当する体重を適性体重（標準体重）としている。（図2-8）。BMI値により、肥満の程度を表2-13のように分類する。このうち肥満2度以上を呈するのは日本人では3％以下といわれ少ない。しかし、日本人は肥満に弱く、軽肥満でも様々な代謝疾患を有する。この傾向は東アジアに住む人種一般に共通で、アメリカではBMIが23以上の東アジア由来の人は2型糖尿病発症の高リスクグループに分類される。

医学的に減量を要するのは、BMIで肥満と判定され、内科や整形外科領域における障害が誘発される**肥満症**である（図2-9）。

なお、目標体重の考え方については、死亡率に関するエビデンスなどから最近、糖尿病では目標体重を、表2-14に掲げたBMIになるよう設定することが推奨されている。

B 過栄養や肥満に対する内科治療

減量は最も難しい治療目標の一つである。その理由は、①動物の基本的な状態は飢餓状態であり、からだは飢餓に長期間耐えられるようなしくみが完成されていること、②いっ

内科編
第1編
薬物療法
2 食事療法
運動療法
特殊栄養法
リハビリテーション
放射線療法
低侵襲治療法
チーム医療

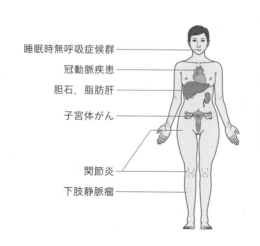

睡眠時無呼吸症候群

冠動脈疾患

胆石，脂肪肝

子宮体がん

関節炎

下肢静脈瘤

インスリン抵抗性
（空腹時および食後の
高インスリン血症）

糖尿病
高血圧
脂質異常症
高尿酸血症

図2-9 肥満により誘発される病態

表2-14 糖尿病患者の目標BMI値

年齢	目標とするBMI値
65歳未満	22
65〜74歳	22〜25
75歳以上	

目標とするBMI値を下回っても，積極的な体重増加を図らなくてよい。BMI25を上回ると肥満とし，その場合，当面は現体重の3％減を目指す。

たん実現した減量は，容易に元の体重にリバウンドすること，③内科治療では真に効果的な薬物療法はまだ開発されておらず，食事や運動などの生活習慣に関して，患者が主体となって行動修正を行う療法であること，などによる。

1. エネルギーバランス

肥満などの過栄養状態の治療においては，エネルギーバランスを負に保たなければならない。脂肪組織には1kgにつき約7200kcalのエネルギーが蓄えられている。1万歩の運動で約300kcalのエネルギーが消費される。7200kcalを消費するには24万歩，170kmも歩かねばならない。これを実行し継続するのは不可能といってよい。したがって，肥満の

肥満の原因は遺伝か環境か

　双子の研究から，肥満は遺伝が強い影響を及ぼすと考えられている。双子で片方が里子に出されたケースを集め，肥満の程度を検討した結果，里子は環境が異なるにもかかわらず，親元で育った双生児の片方と肥満の程度がかなり一致した。この結果から，環境より遺伝因子が大きく影響すると結論づけられた。

治療にはエネルギー制限食を教育し，実行させることが主となる。また，食事療法のみで減量を図ろうとすると，筋肉組織や骨などの**除脂肪体重***の減少が大きく，基礎代謝が低下し，**インスリン抵抗性***が増大する。そこで食事療法単独でなく，有酸素運動を主とした運動療法も同時に実施する。

2. 摂取エネルギーの設定と減量目標

食事療法は BMI 35.0 以上（高度肥満）と 35.0 未満（肥満）で異なる。摂取エネルギーの設定と減量目標は表 2-15 のとおりである。高度肥満で減量が得られないときには 600kcal/日以下の超低エネルギー食の選択を考慮する。栄養素の内訳は糖尿病食に準じるが，異化亢進が懸念されるため，たんぱく質の摂取は 1g/ 標準体重 / 日以上とし，必須アミノ酸の観点から動物性たんぱくの摂取を勧める。そのほか，ビタミンとミネラルの摂取や単純糖質よりは複雑糖質の摂取の推奨，禁酒または 25g/ 日以下のエタノール量での節酒などを指導する。

減量の目標とペースは現実的なレベルに設定し，無理なく実行させることが，リバウンドを避け，体調を崩さずに減量を実現する方法である。通常，月 1 ～ 2kg の減量で，前体重の 3 ～ 10%を第 1 目標とする。

高度肥満患者は精神的・心理的特性をもつことが多い。精神科医や臨床心理士の面接評価を受け，アドバイスを受けることが望ましい。また，肥満外科の治療が計画されているときには，術前約 2 ～ 6 週間以上の低エネルギー食療法を受けることが望ましい。これ

表2-15　摂取エネルギーの設定と減量目標

	エネルギー（kcal/ 日）以下	減量目標
肥満症（25 ≦ BMI ＜ 35）	適性体重（標準体重）× 25	現体重の 3 ％以上
高度肥満（35 ≦ BMI）	適性体重（標準体重）× 20～25	現体重の 5～10 ％

Column　肥満者の運動

運動療法は減量や減量後の体重維持に有用である。有酸素運動（3 章 p.75 参照）は食事療法との併用により，糖・脂質代謝を改善し血圧の低下をもたらす。実際には，中程度の運動強度（3～6 メッツ 3 章 p.80 参照）の運動として速歩やジョギング，自転車などで週 150 分（30 分を 5 日間）以上を目指す。レジスタンス運動（3 章 p.75 参照）は減量中の骨格筋量の減少を抑制する。また 1000kcal/ 日以下の食事指導下では運動をしても追加の減量効果は望めないことが多く注意を要する。

* **除脂肪体重**：体重は，エネルギー貯蔵の役割をもつ脂肪組織と，日々の生命活動に不可欠な神経，筋肉や内臓，骨の重量の和である。後者の重量を除脂肪体重という。肥満の治療では，除脂肪体重を減らさずに，脂肪の重量を効率的に減少させたほうがよい。また，消耗性疾患では除脂肪体重の減少が大きいほど予後が悪く，死亡率が高くなる。

* **インスリン抵抗性**：インスリン感受性が悪い状態。糖代謝に対するインスリンの効果の発現が悪い状態。肥満，高脂肪食，運動不足などにより抵抗性が増大する。

により行動様式の観察・評価ができ，また肝臓容積肥大も改善され，安全な手術につながる。

VI 各種病態と食事療法の基本方針

先述したように，患者の栄養評価を行い，患者の病態に適する総エネルギー量や各栄養素の摂取量を栄養学の知識に基づいて定め，食事療法を実施することになる。患者の病態は多様であるが，各種病態における基本方針を述べる。入院患者では，すでに検討された治療食が食種として提示されており，実際にはそれらから選択したり，それを修飾したりすることになる。

A 消化器疾患

1. 肝臓疾患

肝臓は糖質，脂質，たんぱく質という3大栄養素の代謝を司るメインセンターである（図2-10 a）。

劇症肝炎の内科治療としては血液浄化療法やグルコース - グルカゴン - インスリン療法などが行われる。通常の食事を摂取できないときには経腸栄養を実施する。エネルギー量は安静時の1.3倍を要するが，低用量から開始し漸増する。高血糖が認められる場合には静脈内投与を検討する。

非代償性肝硬変は，肝臓がウイルスやアルコールなどによる肝炎のため，破壊と再生を

Column 肥満症の外科治療

前向き研究において60歳までの手術は生命予後を改善することが示されている。一般に，高齢者ほどBMI高値と死亡リスクは相関しなくなる。55〜60歳以上の高齢者に対しても多くの手術が行われているが，若年者と比較して減量効果や並存疾患の治癒率は低く，死亡率は高くなる。

肥満外科では，高度肥満で適応の減量が主目的の手術（bariatric surgery）と，合併疾患（糖尿病，高血圧，脂質異常症，肝機能障害，睡眠時無呼吸症候群など）治療が主目的の手術（metabolic surgery，BMI 32.0以上が適応）がある。手術方法は多様で，開腹下あるいは内視鏡下で胃バンディング術，胃バイパス術，スリーブ状胃切除術，スリーブ状胃切除術＋十二指腸スイッチ術（スリーブバイパス術）がある。アジア人の中等度肥満糖尿病患者に対しては，胃バイパス術はスリーブ状胃切除術に比して高い効果を有している。

第
1
編

内科編

薬物療法

2

食事療法

運動療法

特殊栄養法

リハビリテーション

放射線療法

低侵襲治療法

チーム医療

繰り返し，本来の肝臓機能を十分に発揮できなくなった状態である。たんぱく代謝が不良でアルブミン合成が低下している。たんぱく摂取が過剰となると高アンモニア血症による脳症を，食塩が過剰だと低アルブミン血症のため腹水などを合併しやすい。

そこで食事療法としては，低たんぱく，減塩食が基本となる。病態としては，たんぱくやエネルギー不足状態にあるので，糖質や脂質によりエネルギー補給に努める。多くは耐糖能障害を有するので，甘いものを避ける。肝硬変より前の慢性肝炎期には，たんぱく不耐性がないので高たんぱく食にて治療する。ただし，塩分は肝硬変へ進行したときのことを考慮し薄味の食習慣をつけるため，軽度の制限を指導する。

2. 膵臓疾患

膵臓は消化酵素を分泌する重要な臓器で，膵炎は何らかの原因により膵酵素が活性化され自己融解を起こした状態であり，慢性期には膵機能の荒廃をきたし消化酵素分泌が低下し，脂質やたんぱくの消化吸収障害が生じる（図 2-10 b）。

急性膵炎は，男性ではアルコール性が 50 ％，女性では胆石性が 36 ％で最多であるが，主として過食やアルコール過飲により起きる。治療は，絶食，回復初期の中心静脈栄養に続き，回復期には重湯などの糖質のみの食事療法を開始する。数日間腹痛などを起こさなければ，徐々にたんぱくを増加させる。3 〜 4 か月は脂肪を 20 〜 30g/ 日程度に制限する。

慢性膵炎の代償期も同様で，過食を避け，禁酒と低脂肪食を遵守させる。腹痛を起こす場合にはたんぱく摂取も制限する。慢性膵炎の非代償期では，最初は脂質，次いでたんぱく質の消化吸収障害が出現する。糖質は合併する糖尿病のため代謝異常を呈する。インスリン注射と高力価消化酵素薬を投与し，体重減少がみられるので脂肪制限を緩め栄養状態を保つようにする。脂溶性ビタミンやミネラルも不足するので補充に努める。

Column **オレキシンという不思議で身近な神経伝達物質**

通常の環境では，ネズミは暗い夜にえさを食べます。最近脳内で発見されたオレキシンというペプチドを脳内に注射すると，まわりが明るい昼でもえさを食べるようになるのです。すなわち，オレキシンは脳に“食べましょう”という命令を伝える物質で，普通は空腹のときに作用していると考えられています。

このオレキシンの働きを知るために，その遺伝子をノックアウトして，脳の中にオレキシンができないネズミを研究者が作ってみました。そのネズミはあまり食べないばかりか，食べている途中でコックリコックリ居眠りをしてしまったそうです。

そうなんです！お腹がいっぱいになった昼下がり，何となく眠いのは，脳の中にオレキシンが分泌されなくなるからなのです。オレキシンは食欲を調節するとともに，睡眠や覚醒の制御にも関係しているペプチドなのです。近年はこれを応用した睡眠薬も発売されています。

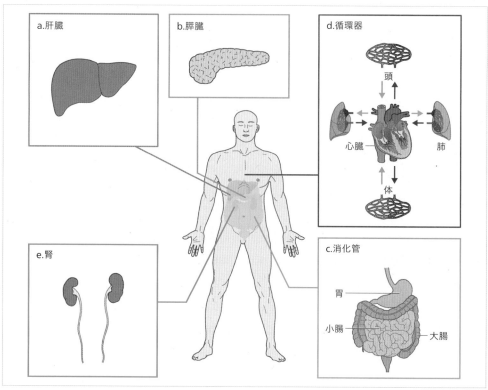

図2-10 食事療法の対象となる主な臓器

3. 消化管疾患

　消化管は食物を消化し，栄養素として吸収する一連のシステムである（図2-10 c）。胃，十二指腸潰瘍は消化管表面の粘膜疾患であるが，薬物療法の進歩の結果，庇護制限食の指導はしなくなった。吐血・下血時には，絶食，輸液療法をする。回復期には高エネルギー高たんぱくで，刺激の少ない食事とし，禁酒を命じる。クローン病や潰瘍性大腸炎では経腸栄養療法（4章 p.97 参照）を施行する。胃切除後障害ではダンピング症候群や貧血や骨代謝障害が知られている。食後30分以内に起きる早期ダンピングでは腹痛，下痢，めまいを生じ，食後3時間程度で起きる後期ダンピングでは反応性低血糖をきたし，冷や汗，動悸，めまいなどの低血糖症状を呈する。骨代謝障害にはビタミンDやカルシウムの摂取，ダンピングには分食，糖質制限などを指導する。

B 循環器疾患

　循環器は，ポンプの役を果たす心臓と，血液をからだの各部分へ輸送する血管がネットワークを構成する器官である（図2-10 d）。

　高血圧の患者には，食塩感受性患者が40％程度おり，減塩（6g/日未満）による降圧が

内科編

第1編

薬物療法

2 食事療法

運動療法

特殊栄養法

リハビリテーション

放射線療法

低侵襲治療法

チーム医療

期待され指導の対象となる。肥満者やインスリン抵抗性を示すものではエネルギー制限食を指導する。狭心症や心筋梗塞など粥状動脈硬化症の患者も，減塩，エネルギー制限など高血圧と同様である。うっ血性心不全の患者では，塩分，水分制限を実施するが，重症者では塩分制限を強化する。それは，レニン - アンジオテンシン系とよばれる，血管を収縮しナトリウムを貯留させるホルモンが心不全の代償機転*として分泌されるため，塩分や水分が過剰になりやすいからである。消化管粘膜の浮腫によりたんぱく吸収が低下したり，肝臓のうっ血のためアルブミン合成が低下したりしている。代謝も亢進しているため，摂取エネルギーの不足に注意するとともに，アミノ酸価の高い良質たんぱく質を補給する。

C 腎疾患

腎臓はたんぱく（窒素），水，電解質の代謝にかかわる重要な臓器である（図 2-10 e）。この臓器にかかわる疾患では，これらの栄養素の管理が重要となる。腎疾患の場合，ネフローゼ症候群，急性腎不全，慢性腎不全および透析時の栄養管理などに大別され，それぞれ食事療法が異なる。

1. ネフローゼ

ネフローゼは尿に大量のたんぱくが出現し，浮腫を引き起こす疾患である。腎糸球体の過剰濾過があり，それを防ぐため軽いたんぱく制限食（0.8g/kg/ 日）を基本とする。微小変化型ではその必要がない。たんぱく異化の予防のため十分なエネルギー補給が重要とされ，35kcal/kg/ 日が必要とされている。浮腫の治療のためには塩分制限が重要で，浮腫の進行により制限の度合いを強める（3g/ 日未満）。浮腫が高度の際には水分制限も行うことがある。

2. 急性腎不全

急性腎不全は，何らかの原疾患のため無尿となった状態である。原疾患の治療が優先であり，しかもその成否が予後を決定する。原疾患の重症度が高いほど高エネルギーを要するが，最近では高カロリー投与の有用性はなく，高血糖や高トリグリセライド血症を招き代謝環境の悪化を招くとされている。重症の場合でも 25 ～ 35kcal/kg/ 日とされている。急性腎不全の乏尿期は 1 ～ 3 週間程度で，この時期は血液透析が行われ，食事療法は透析期に準じる。回復期である利尿期には，水や電解質の所要量が経時的に変化するので過不足のないように補給する。

＊ **心不全の代償機転**：アンジオテンシンは心臓や血管の細胞内でたんぱく合成を盛んにし肥大させ，より大きな駆出力を得ようとする。また，心不全では循環血液量が低下しているため，これを増やそうとして体内の水・ナトリウム貯留を引き起こす。

3. 慢性腎不全

慢性腎不全は様々な原因による腎機能障害（濾過量が 50％以下）が 1 年以上継続した状態で，進行すると**透析療法**の適応となる。障害としては，尿素などの終末代謝産物，電解質，水などの排泄障害，腎性貧血，骨代謝障害などがある。たんぱく制限食を基本とする。低たんぱく食が適正に実行されると，腎不全の進行速度が抑制され透析導入までの期間を延長できる。塩分制限（3 〜 6g/ 日未満）は浮腫や高血圧の程度により適切に指導する。腎不全の進行とともにカリウム制限を実施する。

4. 透析療法

透析療法とは血液中に貯留した病因関連物質の除去を目的とする治療法で，大別して**血液透析**と**腹膜透析**の 2 法がある。透析療法ではたんぱく異化の亢進やアミノ酸プール*の減少，ビタミン，微量元素の不足が問題である。また，食塩摂取管理が最重要点である。食事はエネルギー（30 〜 35kcal/kg/ 日），たんぱく質（0.9 〜 1.2g/kg/ 日）ともに豊かにし，体重をもとに塩分，カリウム，水の摂取量を制限する。また，長期透析で合併症を少なくするためにはリンをコントロールする必要がある。リン / たんぱく比の高い乳製品や小魚や卵黄などを避けるように指導する。

D 代謝疾患

肥満症，糖尿病，脂質異常症（高脂血症），高尿酸血症が主な疾病で，多くは，それぞれ異なる遺伝的背景に肥満，過食，運動不足などの後天的因子が加わり発症する。インスリン抵抗性を呈し，上記疾病を合併した病態は**メタボリックシンドローム***（メタボリック症候群）ともよばれ，おのおの粥状動脈硬化を引き起こす。

食事療法は糖尿病の食品交換表を利用して指導する。ビタミンやミネラルの摂取に不足が起きないよう，バランス食を指導する。3 大栄養素のバランスに関してはエネルギー比

表2-16 摂取エネルギー設定

身体活動の目安	1日のエネルギー量概算（kcal）
軽労作（事務など）	適性体重（標準体重）× 25〜30
普通の労作（立ち仕事が多い職業）	適性体重（標準体重）× 30〜35
重い労作（力仕事が多い職業）	適性体重（標準体重）× 35〜

* **アミノ酸プール**:食物から摂取したアミノ酸と体内で合成したアミノ酸を合わせたもので，筋肉や血液中に存在する。すでに合成された体たんぱくとアミノ酸プールの間で絶えずアミノ酸の交換が行われている。各体細胞はここから体たんぱくの合成に必要なアミノ酸を引き出す。

* **メタボリックシンドローム**:コレステロールに次ぐ心血管疾患の危険因子。診断には，ウエスト周囲径が男性で 85cm，女性で 90cm 以上が必須であり，ほかに血糖，中性脂肪・HDL コレステロール，血圧の 3 項目のうち 2 つが基準を超えることが必要である。

で糖質50〜60％，たんぱく質20％以下として残りを脂質とする。脂質の比が25％を超える場合には飽和脂肪酸を減じ多価不飽和脂肪酸を増加させるなど脂質の構成に配慮する。代謝疾患ではすべて，エネルギー制限食（表2-16）を基本とし，それでもなお目標に達しない場合には，個々の患者にコレステロール制限やプリン体制限などを指導する。**超低比重リポたんぱく**（very low density lipoprotein：**VLDL**）が増加している場合には，脂質異常症ではあるが糖質の制限を要する。また，内臓脂肪が過剰な場合には，脂肪エネルギー比を25％程度までに抑える。アルコール摂取も適度にとどめる。特に高尿酸血症では，アルコール摂取は腎臓からの尿酸排泄を低下させるので過度にならないよう注意する。

E 手術前後

　周術期の栄養管理は重要で予後を左右する。術前に，消化管の閉塞，消化不良，吸収不良，感染症，がんなどにより，患者は十分な栄養素の代謝ができない場合がある。こういう際には**中心静脈栄養**により改善を図る。術後の栄養療法に関しては，手術に対する生体反応を考慮して行う。すなわち，手術直後は侵襲に対するサイトカイン，神経内分泌などの反応により，肝臓からの糖の産生亢進，末梢における糖の利用低下が起こる。そこで糖などを多量に投与しても有効に利用されないため，水，電解質の補充を中心とする。

　消化管は外科手術がよく施行される臓器である。術後には消化吸収，排泄が円滑に進むように，食事の量，内容や形態を指導する。胃切除後には**ダンピング症候群**とよばれるめまい，脱力感，嘔吐，下痢などが起きる。食事は，刺激物を少なく消化吸収の良いものとし，1回の量を減らし食事の回数を増やす。糖質を減らし，たんぱくを多く摂取するように指導する。

　回復期への移行期は通常術後1〜5日目であるが，必要な患者ではこの時期に中心静脈栄養や経腸栄養（第1編-第4章「特殊栄養法」を参照）を開始し，徐々にエネルギー量を増やす。回復期には所定の十分なエネルギーを投与するが，特にアミノ酸の投与を十分に行う。

F その他

　食物アレルギーでは，原因食物を回避する**除去食療法**を行う。

VII 病院食

A 病院食の基本

病院食には，**入院時食事療養制度**があり，それに基づいて実施される。入院時食事療養制度では，「食事は医療の一環として提供されるべきものであり，それぞれ患者の病状に応じて必要とする栄養量が与えられ，食事の質の向上と患者サービスの改善をめざして行われるべきものである」[1] とうたわれている。

B 病院食の種類

病院給食は，治療の目的に応じて，**一般食**と**特別食**に分けられている。

病院での食事は，医療行為として医師からの指示となり，医師から食事箋が発行される。食事箋の発行には，用紙によるものや電子カルテに備えられた方式，パソコンによるものがある。

近年，個々の患者の疾病管理や栄養管理が複雑化しており，食事箋の治療食名は「疾患別分類」から「栄養成分別分類」(図 2-11) に移行されている施設が多くみられる。

(例) 　　　　肥満・糖尿病・脂質異常症 → エネルギーコントロール食

　　　　肝不全・肝硬変非代償期・腎不全 → たんぱく質コントロール食

　　　　　　　閉塞性黄疸・膵炎 → 脂質コントロール食

　　　　　腎炎・心疾患・高血圧 → 塩分コントロール食など

▶ **一般食**　一般食は，栄養素的には特別な制限を必要とせず，個別の栄養量と形態，年齢などに合わせた内容で構成される。

食事の形態では，常食，軟食，嚥下食，流動食などがあり，年齢区分では，高齢者食，成人食，幼児食および離乳食などがある。

▶ **治療食**　治療食は，治療の手段として，医師の発行する食事箋に基づき適切な栄養量と内容が提供される食事である。

治療食の種類には，「腎臓食，肝臓食，糖尿食，胃潰瘍食，貧血食，膵臓食，脂質異常症食，痛風食，てんかん食，フェニールケトン尿症食，メープルシロップ尿症食（楓糖尿症食），ホモシスチン尿症食，ガラクトース血症食および治療乳，無菌食，小児食物アレルギー食（外来栄養食事指導料および入院栄養食事指導料に限る），特別な場合の検査食（単なる流動食および軟食を除く）」などがある。

薬物療法

2 食事療法

運動療法

特殊栄養法

リハビリテーション

放射線療法

低侵襲治療法

チーム医療

性別	女	生年月日	1965/1/1	病棟	3階中央
名前	田中花子			病名	糖尿病・高血圧
オーダー期間		8月1日	～	退院	まで

区分	食種	エネルギー	たんぱく質	脂質	糖質	塩分	その他
食止め							
一般食	常食	1700	70	45	250	7	
	全粥	1600	65	40	240	7	
	·						
	·						
	·						
エネルギーコントロール食							
(肥満・糖尿病・脂質異常症)							
	EC・1200	1200	55	35	165	6	
	EC・1400	1400	65	40	190	6	
	EC・1600	1600	70	50	220	6	
	·						
	·						
	·						
たんぱく質コントロール食							
(肝不全)							
	PC・40・1400	1400	40	35	230	6	
	PC・40・1600	1600	40	35	280	6	
	·						
	·						
	·						
たんぱく質コントロール食							
(腎不全)							
	PC・40・1400K	1400	40	35	230	6	カリウム制限
	PC・40・1600K	1600	40	35	280	6	カリウム制限
	·						
	·						
	·						

朝	昼	夕
パン		
共通		
肉類禁		
食事形態		
通常	一口大	刻み

特別食理由	糖尿病

加算	非加算

主治医	山田 太郎

図2-11 食事箋（栄養成分別分類）

C 食事形態

1. 常食

常食は，一般的に栄養素や使用する食品，調理方法に制限のない固形食とされる。

2. 軟食

軟食は，主食が粥（かゆ）となり，その濃度（米と水の割合）により全粥，七分粥，五分粥，三分粥に分類される。基本的には，流動食から常食に移行する際の食事である。

3. 流動食

流動食は，残渣（ざんさ）や刺激性の少ない流動体の食物とされる。

疾病によって長期間利用する場合には，濃厚流動食を用い，微量元素の不足に注意する。

4. 嚥下食

嚥下食（えんげ）は，脳卒中などで嚥下機能が低下した患者向けに，嚥下機能のレベルに合わせて形態等を調整した食事である。病院や介護施設では，「学会分類 2021（日本摂食嚥下リハビリテーション学会 嚥下調整食分類 2021）」の嚥下食ピラミッド等の嚥下調整食分類に基づいた内容になることが多い（図 2-12）。硬さ，付着性，凝集性を考慮したゼリー形態やペースト形態がある。

D 病院食における食品の選定と献立の作成

献立のポイントには，以下のようなものがある。
①患者の病態に適した食品構成とする。
②食欲を誘うため，個人の嗜好（しこう）を考慮し，季節感をもたせる。
③食品衛生上の注意を十分に払う。
④予算に見合った価格の食品で献立を作成する。
⑤食器，設備，調理師スタッフの技術などの調理能力を考慮する。

E 特別食の成分栄養管理と適応疾患

特別食の分類は，各医療機関での名称が異なっていても，内容が告示したものと同様であれば，入院時食事療養制度における加算の対象となる。

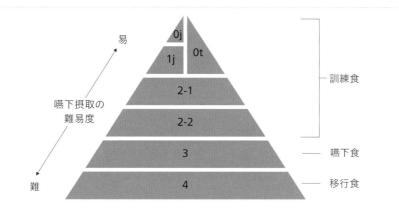

0j：均質で，付着性・凝集性・かたさに配慮したゼリー。離水が少なく，スライス状にすくうことが可能なもの
0t：均質で，付着性・凝集性・かたさに配慮したとろみ水
1j：均質で，付着性，凝集性，かたさ，離水に配慮したゼリー・プリン・ムース状のもの
2-1：ピューレ・ペースト・ミキサー食など，均質でなめらかで，べたつかず，まとまりやすいもの。スプーンですくって食べることが可能なもの
2-2：ピューレ・ペースト・ミキサー食などで，べたつかず，まとまりやすいもので不均質なものも含む。スプーンですくって食べることが可能なもの
3：形はあるが，押しつぶしが容易，食塊形成や移送が容易，咽頭でばらけず嚥下しやすいように配慮されたもの。多量の離水がない。やわらかいハンバーグの煮込みや，あんかけをした大根や瓜のやわらかい煮物，やわらかく仕上げた卵料理など
4：かたさ・ばらけやすさ・貼りつきやすさなどのないもの。箸やスプーンで切れるやわらかさ。全粥や軟飯など

患者の高齢化に伴い，本分類を用いるケースが増えている。

出典／日本摂食嚥下リハビリテーション学会 嚥下調整食委員会：嚥下調整食分類2021／日本摂食嚥下リハビリテーション学会誌, 25（2）：135-149, 2021. 一部改変.

図2-12 嚥下調整食の分類

1. 腎臓食

腎臓食は，ネフローゼ，腎炎，腎不全，透析患者に用いる。また，心臓疾患や妊娠高血圧症候群に対する減塩食は腎臓食に含まれ，塩分を 6g/ 日未満に制限している。しかし高血圧症に対する減塩食は，特別食に該当しない。

ネフローゼ，腎炎，腎不全では，たんぱく質の制限を追加し，病状の程度で，塩分，水分，カリウム制限などが加わる。

透析では，適正なエネルギーとたんぱく質の確保，塩分・水分・カリウム・リンを制限する。腹膜透析では，腹膜による透析液中のブドウ糖の吸収や透析液中へのたんぱく質の喪失があるため，血液透析に比べ，たんぱく質はやや多めとなる。

2. 肝臓食

肝臓食は，肝炎食，肝硬変食，閉鎖性黄疸食，銅の排泄機能が低下しているウィルソン

病に用いる食事などであり，代償期と非代償期で制限は異なる。

代償期や急性期の肝疾患などでは，高たんぱく食を用いる。非代償期の肝不全，肝硬変などは，たんぱく質を制限し，肝性脳症がある場合には，症状に合わせて分岐鎖アミノ酸（branched-chain amino acids：BCAA）を含む栄養剤を併用する。また，浮腫などがみられる場合は，塩分制限も追加する。ウィルソン病では，特に銅が多い貝類，甲殻類，レバー，ゴマ，アーモンド，チョコレートなどに注意する。

たんぱく漏出性胃腸症などでは，低脂肪高たんぱくが勧められ，高たんぱくの肝臓食などが用いられる。

3. 糖尿食

糖尿食は，一般的に糖尿病と診断された患者に用いる。食事内容は，適正なエネルギー摂取量の指示と，バランスのとれた食品構成が基本となる。

バランスのとれた食品構成とは，指示エネルギー内で，たんぱく質（protein），脂質（fat），炭水化物（carbohydrate）のエネルギー産生栄養素バランス（PFC バランス*）をとり，適量のビタミン・ミネラルも摂取し，栄養素の過不足のない状態である。

4. 胃潰瘍食

胃潰瘍食は，胃・十二指腸潰瘍，侵襲の大きい胃切除後，クローン病，潰瘍性大腸炎などに用いる。

この食事は，刺激性や消化吸収を考慮し，1回の食事量が少ない場合には，間食を取り入れ，1日4〜6回の頻回食を考える。合併症では，ダンピング症候群が患者の15〜30％にみられ，食べ方についても指導が重要である。

クローン病や潰瘍性大腸炎では，濃厚流動食を併用することが多い。

5. 貧血食

貧血食は，血中ヘモグロビンが 10g/dL 以下で，その原因が鉄分に由来する患者に用いる。

この食事は，鉄分が 1 日 20mg となるように調整し，たんぱく質やビタミン類を考慮し，鉄分強化食品も利用する。

6. 膵臓食

低脂肪食は，脂質の消化吸収能力が弱っている膵臓炎や胆嚢炎などに用いる。
この食事は，脂質を 1 日 20g 以下の量に制限している食事である。

---

* **エネルギー産生栄養素バランス（PFC バランス）**：たんぱく質，脂質，炭水化物（アルコールを含む）とそれらの構成成分が総エネルギー摂取量に占めるべき割合（％エネルギー）としてこれらの構成比率を指標としたもの。目標量の範囲は，たんぱく質 13〜20％，脂質 20〜30％，炭水化物 50〜65％。

7. 脂質異常症食

脂質異常症食は，空腹時の LDL（low density lipoprotein，低比重リポタンパク）コレステロール値が 140 mg/dL 以上か HDL（high density lipoprotein，高比重リポタンパク）コレステロール値が 40mg/dL 以下，あるいはトリグリセライド値が 150mg/dL 以上の患者に用いる。また，高度肥満症（肥満度が＋70％以上または BMI が 35 以上）の食事療法（高度肥満症食）もこれに準拠する。

食事内容では，脂質量は 20 〜 25% として特に制限せず，飽和脂肪酸やコレステロール摂取量の制限とし，脂肪量ではなく質を考慮している。

8. 痛風食

痛風食は痛風に用い，単なる高尿酸血症では加算の対象にならない。

尿酸の前駆物質のプリン体を制限し，エネルギーおよびたんぱく質，水分を調整している。痛風患者では，肥満傾向も高いことから，エネルギー制限による体重コントロールも重要である。

9. てんかん食

てんかん食は，薬物療法で効果が不十分な場合の難治性てんかんに用いる。

てんかん食は，高脂肪・低糖質の食により，体内に抗てんかん作用をもつケトン体を作り出す食事である。てんかん食の注意点は，通常の調理では脂質の量を増やすのに限界があること，使用食材の制限が多いためビタミンやミネラル類が欠乏しやすいことにある。そのため，特殊食品や総合サプリメントの利用を考慮する必要がある。

10. 先天性代謝異常食および治療乳

先天性代謝異常食には，フェニールケトン尿症食，メープルシロップ尿症食（楓糖尿症食），ホモシスチン尿症食，ガラクトース血症食がある。

フェニールケトン尿症食，メープルシロップ尿症食（楓糖尿症食），ホモシスチン尿症食は，特定のアミノ酸の代謝酵素が欠落し，それを除去した献立の食事である。ガラクトース血症食は，乳糖の代謝酵素が欠損し，乳糖を除去した食事である。

治療乳は，離乳が終わらない者の栄養障害に対して直接調整する食事のことで，既製品を用いる場合には特別食とならない。

11. 無菌食

無菌食は，無菌治療室管理加算を算定している患者に用いられる。単なる加熱した食事ではない。食事内容は，肉類，魚介類，卵の生食を禁止としたもので，野菜・果物を生食する場合には，十分な消毒を行えば提供できる。

12. 小児食物アレルギー食（外来栄養食事指導料および入院栄養食事指導料に限る）

アレルギー食は，正しい診断のもとに必要最小限の原因食材を除去した食事である。対象患者は，食物アレルギーをもつことが明らかな9歳未満の小児に限る。

アレルギーの原因食材として頻度が高いとされるものは，「卵，乳，小麦，くるみ，えび，かに，落花生，そば」などである。

13. 特別な場合の検査食（単なる流動食および軟食を除く）

特別な場合の**検査食**は，潜血食および注腸食などである。潜血食*とは，大腸がん検査などに用いる肉類などを除去した食事である。注腸食とは，大腸内視鏡前などに用いる残渣の少ない食事である。

14. その他

1 化学療法食（ケモ食）

化学療法食は，食欲が低下した患者の嗜好に特化した食事である。化学療法では，悪心，下痢，便秘，口内炎などが出現し，これらによる食事摂取量の低下が考えられる。

食事内容は，口当たりの良いもの，冷たいもの，軟らかいものが好まれるケースが多い。しかし，患者の嗜好は，治療前後で変化することが多く，食欲低下時の聞き取りは重要とされる。

2 ハラール食

ハラール食は，宗教上禁止している食材を除去した食事である。食材だけでなく，使用器具やアルコール殺菌なども考慮する。

文献
1）厚生労働省：入院時食事療養費に係る食事療養及び入院時生活療養費に係る生活療養の実施上の留意事項について（保医発0305 第14 号令和2 年3 月5 日）

参考文献
・稲井玲子，上田伸男：PDCA に基づく給食経営管理実習，化学同人，2009，p.63-65.
・小坂樹徳：治療法概説；新体系看護学全書〈別巻〉，第2 版，メヂカルフレンド社，2016，p.68-74.
・私立医科大学栄養研究会教育班：2014 管理栄養士新人ハンドブック，日本私立医科大学協会，2014，p.33-69.
・日本栄養士会：平成28 年度診療報酬改定の概要，日本栄養士会雑誌，59（4）：38-39，2016.
・菱田明，佐々木敏：日本人の食事摂取基準2015 年版，第一出版，2014，p.153-163.
・日本摂食嚥下リハビリテーション学会 嚥下調整食委員会：日本摂食嚥下リハビリテーション学会 嚥下調整食分類2021，日本摂食嚥下リハビリテーション学会雑誌，25（2）：135-149，2021.

＊ **潜血食**：食物中の肉類の中に含まれる動物の血液と人間の血液とが区別できなかったために偽陽性が多かったが，現在は人ヘモグロビンのみ反応する方法があるため使用頻度は少なくなった。

第 3 章

運動療法

この章では

- 運動療法の種類と特徴を理解する。
- 運動療法の原則を理解する。
- 運動療法の副作用を理解する。
- 運動療法の実際から適応疾患を理解する。

I 運動療法とは

A 運動療法の目的

　2009年に世界保健機関（World Health Organization：WHO）は，高血圧（13％），喫煙（9％），高血糖（6％）に次いで，身体活動不足（6％）を全世界の死亡に対する危険因子の第4位として位置づけている。世界の全死亡数の9.4％は身体活動不足が原因で，その影響の大きさは肥満や喫煙に匹敵しており，身体活動不足が世界的に「大流行している（pandemicな状態）」との認識が示された[1]。

　そこでWHOは，2030年までに身体不活動の者を15％削減するという目標を立て，性別，文化的背景，社会的地位，疾患に関係なく，また，すべての年代を対象にした「WHO身体活動・座位行動ガイドライン」（2020年）を示した。こうした状況を踏まえると，予防や治療の手段としての，身体活動量を増やすことの重要性は高まっている。

　身体活動（physical activity）とは，安静にしている状態よりも多くのエネルギーを消費するすべての動作を指す。それは，日常生活における労働，家事，通勤，通学などの**生活活動**と，体力の維持・向上を目的とし，計画的・継続的に実施される**運動**の2つに分けられる。そのため運動療法とは，リハビリテーションも含めた何らかの治療目的で行われる身体活動量の増加と考えることができる。

　身体活動量を増やすことが，メタボリックシンドロームや糖尿病などの生活習慣病を予防し，さらには心筋梗塞や脳梗塞などの心血管疾患のリスクやがんのリスク軽減に有効であることが示唆されている。また，積極的にからだを動かすことで加齢に伴う移動能力の低下や認知機能の低下を予防し，生活機能低下のリスクを低減させ，自立した生活をより長く送ることができる。

　また運動療法では，疾患の治療や将来的な疾病の予防のためだけではなく，気分転換やストレス解消，不眠解消となることや，ストレッチや筋力トレーニングなどにより，身体能力が向上する可能性もある。そのため運動療法の目的は，様々な面からの**生活の質**（quality of life：**QOL**）の向上と考えられる。

B 運動療法の適応と禁忌

　運動療法の適応となる疾患は多岐にわたり，生活習慣病などの予防から脳卒中後などのリハビリテーションまでを考えると，禁忌の人を除くすべての人に適応と考えられる。

　運動療法の禁忌は，糖尿病を例にとると，

①糖尿病の代謝コントロールが極端に悪い場合（空腹時血糖値≧250mg/dL，または尿ケト

薬物療法

食事療法

3
運動療法

特殊栄養法

リハビリテーション

放射線療法

低侵襲治療法

チーム医療

ン体中等度以上陽性）

②増殖網膜症による新鮮な眼底出血がある場合

③腎不全の状態にある場合（血清 Cr：男性 ≧ 2.5mg/dL，女性 ≧ 2.0mg/dL）

④虚血性心疾患や心肺機能に障害のある場合

⑤骨・関節疾患がある場合

⑥急性感染症

⑦糖尿病壊疽

⑧高度の糖尿病自律神経障害

などである。

　そのほか，本章 - Ⅵ「運動療法の実際」の項でも説明するが，不安定狭心症の際や切迫早産の際なども運動が禁忌となる。

Ⅱ 運動療法の種類と特徴

　運動療法の種類として大きく分けると，歩行やジョギング，水泳などの**有酸素運動**，筋力の向上を目指す**レジスタンス運動**，筋肉や関節を軟らかくするストレッチや体操がある。それとは別に，筋肉の収縮状態による分類や，エネルギー供給機構による分類がある。

Ａ 局所運動と全身運動

　からだの一部しか動かさない運動が**局所運動**であり，リハビリテーションや局所の筋力の増強などを目的として行われる。一方，歩行やランニング，水泳などのからだ全体を動かすような運動が**全身運動**である。

Ｂ 筋肉の収縮状態に注目した分類

　徒手または器具を用いて抵抗を加えて行う自動運動をレジスタンス運動とよび，筋肉の収縮状態に基づいて，等尺性トレーニング，等張性トレーニング，等速性トレーニング，増張力性トレーニングに分類することができる。

▶ 筋肉の収縮状態別トレーニング　**等尺性（アイソメトリック）トレーニング**は筋の長さが一定の条件のもとで張力発揮を行うトレーニングで，外観上，からだの動きを伴わないため，静的トレーニングともいう。**等張性（アイソトニック）トレーニング**は，バーベルやダンベル，ジムなどにあるマシンを用いて，一定の荷重負荷での筋活動を行うものである。**等速性（アイソキネティック）トレーニング**は，専用の等速性マシン（バイオデックスやサイベックスなど）を用いて，筋の短縮・伸張速度を一定に保った条件下で筋活動を行うものである。**増張力性トレーニン**

グは，ゴムバンドやバネなどのような弾性体を用いて，筋の収縮とともに張力も増大するものである。ただし，実際には等尺性トレーニングであっても若干の筋の短縮が起こり，等張性トレーニングであっても，個々の筋に作用する張力は変化するものなので，生理学的に厳密な条件を示すものではない。

C 自動運動, 他動運動, 自動介助運動, レジスタンス運動

筋肉・関節の運動様式に注目した分類である。**自動運動**とは，自分の意志と力で，からだの部位を動かすことである。筋力が落ちている部位や障害のある部位を自力で動かすことが治療となる。一方，**他動運動**とは，からだの特定の部位を，第三者または機械などの外力によって動かすことである。麻痺などにより筋肉を随意的に動かすことができないときや，筋力が著しく低下している場合，また外傷後や術後などの関節の拘縮予防や治療のため，関節可動域の維持・拡大のために行う。

自動介助運動は自動運動と他動運動の中間であり，わずかな補助で筋肉を動かすことができる人や，関節を動かせるものの痛みを感じてしまう人に適しており，ある程度の介助のもとに自力で関節を動かす運動である。これら以外に前述の**レジスタンス運動**があり，筋力や筋量の増強効果が期待できる。

D 無酸素運動, 有酸素運動

運動には筋肉の収縮を伴うが，筋肉において最終的なエネルギー源は**アデノシン 3 リン酸**（adenosine triphosphate：**ATP**）* であり，ATP → アデノシン 2 リン酸（adenosine diphosphate：ADP），アデノシン 1 リン酸（adenosine monophosphate：AMP）の反応（図3-1 ①）によりエネルギーが放出され，筋収縮〜弛緩にかけて利用される。

運動を継続すると ATP が徐々に低下し，低い強度の身体活動でも短時間でなくなってしまう。ATP がなくなれば運動を含めた身体活動はできなくなる。しかし，多くの生物が長時間身体活動を維持できるのは，その反応を逆方向へ進めるためにエネルギーが供給され，ATP が再合成されているからである（図3-1 ②）。実際，非常に高い強度の運動後にも ATP の濃度はほとんど変化がない。

この図3-1 ②の反応を可能にするためのエネルギーを供給するのが，**有酸素性エネルギー供給機構**と**無酸素性エネルギー供給機構**である。どちらのエネルギー供給機構を利用し運動しているかによって，無酸素運動と有酸素運動に分けられる（図3-2）。

▶ 無酸素運動とは　**無酸素運動**は，言葉のとおり酸素を用いずに，運動で消費された ATP

---

* **アデノシン3リン酸**：筋肉の収縮だけに限らず，生体のあらゆる活動を行うために，体内の細胞は ATP が ADP に分解されるときに生じるエネルギーを用いる。

第1編 内科編

薬物療法

食事療法

3 運動療法

特殊栄養法

リハビリテーション

放射線療法

低侵襲治療法

チーム医療

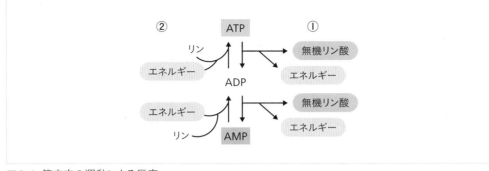

図3-1 筋肉内の運動による反応

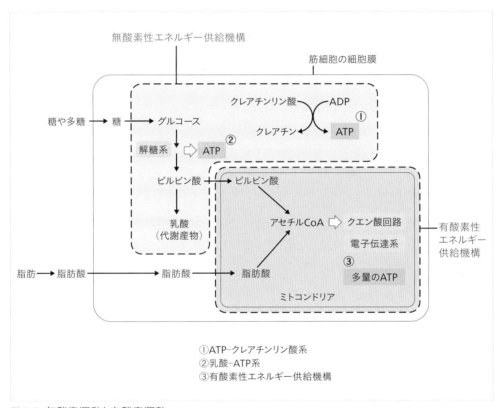

①ATP−クレアチンリン酸系
②乳酸−ATP系
③有酸素性エネルギー供給機構

図3-2 無酸素運動と有酸素運動

を再合成し行う運動である。酸素を用いずにATPの再合成を行う方法は2通りあり，まずは筋肉内のクレアチンリン酸を利用する。しかし，筋肉中のクレアチンリン酸の量はごくわずかであり，クレアチンリン酸によるATP再合成は10秒程度しか維持できず，そのため私たちは10秒程度しか全力疾走できない。次に中距離走などの際は，筋肉内のグリコーゲンやグルコースがピルビン酸を経て乳酸に分解されてATPの再合成を行う（解糖系）。この系もせいぜい2〜3分程度しか維持できない。

▶ 有酸素運動とは　これに対して，長距離走やサイクリング，散歩などの**有酸素運動**は，ミトコンドリアで酸素を用いて糖質や脂質を酸化し，二酸化炭素と水に代謝する際に得ら

れるエネルギーから多量の ATP を産生し行う運動である。具体的には，グルコース 1 分子より解糖系で 2ATP，クエン酸回路で 2ATP，電子伝達系で 34ATP 生成され，効率的には有酸素運動が優れている。

実際には，100m 走などの 10 秒程度の運動では，ほとんどのエネルギーが無酸素性に供給される。800m 走などの 2 分程度の運動では筋肉中や血中の乳酸濃度が最高となり，筋肉中のクレアチンリン酸が枯渇しており，無酸素性に供給されるエネルギーは最大となる。当然，運動時間にかかわらず，運動強度が低ければ有酸素性のエネルギー供給となる。運動強度をしだいに増していくと呼吸数が増加して，からだは酸素を多く取り込むが，その限度が個人ごとに決まっており，その値を**最大酸素摂取量**（VO_{2max}）*という。

III 運動処方の原則

運動療法は，年齢，体力，疾患の病状や合併症の程度などを把握し，それに見合った運動を行うことが重要である。その処方を誤ると，本来治療のために行った運動が，逆に病状や合併症を悪化させ，新たな合併症を引き起こすことにもなる。そのために，運動処方の原則として，運動療法開始前に**メディカルチェック**を施行し，その結果に基づき運動処方を決定する必要がある。

▶ メディカルチェックの方法　メディカルチェックの方法として，問診，身体診察，検査があるが，問診と身体診察は初診時に必ず行う。主な問診項目，主な身体診察項目，一般検査と特殊検査の項目を表 3-1 に示す。

特に糖尿病患者では，無症候性心筋虚血の合併が多いため，労作時の胸痛のみではなく動悸や息切れなどの非典型的な症状の問診も重要である。また，歩行のみでも症状の増悪につながる腰痛や関節痛などの整形外科的疾患の問診も必要である。神経障害による下肢知覚鈍麻があれば，運動が誘因となり足潰瘍や壊疽を形成しやすくなり，末梢動脈疾患を併発していれば，重症化しやすいため，動脈拍動の確認や視診による色調の変化などを確認する。

心筋梗塞や脳梗塞などの心血管疾患の合併症は，糖尿病などの生活習慣病のコントロール状況や罹病期間などとは必ずしも一致せず，糖尿病の境界型の時期でも発症する。そのため，心血管疾患スクリーニングとして運動負荷試験を行うことは，無症状かつ行う運動が軽度〜中強度（速歩など日常生活活動の範囲内）であれば，不要であるが，その一方で，高強度の運動を行う場合や心血管リスクの高い患者（高コレステロール血症，喫煙者，心血管疾患の家族歴がある者など）は，運動負荷試験を行う必要がある。実際の負荷方法は，マスター

---

* **最大酸素摂取量**：個体が 1 分間に体内に取り込める酸素量（mL/kg/ 分）。最大心拍出量，筋肉での酸素取り込み能力，換気能力によって決まる。最大運動能力や呼吸循環系の総合的な持久力を表す指標である。

内科編　第1編

薬物療法

食事療法

3

運動療法

特殊栄養法

リハビリテーション

放射線療法

低侵襲治療法

チーム医療

表3-1 メディカルチェック

主な問診項目

- 自覚症状（息切れ，胸痛，動悸，間欠性跛行，関節痛など）
- 現病歴（罹病期間，合併症）
- 既往歴
- 家族歴（心血管疾患，突然死，家族性脂質異常症など）
- 嗜好（喫煙歴，飲酒歴）
- 服薬薬剤〔降圧薬（特に β 遮断薬），血糖降下薬，インスリンなど〕
- 過去の運動歴，現在の運動習慣，生活状況

主な身体診察項目

- 身体測定（身長，体重，腹囲）
- 安静時血圧（可能であれば左右，仰臥位，座位，立位），脈拍数（不整脈の有無も含めて）
- 胸部の聴診
- 頸動脈，腹部大動脈，大腿動脈の触診と聴診，膝窩動脈，後脛骨動脈，足背動脈の触診
- 下腿の触診と視診：浮腫，静脈瘤，潰瘍，白癬，鶏眼，胼胝（べんち，俗称：たこ），爪の状態
- 黄色腫および眼瞼黄色腫の有無
- 眼底検査

一般検査

- 血液検査，尿検査
- 心電図
- 胸部 X 線

特殊検査

- 心臓超音波，ホルター心電図，運動負荷試験，心筋シンチグラフィー
- 血液ガス検査，肺機能検査（スパイロメトリー）
- 骨 X 線，骨密度検査

2 階段法では過負荷になる危険性や感度も高くないことから，トレッドミル*や自転車エルゴメーター*などの器具を用いた症候限界性多段階負荷法*を用いることが推奨されている。

IV 運動療法の効果

運動療法には次のような効果がある。

①爽快感，活動気分など日常生活の質（QOL）を高める。

②運動能力が向上する。

③加齢や運動不足による筋萎縮や，骨粗鬆症の予防に有効である。

④心肺機能を良くする。

⑤エネルギー摂取量と消費量のバランスが改善され，減量効果がある。

⑥高血圧や脂質異常症の改善に有効である。

---

* **トレッドミル**：屋内でランニングやウォーキングを行うための装置。
* **自転車エルゴメーター**：自転車を模した装置で，車輪を回転させ，それを運動負荷として負荷量と生体への反応を観察するための装置。
* **症候限界性多段階負荷法**：負荷を連続的に増加していく，あるいは一定の休止期を入れて間欠的に増加していき，患者に施行可能な運動強度を調べる方法。

⑦運動の急性効果として，ブドウ糖，脂肪酸の利用が促進され血糖値が低下する。

⑧運動の慢性効果として，インスリン抵抗性が改善する。

V 運動療法の副作用

　運動療法（身体活動）の効果が明確である一方で，心臓疾患や脳卒中，腎臓疾患などの重篤な疾病がある患者では，メリットよりも身体活動に伴うリスクが大きくなる可能性がある。運動が引き起こす具体的なリスクとしては，過度な血圧上昇，不整脈，低血糖，血糖コントロールの悪化，眼底出血，変形性関節症の悪化などに加え，心不全，大動脈解離，脳卒中などの生命にかかわる心血管疾患の発症があげられる。

　したがって，積極的に身体活動を行う際には，より安全性に配慮した指導が必要であることを踏まえ，合併症の有無やその種類に応じた留意点を確認して運動に伴う心血管疾患を予防するために，かかりつけの医師などに相談することが望ましい。

▶「身体活動に関するスクリーニングシート」の活用　厚生労働省が示している「**身体活動の**
リスクに関するスクリーニングシート」（図3-3）を用いて，安全性を確認する方法もある。こ

Column　身体活動の強度の指標「METs（メッツ）」とは

　一般的には身体活動の強度の指標として，**主観的運動強度**（rating of perceived exertion；**RPE**），心拍数，メッツ（metabolic equivalents；METs）などが用いられる。RPE，心拍数は身体活動の相対的な強度を示し，メッツは絶対的な消費エネルギーを計算する場合や，身体活動の種類による強度の違いを知るのに役立つ。

　身体活動の消費エネルギーを，カロリーなどの絶対的な数値で表示する場合，運動の強度が同様であっても，体重が異なれば消費エネルギーも異なる。メッツは身体活動の消費エネルギーを表す単位で，個人が座って安静にしている状態での消費エネルギーを1メッツとし，行う身体活動の強度がその何倍に相当するかを示す。

　たとえば，普通歩行(4km/時)は3メッツ，速歩(4.8km/時)が4メッツに相当する。あるメッツ数で1時間運動した際の運動量がメッツ時(METs-hour)となる。下記式でメッツ時は，体重を用いることでエネルギー消費量(kcal)に換算することも可能である。

消費エネルギー（kcal）＝ 1.05 ×メッツ時×体重（kg）

　運動強度にメッツを用いるもう一つのメリットは，多くの種類の運動のみではなく，生活活動にも対応している点である。しかし，同じメッツの身体活動を複数の人が行った場合，消費エネルギーは基礎代謝量に対して何倍という形では同等になるが，それぞれの個人における運動の相対的な強度は必ずしも同等になるとは限らない。

　体力が高い人と低い人が同様のメッツの運動を行ったとき，高い人にとっては相対的に負荷が弱くなり，低い人にとっては相対的に強くなる。そのため，行っている身体活動が目標の強度と一致しているか，心拍数やRPEと併せて判断する。

第1編 内科編

薬物療法

食事療法

3 運動療法

特殊栄養法

リハビリテーション

放射線療法

低侵襲治療法

チーム医療

	チェック項目	回答	
1	医師から心臓に問題があると言われたことがありますか？ （心電図検査で「異常がある」と言われたことがある場合も含みます）	はい	いいえ
2	運動をすると息切れしたり，胸部に痛みを感じたりしますか？	はい	いいえ
3	体を動かしていない時に胸部の痛みを感じたり，脈の不整を感じたりすることがありますか？	はい	いいえ
4	「たちくらみ」や「めまい」がしたり，意識を失ったことがありますか？	はい	いいえ
5	家族に原因不明で突然亡くなった人がいますか？	はい	いいえ
6	医師から足腰に障害があると言われたことがありますか？ （脊柱管狭窄症や変形性膝関節症などと診断されたことがある場合も含みます）	はい	いいえ
7	運動をすると，足腰の痛みが悪化しますか？	はい	いいえ

資料／厚生労働省：健康づくりのための身体活動基準2013.

図3-3 「身体活動のリスクに関するスクリーニングシート」

れは健診などで異常も指摘されておらず，かかりつけ医などが不在の場合などに用いる。これらの項目に1項目でも該当した場合は，得られる効果よりも身体活動に伴うリスクが上回る可能性があることを伝え，身体活動に積極的に取り組む前に医療機関を受診するよう促すことが必要である。

VI 運動療法の実際

A 心血管疾患

心血管リハビリテーション（心リハ）は，心血管疾患患者の最適な身体的，心理的，社会的状態を回復および維持し，背景にある動脈硬化の進行を抑制し，さらに再発率と死亡率を低下させることを目指す，多面的介入として行われる。

1. 運動療法の適応と禁忌

▶ 適応　**適応**は，下記の禁忌にあてはまらないすべての患者が対象となる。運動療法を安全かつ効果的に行うためには，病歴や身体所見および検査をもとに，適切な患者の選択と心疾患の重症度や心疾患以外の合併症のリスクを考慮して，安全で効果的な運動処方を作成することが重要である。

▶ 禁忌　**絶対的禁忌**として，①2日以内の急性心筋梗塞，②内科治療により安定していない不安定狭心症，③自覚症状または血行動態異常の原因となるコントロール不良の不整脈，④症候性の重症大動脈弁狭窄症，⑤コントロール不良の症候性心不全，⑥急性の肺塞栓または肺梗塞，⑦急性の心筋炎または心膜炎，⑧急性大動脈解離，⑨意思疎通の行えない精神疾患がある。

相対的禁忌として，①左冠動脈主幹部の狭窄，②中等度の狭窄性弁膜症，③電解質異常，④重症高血圧（原則として収縮期血圧＞200mmHg, または拡張期血圧＞110mmHg, あるいはその両方とすることが推奨される），⑤頻脈性不整脈または徐脈性不整脈，⑥肥大型心筋症またはその他の流出路狭窄，⑦運動負荷が行えないような精神的または身体的障害，⑧高度房室ブロックがある。

■ 2. 運動処方の内容

心リハにおける運動プログラムは有酸素運動，レジスタンス運動，ストレッチが中心となる。各運動のセッションはウォームアップ，主運動，クールダウンで構成される。主運動として，有酸素運動とレジスタンス運動は別日に実施することが一般的であるが，忍容性があれば同一日に行って良い。

心リハのなかでは，運動強度の設定が最も重要で，決して過剰な運動負荷にならないように注意する。運動負荷試験に基づく運動処方決定の方法として，嫌気性代謝閾値（anaerobics threshold：AT）*レベルでの処方，心拍数予備能による処方，**主観的運動強度**（表3-2）による処方がある。AT 未満の運動強度では安全性が高く，主観的運動強度であれば11（楽である）～13（ややきつい）相当が推奨される。

持続時間は，1回あたり最低10分を目標とするが，運動耐用能が高度に低下している患者では，10分未満の運動から始め，徐々に漸増する。最終的に20～60分間を目標とする。頻度は，強度が低強度～中強度の場合は週5回以上，中強度～高強度の場合は週3～5回以上とする。種目としては，ウォーキングが一般的であるが，ジョギング，サイクリング，ダンス，水中運動など特別な技能を必要とせず，強度を調節できるものが良い。

表3-2 主観的運動強度（ボルグスケール）

	日本語表示	英語表示
20		
19	非常にきつい	very very hard
18		
17	かなりきつい	very hard
16		
15	きつい	hard
14		
13	ややきつい	somewhat hard
12		
11	楽である	fairly light
10		
9	かなり楽である	very light
8		
7	非常に楽である	very very light
6		

＊ **嫌気性代謝閾値**：運動の強度を増していくとき，筋肉のエネルギー消費に必要な酸素供給が追いつかなくなり，血液中の乳酸が急激に増加し始める強度の値。

しかし，運動療法は継続が重要であり，患者が快適に長期間継続できるものを選ぶ。

レジスタンス運動に関しては，サルコペニア*予防にも効果的である。頻度は中2日ほど間をおいて，1週間に2～3回が理想的であり，強度は顕著な疲労なしに10～15回繰り返しできる程度，種類としては大筋群をバランスよく運動するようにする。

3. 心血管リハビリテーションプログラム

急性心筋梗塞の心リハは，①急性期（第I相：発症後約4～7日後），②回復期（第II相：前期回復期［発症後1週間後～約3か月：入院中］と後期回復期［約3～6か月程度まで：外来］），③維持期（第III相：～生涯：外来）からなる（図3-4）。

急性期における心リハの目的は，発症から離床までに行われるもので，食事・排泄・入浴などの身の回りのことが安全にできるようにすることと，2次予防教育の開始である。前期回復期では，身体活動範囲を拡大し，良好な身体的・精神的状態をもって職場や社会へ復帰することを目的とする。後期回復期では1～2週に1回程度の外来運動療法に加え，冠危険因子の是正や生活習慣の改善などの教育が重要となる。維持期は社会復帰後生涯にわたり継続され，運動耐容能の維持や再発防止のための自己管理が重要である。

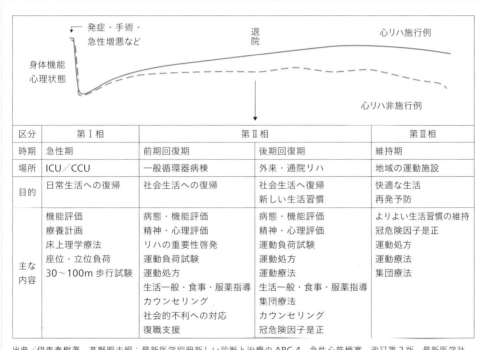

区分	第I相	第II相		第III相
時期	急性期	前期回復期	後期回復期	維持期
場所	ICU／CCU	一般循環器病棟	外来・通院リハ	地域の運動施設
目的	日常生活への復帰	社会生活への復帰	社会生活へ復帰 新しい生活習慣	快適な生活 再発予防
主な内容	機能評価 療養計画 床上理学療法 座位・立位負荷 30～100m 歩行試験	病態・機能評価 精神・心理評価 リハの重要性啓発 運動負荷試験 運動処方 生活一般・食事・服薬指導 カウンセリング 社会的不利への対応 復職支援	病態・機能評価 精神・心理評価 運動負荷試験 運動処方 運動療法 生活一般・食事・服薬指導 集団療法 カウンセリング 冠危険因子是正	よりよい生活習慣の維持 冠危険因子是正 運動処方 運動療法 集団療法

出典／伊東春樹著，高野照夫編：最新医学別冊新しい診断と治療のABC 4　急性心筋梗塞，改訂第2版，最新医学社，2011，p.282.

図3-4　急性心筋梗塞後の心臓リハビリテーションの時期区分

＊ **サルコペニア**：進行性および全身性の骨格筋量および筋力の低下を特徴とする症候群。

1. 慢性閉塞性肺疾患（COPD）

慢性閉塞性肺疾患（chronic obstructive pulmonary disease；COPD）患者は，労作時の呼吸困難のため身体活動が低下しやすい。身体活動の低下は，廃用症候群などの身体機能の失調を招き，さらに呼吸困難を増していくという悪循環が生じる（息切れの悪循環）（図3-5）。

呼吸リハビリテーションを含めた運動療法では，この悪循環を断ち切り，呼吸困難の軽減，運動耐容能の改善，QOL および日常生活動作（activities of daily living；ADL）を改善させることを目的とする。呼吸リハビリテーションは，薬物療法と並行して行われ，薬物療法単独よりも大きな効果が得られる反面，中断すると効果が失われていくため，継続することが重要である。

▶運動療法　軽症から最重症までのいずれの病期においても有効である。呼吸リハビリテーションの導入期および安定期の運動療法は，全身持久力を向上させるための**有酸素運動**と**筋力トレーニング**，**呼吸トレーニング**，リラクセーションや柔軟性改善のためのストレッチングなどの**コンディショニング**，**ADL トレーニング**などから構成される。

重症例においても運動療法は有効であり，コンディショニング，基礎的な ADL トレーニングを行いながら，低負荷の有酸素運動・筋力トレーニングから開始することが望ましい。軽症例では，有酸素運動・筋力トレーニングが開始時より主体となり，強度も高負荷まで検討する。運動療法の前後では，ウォームアップ，クールダウンを行う。また，呼吸リハビリテーションとともに，身体活動量の増加を目的とした生活活動を増やす指導も行っていく。

呼吸トレーニングは，口すぼめ呼吸と腹式呼吸を基本とし，呼吸パターンの調節と呼吸困難の緩和を図る。特に口すぼめ呼吸は，安定期 COPD ではエビデンスの得られた呼吸

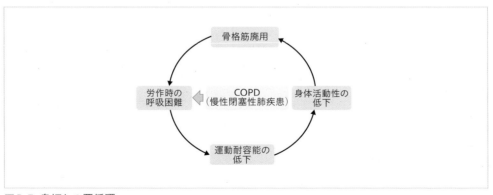

図3-5　息切れの悪循環

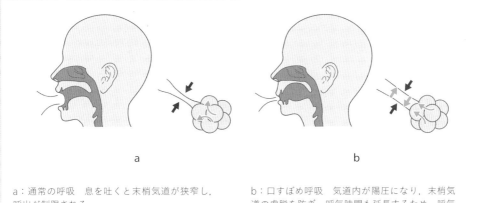

a：通常の呼吸　息を吐くと末梢気道が狭窄し，呼出が制限される。

b：口すぼめ呼吸　気道内が陽圧になり，末梢気道の虚脱を防ぎ，呼気時間も延長するため，呼気が十分に行われる。

図3-6　口すぼめ呼吸

法であり，口をすぼめて息を吐くことで気道内圧を上昇させ，末梢気道の虚脱を防ぎ，呼吸時間も延長するため1回換気量が増加し，機能的残気量*が減少する結果，呼吸困難を軽減させることができる（図3-6）。

　ADLトレーニングは，向上させたい具体的な日常動作に対して直接アプローチする。日常動作を呼吸パターンに合わせて行うことや無駄な動作を省くこと，現状で「できるADL」と「できないADL」を把握させることが重要である。

　運動により，全身持久力や筋力を増強させることで，体動時の酸素消費量が低下し，体動による呼吸困難を軽減させることができる。

　実際の運動時は，自覚症状やパルスオキシメーターによる経皮的酸素飽和度でモニタリングする。労作や運動に伴う呼吸困難では，苦しさのあまり強い不安感とともにパニック状態となることもあるので，そのような場合は，落ち着いて呼吸を調節し，患者自身で呼吸困難状態から回復させることが重要である。

2. 運動誘発性喘息（EIA）

　喘息患者の多くは，運動終了の数分後から一過性の気管支収縮をきたし，60分以内に自然回復する。このように運動の数分後に喘息発作や気管支収縮が生じることを**運動誘発性喘息**（exercise induced asthma；**EIA**）とよぶ。EIAは運動強度が高く，吸入気の温度が低いほど，また乾燥しているほど誘発されやすい。

　実際の運動では，水泳では起きにくく，ランニング，特に短距離走の繰り返しや中距離走で起きやすい。予防方法は，十分にウォームアップを行い，ゆっくりとからだを外気に慣れさせることやマスクの着用が効果的である。

＊ **機能的残気量**：予備呼気量と残気量を合わせたもの。予備呼気量とは，安静呼気の後，努力して吐き出せる空気量のことで，残気量とは，努力して吐いても肺に残る空気量のこと。

C 糖尿病

　糖尿病は，遺伝要因や過食，運動不足，肥満などの環境要因で発症する。したがって，糖尿病を発症する前の**1次予防**＊，糖尿病に罹患した後の慢性合併症の**2次予防**＊として，食事療法や運動療法を中心とした生活習慣の改善が基本となる。運動は血糖降下作用を有するが，その機序として運動による骨格筋での糖取り込みの増加が重要である。1回の運動により血糖値が低下する**急性効果**と，運動の継続によりインスリン抵抗性が改善し，運動をしていないときでも血糖が改善する**慢性効果**に分けられる（図3-7）。

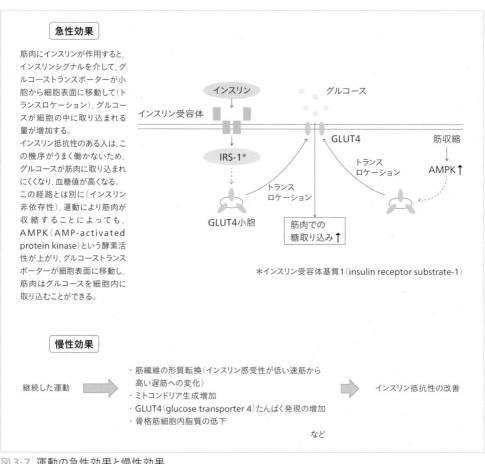

急性効果

筋肉にインスリンが作用すると，インスリンシグナルを介して，グルコーストランスポーターが小胞から細胞表面に移動して（トランスロケーション），グルコースが細胞の中に取り込まれる量が増加する。
インスリン抵抗性のある人は，この機序がうまく働かないため，グルコースが筋肉に取り込まれにくくなり，血糖値が高くなる。この経路とは別に（インスリン非依存性），運動により筋肉が収縮することによっても，AMPK（AMP-activated protein kinase）という酵素活性が上がり，グルコーストランスポーターが細胞表面に移動し，筋肉はグルコースを細胞内に取り込むことができる。

インスリン　　　　グルコース
インスリン受容体
IRS-1＊
GLUT4
筋収縮
AMPK↑
トランスロケーション
トランスロケーション
GLUT4小胞
筋肉での糖取り込み↑

＊インスリン受容体基質1（insulin receptor substrate-1）

慢性効果

継続した運動　→　・筋繊維の形質転換（インスリン感受性が低い速筋から高い遅筋への変化）
・ミトコンドリア生成増加
・GLUT4（glucose transporter 4）たんぱく発現の増加
・骨格筋細胞内脂質の低下
　　　　　　　　　　　　　　　　　　　　など
→　インスリン抵抗性の改善

図3-7 運動の急性効果と慢性効果

＊1次予防,2次予防,3次予防：病気になる前の健康な人に対して，病気の原因の除去や忌避に努め，健康の増進を図って病気の発症を防ぐことを1次予防という。2次予防は，病気になった人をできるだけ早く発見し，早期治療を行い，病気の進行や合併症の発症を抑え，病気が重篤にならないように努めることをいう。3次予防は，病気が進行した後の，後遺症治療，再発防止，残存機能の回復・維持，リハビリテーション，社会復帰などの対策を立て，実行することをいう。

1. 脂肪筋とインスリン抵抗性

近年の技術の進歩によって，MRI装置を用いた proton magnetic resonance spectroscopy（¹H-MRS）法で骨格筋細胞内脂質（脂肪筋）の測定が可能になり，インスリン抵抗性の原因や運動の慢性効果として**脂肪筋**の関与が明らかとなってきた。

脂肪筋とは，骨格筋細胞の中にある脂肪であり，「霜降り肉」において肉眼で確認できる脂肪組織とは異なる。肥満，非肥満にかかわらず脂肪筋の蓄積している人ほど，インスリン抵抗性が強いこと，そのような人では骨格筋におけるインスリンシグナル伝達が低下していることが明らかとなっている。また，2型糖尿病に対する「2週間の食事＋運動療法」は脂肪筋を減少し，筋インスリン抵抗性を改善したが，食事療法ではそのような効果を認めないことにより，運動療法は主に骨格筋のインスリン抵抗性を改善し，そのメカニズムとして脂肪筋の減少が関与していることが考えられる[2]。

また，3日間の高脂肪食により，脂肪筋は40%程度増加し，その一方で，骨格筋のインスリン感受性は有意に7%低下することも示されている[3]。また，そのような変化は，ふだん歩いている量が多いほど生じにくいことも明らかとなっている[4]。これらのことから，運動は，脂肪筋の酸化能を高め，高脂肪食による脂肪筋の増加に対して抑制的に働くことが示唆される。疫学的に運動は，体重の変化とは独立して糖尿病をはじめとしたすべ

Column

脂肪筋と「アスリートパラドックス」

脂肪筋は運動不足や高脂肪食により生じ，インスリン抵抗性の原因になることが示唆されてきたが，これとは反対に長距離選手などのアスリートは，筋肉に脂肪が多く蓄積しているにもかかわらず，インスリン感受性が良好であることが知られている。これは「アスリートパラドックス」とよばれている。運動の強度が脂肪筋の質や量を変えて，アスリートパラドックスの状態を作りだしている可能性が明らかとなっているが，そのメカニズムについてはいまだ判明していない。

最近の調査では，アスリートパラドックスの状態を示す者では，細胞内への脂肪の入口である脂肪酸トランスポーターである FABPpm（plasma membrane-associated fatty acid-binding protein）の遺伝子発現が増加し，その一方で，脂肪筋の蓄積とともにインスリン抵抗性を示す者では FATP（fatty acid transporter protein）-1 の遺伝子発現が増加していることが明らかとなった。それぞれの遺伝子を筋管細胞に過剰発現させると，FABPpm では脂質酸化やミトコンドリアの増加にかかわる遺伝子発現が有意に高まり，細胞内に流入した脂質はより燃焼しやすくなったが，FATP-1 ではそのような変化をまったく認めなかった[5]。

また，8週間の有酸素運動によるトレーニングは，骨格筋における FABPpm の発現を増加させ，FATP-1 の発現を低下させることがすでに明らかとなっていることより，このような脂質輸送担体発現の違いがアスリートパラドックスの発生に関与している可能性がある。

ての生活習慣病に対して予防的に働くことが知られており，そのメカニズムの一つとして脂肪筋が重要であると思われる。

2. 1次予防

実際に，1次予防としての糖尿病未発症者を対象とした前向き観察研究では，身体活動量が多いほど糖尿病発症のリスクが有意に低下し，このリスクの低下は BMI（body mass index）とは独立していることが多くの研究で示されている。たとえば，アメリカで行われた Nurse's Health Study は，看護師(女性)で1週間に1度以上運動を実施している群では，

Column 「健康づくりのための身体活動基準2013」と
「健康づくりのための身体活動指針（アクティブガイド）」

厚生労働省による次期健康づくり運動「健康日本21（第2次）」では，身体活動・運動に関する目標として，①歩数の増加，②運動習慣者の割合の増加，③運動しやすいまちづくり・環境整備に取り組む自治体の増加などをあげ，2013（平成25）年度より施策が展開された。その目標達成のためのツールとして，「健康づくりのための身体活動基準2013」と「健康づくりのための身体活動指針」が策定された。

前者は，海外を含めた過去の身体活動疫学に関する研究を参考に，各世代での身体活動量や運動量の基準値を示している。後者は身体活動・運動の重要性を，国民にわかりやすく伝えることを目的として，通称をアクティブガイドとして，A4判の表裏1枚にシンプルにまとめられた（下記）。前者でいくつかの基準値が示されたが，そのなかで，すべての世代に共通した基準として，「今よりプラスして10分長く歩く」などをベースとした，「プラス・テン（＋10分）」を後者のメインメッセージとした。

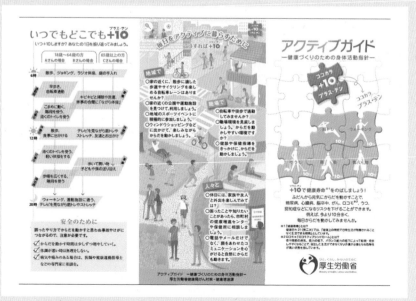

アクティブガイド（オモテ面）

まったく運動をしていなかった群と比べ，2型糖尿病の発症率が有意に低下したことを示している[6]。さらに，多くの介入研究が運動療法に食事療法を組み合わせることによって，糖尿病の発症を予防することを示している。

その一例として，アメリカの**糖尿病発症予防プログラム**（diabetes prevention program；DPP）がある。DPPでは3234名の耐糖能異常者を，対照群，薬物介入群（メトホルミン内服），生活習慣介入群にランダム化し，その糖尿病発症予防効果を追跡調査した。対照群や薬物介入群にも基本的な生活習慣の指導は行ったが，生活習慣介入群には7%の体重減少を目標とし，中等度の身体活動を150分/週行わせた。平均追跡期間2.8年間後，対照群に比べ薬物介入群では31%，生活習慣介入群では58%糖尿病発症率は抑制された。DPPにおいて，糖尿病の発症予防には，薬物介入より生活習慣の改善のほうが効果的であった[7]。

3. 2次予防

運動を行うことにより，糖代謝の改善のみならず，血圧，脂質異常，肥満の是正が期待され，慢性合併症の予防にも有効である。糖尿病患者における，日常身体活動と全死亡または心血管疾患発症リスクの関連性を検討したメタアナリシス[* 8]では，各研究で最も身体活動量が低い群を基準としたとき，最も高い群の全原因死亡，心血管合併症のリスクはそれぞれ39%，29%有意に減少していた。さらに，1メッツ時/日（メッツ p.80column 参照）の運動量の増加は，全原因死亡と心血管疾患のリスクをそれぞれ9.5%，7.9%低下させることも示されている。

具体的には，事前にメディカルチェックをしっかりと行い，運動時間は，生活活動を除く有酸素運動で150分/週程度を目標とする。6マイル/h（約9.7km/h）で，25分間走ることができるフィットネスレベルの高い成人は，より短い時間（最低75分/週）の高強度運動または**インターバル運動**でも良いとされている。

また，時間を目標として指導したときよりも，目標歩数を提示し歩数計で自己管理したほうが，運動療法のアドヒアランス（指示の遵守）や血糖低下効果が良好であったことが示されており，メタアナリシス（同様の複数の研究結果の解析）でも，歩数計や活動量計の使用が活動量増加に有効であることが示されている。歩数を指標にする場合，1週間に150分の有酸素運動は約15,000歩の歩行と同等となるため，毎日均等に歩数を増加させるとすると，1日に＋2,000〜3,000歩が目標となる。最終的には，生活活動と含めて8,000歩/日程度が歩数の目安となる。

しかし，運動処方の内容が歩行のみしか選択肢がないと，整形外科疾患や天候不良時などは対応できないため，歩行以外の選択肢も示し，さらに強い強度であればより短い時間で同等の効果が得られることを伝え，指導することが重要である。また，週に2〜3回の**レジスタンス運動**も同時に行うことが勧められる。運動強度の指標として，運動時の心拍

＊ メタアナリシス：複数の研究の結果を統合し，より高い見地から分析すること。またはそのための手法や統計解析のことである。メタ分析，メタ解析ともいう。

数を，50歳未満では1分間100〜120拍，50歳以降は1分間に100拍以内にとどめる。患者自身が「きつい」と感じるときは，強度が強過ぎる可能性がある。また，生活習慣病患者の運動療法は，治療の継続が重要であり，安全かつ持続的，習慣的に行えることが大切である。そのため，できるだけ本人のライフスタイルや好みに合わせた運動で，日常的に続けられる運動の種類を選択することが大切である。

Ⓓ 生活習慣病予防

生活習慣病は食習慣，運動習慣，睡眠，喫煙，飲酒などの生活習慣が，その発症・進行に関与する疾患群と定義されている。ただし，疾病の発生には生活習慣要因だけでなく，遺伝的要因や受動喫煙に代表される外部環境的要因など複数の要因が関与しているとされている。

　生活習慣病を予防し，健康寿命も延伸させるためには，生活習慣の改善が重要である。そのなかで，身体活動や運動は，心血管疾患，高血圧症，脳卒中，骨粗鬆症，2型糖尿病，肥満，大腸がん，乳がん，不安，抑うつに対する有益性が示されている。そこでわが国では，厚生労働省が2006（平成18）年に「健康づくりのための運動指針2006（エクササイズガイド2006）」を公表し，2013（平成25）年にはこれを改定して「**健康づくりのための身体活動基準2013**」およびそれに基づく「**健康づくりのための身体活動指針（アクティブガイド）**」を発表している（p.88column 参照）。

Column　認知症はいつから始まるのか？

　認知症予防というと高齢者になってから，考えれば良いと思われるかもしれないが，実際のところはいつからどのように進行し，どうすれば予防でき得るのかに関しては，いまだはっきりとした結論は出ていない。しかし最近の調査からは，運動不足やインスリン抵抗性がある人では，比較的若年から，脳の形態に変化が現れていることが明らかとなってきている。

　たとえば，diffusion tensor analysis という特殊な方法で脳MRIを解析すると，40歳程度のメタボリックシンドロームの人は健常者と比較して，脳白質に変性をきたしている場合があることが明らかとなった。この時点では，もちろん認知症などは発症しておらず，これら白質の変化は，脳が老化する過程の初期変化ととらえることもできるかもしれない[9]。

　さらに最近の知見では，中年で体力の低い人ほど5年後の脳体積低下が進んだことも示されている。今後の認知症予防には，早期からの運動による介入が必要とされる可能性がある。

薬物療法

食事療法

3

運動療法

特殊栄養法

リハビリテーション

放射線療法

低侵襲治療法

チーム医療

E 軽度認知障害，認知症

現在，**認知症**の有病者数は増加しており，認知症の1次予防における運動療法は重要である。認知症のおよそ7～8割は，アルツハイマー型認知症と脳血管性認知症およびそれらの混合型の認知症で占められ，アルツハイマー型認知症が最も多い。

認知症の15～20％を占めるとされる脳血管性認知症は，脳梗塞や血栓症，脳塞栓症，脳出血，クモ膜下出血などの脳血管障害によって起こるため，これらの疾患の危険因子である生活習慣の改善が重要となってくる。一方，アルツハイマー型認知症の危険因子は遺伝要因と環境要因によって分けることができるが，環境要因のほうがより認知症の発症にかかわっているとされ，その危険因子を予防，抑制することが大切である。

認知症に対する運動療法は，認知機能障害のみならず，認知症の行動・心理症状（behavioral and psychological symptoms of dementia：BPSD），日常生活機能の改善を目指すものである。運動療法には多種多様なプログラムが存在し，その多くが週2回～毎日，20分～75分程度となっている。運動の内容は，**有酸素運動**，**レジスタンス運動**，**平衡感覚訓練**などに分類され，これらの複数の運動を組み合わせてプログラムを構成することが多い。具体的には，運動療法によりADL改善および認知機能改善の可能性[10]や転倒の減少が示されている[11]。

F 妊娠

妊娠中は安静にしているのが良いという時代から，近年では妊娠中の適度な運動は，健康維持・増進に寄与すると認識が変わってきている。また，妊娠中や授乳期間中に運動を続けた人たちは，運動しなかった人たちに比べ，体重や体脂肪の増加が少なく，分娩は快適な状態で時間が短く，合併症が少なく，産後の回復も早いことが示されている。

しかし，妊婦が定期的な運動を開始する前には，医学的・産科的に問題がないかを確認する必要がある。具体的には，重篤な心疾患・呼吸器疾患を有する場合，切迫流・早産，子宮頸管無力症，頸管長短縮，前期破水の場合，性器出血，前置胎盤，低置胎盤を認める場合，妊娠高血圧症候群の際は勧められない。また，運動の種類においても，仰臥位や不動のまま長時間立位を保持するような運動は勧められず，転倒・落下，外傷のあるような運動やスキューバダイビングは勧められない。

運動を行っている場合は，運動中に，何らかの症状，特に立ちくらみ，頭痛，胸痛，呼吸困難，筋肉疲労，下腿の痛みあるいは腫脹，腹部緊満や下腹部重圧感，子宮収縮，性器出血，胎動減少・消失，羊水流出感を認めた際は，直ちに運動を中止し，医師に連絡するように指導しておくことが大切である。

具体的に妊娠中に有酸素運動を行う場合の，適切な心拍数は150回/分以下とし，自覚

的運動強度としては「ややきつい」以下が望ましい。

G うつ病

　運動を行うことが可能な患者の場合，**うつ病**の運動療法に精通した担当者のもとで，実施マニュアルに基づいた運動療法が行われることがあり，メタアナリシスにおいてもうつ病に運動が有効であるとする報告がある。一方で，運動の効果については否定的な報告もあり，まだ確立された治療法とはいえない。

　運動の頻度については，一定した見解はほとんどないが，週に 3 回以上の運動が望まれ，強度は中等度のものを一定時間継続することが推奨される。虚血性心疾患や脳疾患，筋骨格系の疾患がある場合には施行を控え，施行中もそれらを発症しないように留意しなければならない。

文献

1）Lancet，380(9838)：219-305，2012.
2）Tamura Y, et al.：Effects of diet and exercise on muscle and liver intracellular lipid contents and insulin sensitivity in type 2 diabetic patients, J Clin Endocrinol Metab，90：3191-3196，2005.
3）Kakehi S, et al.：Increased intramyocellular lipid/impaired insulin sensitivity is associated with altered lipid metabolic genes in muscle of high responders to a high-fat diet，American Journal of Physiology，310（1）：E32-40，2016.
4）Sakurai Y, et al.：Determinants of intramyocellular lipid accumulation after dietary fat loading in non-obese men，J Diabetes Investig，2（4）：310-317，2011.
5）Kawaguchi M, et al.：Association between expression of FABPpm in skeletal muscle and insulin sensitivity in intramyocellular lipid-accumulated nonobese men，J Clin Endocrinol Metab，99：3343-3352，2014.
6）Manson JE, et al.：Physical activity and incidence of non-insulin-dependent diabetes mellitus in women，Lancet，338（8770）：774-778，1991.
7）Knowler WC, et al.：Reduction in the incidence of type 2 diabetes with lifestyle intervention or metformin，N Engl J Med，346：393-403，2002.
8）Kodama S, et al.：Association between physical activity and risk of all-cause mortality and cardiovaucular disease in patients with diabetes；a meta-analysis，Diabetes Care, 36（2）：471-479，2013.
9）Shimoji K, et al.：White matter alteration in metabolic syndrome；diffusion tensor analysis，Diabetes Care，36：696-700，2013.
10）Exercise programs for people with dementia. Cochrane Database Syst Rev. 2015;15(4): CD006489 .
11）Efficacy of physical exercise in preventing falls in older adults with cognitive impairment: a systematic review and meta-analysis. J Am Med Dir Assoc. 2015; 16(2): 149-154.

参考文献

・厚生労働省：健康づくりのための身体活動基準 2013，https://www.mhlw.go.jp/stf/houdou/2r9852000002xple-att/2r9852000002xpqt.pdf（最終アクセス 2021 年 7 月 20 日）
・伊藤春樹著，高野照夫編：急性心筋梗塞，改訂第 2 版；最新医学別冊，新しい診断と治療の ABC 4，最新医学社，2011，p.278-286.
・国立健康・栄養研究所：改訂版，身体活動のメッツ（METs）表，https://www.nibiohn.go.jp/files/2011mets.pdf（最終アクセス日 2021 年 7 月 20 日）
・日本臨床スポーツ医学会：妊婦スポーツの安全管理基準（2019），日本臨床スポーツ医学会誌，28（1）：213 ～ 219，2020.
・日本うつ病学会：日本うつ病学会治療ガイドライン Ⅱ．うつ病（DSM-5）/ 大うつ病性障害 2016，https://www.secretariat.ne.jp/jsmd/iinkai/katsudou/data/160731.pdf（最終アクセス日 2021 年 7 月 20 日）
・厚生労働省：健康づくりのための身体活動指針（アクティブガイド），https://www.mhlw.go.jp/stf/houdou/2r9852000002xple-att/2r9852000002xpr1.pdf（最終アクセス日 2021 年 7 月 20 日）
・健康・体力づくり事業財団：健康運動指導士養成講習会テキスト（上）.
・WHO：健康のための身体活動に関する国際勧告，2010.
・WHO guidelines on physical activity and sedentary behavior（2020），https://www.who.int/publications/i/item/9789240015128（最終アクセス日 2021 年 7 月 20 日）
・日本神経学会：認知症疾患診療ガイドライン 2017，https://www.neurology-jp.org/guidelinem/nintisyo_2017.html（最終アクセス日 2021 年 7 月 20 日）
・日本呼吸器学会：COPD（慢性閉塞性肺疾患）診断と治療のためのガイドライン 2018（第 5 版）

・日本糖尿病学会：糖尿病診療ガイドライン 2019，http://www.jds.or.jp/modules/publication/index.php?content_id=4（最終アクセス日 2021 年 7 月 20 日）
・日本循環器学会・日本心臓リハビリテーション学会：2021 年改訂版 心血管疾患におけるリハビリテーションに関するガイドライン，https://www.j-circ.or.jp/cms/wp-content/uploads/2021/03/JCS2021_Makita.pdf（最終アクセス日 2021 年 7 月 20 日）

第 4 章

特殊栄養法

この章では

- 特殊栄養法の選択基準を理解する。
- 経腸栄養法の種類と特徴を理解する。
- 静脈栄養法の適応を理解する。

I　特殊栄養法とは

　非経口的に栄養を補給することを特殊栄養法という。特殊栄養法には**経腸栄養法**（enteral nutrition：**EN**）と**静脈栄養法**（parenteral nutrition：**PN**）がある。特殊栄養法を使用する場合の大原則は，腸が機能している場合は腸を使うことである。その理由は，経腸栄養法は静脈栄養法に比べて生理的であり，消化管本来の機能である消化吸収や腸管免疫系の機能が維持されるからである。各種特殊栄養法を選択する場合の代表的な選択基準をフローチャートに示す（図 4-1）。

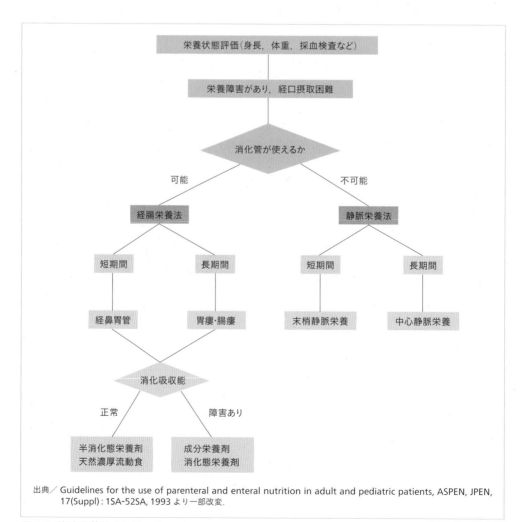

出典／Guidelines for the use of parenteral and enteral nutrition in adult and pediatric patients, ASPEN, JPEN, 17(Suppl)：1SA-52SA, 1993 より一部改変.

図4-1　特殊栄養法のフローチャート

Ⅱ　経腸栄養法

A　経腸栄養法とは

経腸栄養法（EN）とは，**経鼻胃管，経食道胃管，胃瘻，腸瘻**などを利用して栄養を消化管から補給することである。

B　経腸栄養法の適応

経腸栄養法の適応とされる病態は広く，腸管が一部でも機能していれば，経腸栄養法の適応であり，腸管が使えない場合（腸閉塞，汎発性腹膜炎，胃腸の手術直後，消化管出血）以外はすべて経腸栄養法の適応である。代表的な適応疾患を下記にあげる。

①嚥下障害：脳血管障害（脳梗塞，脳出血），脳外傷，脳腫瘍，神経変性疾患（筋萎縮性側索硬化症など）

②意識障害

③手術前後の栄養，水分補給

④重症外傷，熱傷

C　経腸栄養法の種類とその特徴

1. 経管栄養経路（アクセス）による種類とその特徴

現在，日本で使用されている代表的な**経管栄養経路（アクセス）**には，**経鼻胃管，経食道胃管，胃瘻，腸瘻**の4アクセスがある（図4-2）。栄養管理期間がおおむね4週間をめどにして，それ以内の栄養管理期間であれば，経鼻経管栄養法（経鼻アクセス）を選択する。4週間以上にわたる栄養管理期間であれば胃瘻，腸瘻あるいは経食道胃管を用いた消化管瘻アクセスを選択する。

この際，誤嚥，胃食道逆流のリスクがある場合に選択するアクセスを理解しておくことも重要である（図4-3）。

1 ｜ 経鼻胃管

経鼻胃管は，最も一般的なアクセスであり，技術的にも容易で1回にまとまった栄養量の間欠投与が可能である。

細いチューブを鼻孔から胃内留置する手技でベッドサイドでも容易にできるが，チュー

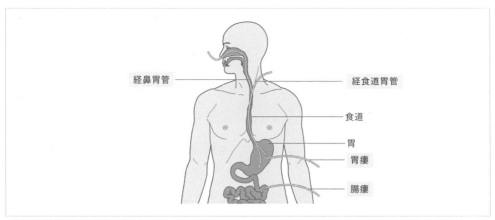

図4-2 経管栄養経路の4アクセス

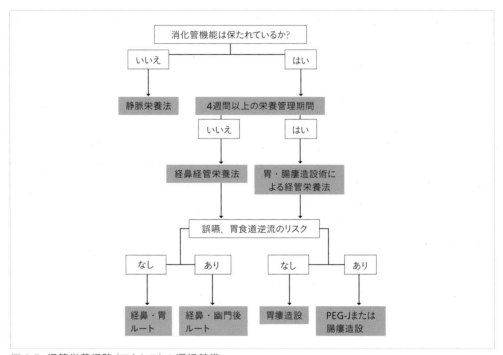

図4-3 経管栄養経路（アクセス）の選択基準

ブの先端が胃内にあることの位置確認は，必ずX線透視あるいは撮影によって実施する。注射器にて空気を送り，上腹部でその注入音を聴診器で聞いて確認することがよく推奨されているが，必ず複数の医療者で確認するようにする。これは，チューブが気道や食道下部に留置されていても，上腹部に空気が注入されているように聞こえることがあるからである。また，経鼻胃管の欠点は，外観の悪さ，留置チューブによる鼻やのどの不快感や刺激，自然抜去（抜けやすいこと）である。

▶ 経鼻胃管の十二指腸・上部空腸留置法　この方法は，胃・食道逆流の危険がある症例や重症急性膵炎などで早期経腸栄養法を行う場合に選択する，経鼻胃管の応用ルート（幽門後

アクセス）である。

　幽門を越えて，チューブの先端を十二指腸，あるいはトライツ靱帯を越えて空腸上部に留置する。チューブの留置には若干の技術を要するが，X線透視下や内視鏡補助下に留置するのが最も確実である。

2 経食道胃管

　経食道胃管は，1998（平成10）年に日本で開発された方法であり，正確には**経皮経食道胃管挿入術**（percutaneous trans-esophageal gastrotubing：**PTEG**）といわれる。これは，左頸部の食道内で膨らませた特殊バルーンを超音波下に穿刺し，そのバルーン内に挿入したガイドワイヤーをX線透視下に残胃もしくは小腸内に進めて，それを利用して頸部から胃の中にチューブを挿入する方法である（図4-4）。

　この方法の長所は，胃瘻（いろう）造設ができない胃のない症例でも行えることである。欠点は，管のサイズが12 Frと細く詰まりやすいため，通常，月1回の交換が必要なことである。

3 胃瘻

　胃瘻は，**経皮内視鏡的胃瘻造設術**（percutaneous endoscopic gastrostomy：**PEG**）と外科的方法により作成する方法がある。日本では，PEGの手技としてはPull法とIntroducer変法の2つが主に利用されている。

▶ **Pull法とIntroducer法**　Pull法は，カテーテルを口から挿入し胃内から体外に引き出す操作で造設する手技である（図4-5）。一方，Introducer法は，カテーテルを胃内腔に直接挿入する方法で内視鏡挿入が1回で済み，カテーテルが咽頭部を通過しないために，口腔内細菌の汚染や咽頭食道がんの腹壁播種を避けることができ，瘻孔（ろうこう）周囲の感染が少ない。

▶ **Introducer変法**　日本では，Introducer変法という広径のバンパー型カテーテルを一期的に（1回の手技で）挿入する方法が開発され広く使用されている（図4-6）。Introducer変法を使用すると咽頭部のメチシリン耐性黄色ブドウ球菌（methicillin-resistant

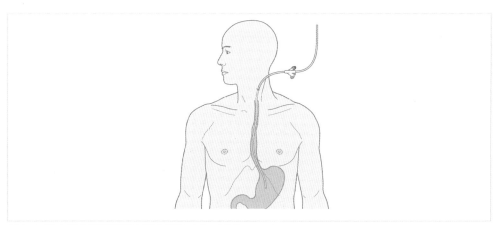

図4-4　経皮経食道胃管挿入術の留置イメージ図

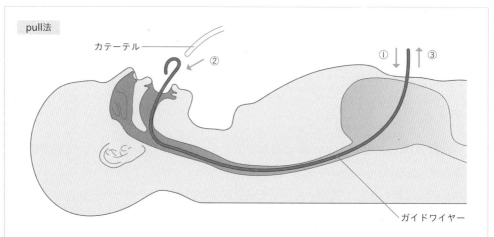

pull法

カテーテル —

② ←

①↓ ↑③

ガイドワイヤー

①内視鏡を胃内に挿入した後，腹壁に穿刺し，穿刺針の中をガイドワイヤーをとおして胃内に送り込み内視鏡で口腔外に引き出す。
②カテーテル先端を引き出したガイドワイヤーに接続させる。
③腹壁外にガイドワイヤーを引き出すことにより，チューブ型カテーテルを口腔から胃内に引き込んで留置する。

図4-5 経皮内視鏡的胃瘻造設術（PEG）のPull法

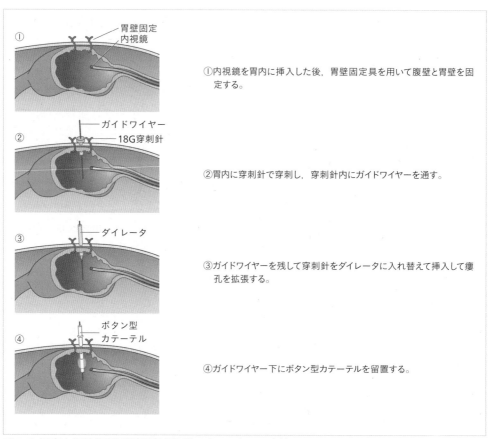

①　胃壁固定
　　内視鏡

①内視鏡を胃内に挿入した後，胃壁固定具を用いて腹壁と胃壁を固定する。

②　ガイドワイヤー
　　18G穿刺針

②胃内に穿刺針で穿刺し，穿刺針内にガイドワイヤーを通す。

③　ダイレータ

③ガイドワイヤーを残して穿刺針をダイレータに入れ替えて挿入して瘻孔を拡張する。

④　ボタン型
　　カテーテル

④ガイドワイヤー下にボタン型カテーテルを留置する。

図4-6 経皮内視鏡的胃瘻造設術（PEG）のIntroducer変法

表4-1 Pull法とIntroducer変法の特徴（相違点）

方法	Pull法	Introducer変法
造設手技困難度	容易	比較的難
スコープ挿入回数	2回	1回
胃壁固定必要度	不要	必須
偶発症 瘻孔感染	多い	少ない
偶発症 瘻孔出血	まれ	多い
偶発症 腹膜播種	ある	ない
胃内減圧法	容易	難

Staphylococcus aureus：MRSA）保菌の有無にかかわらず，瘻孔感染を減らすことができる。
欠点は，胃壁固定という腹壁と胃壁を固定する処置が必須であるため，Pull法に比べて手
技の習熟や手技に要する時間が必要であることや創部出血が増加する可能性があることで
ある。両法の特徴（相違点）を示す（表4-1）。

4 腸瘻

　胃瘻カテーテルを介してチューブの先端を空腸上部に位置させる方法（PEG with jejunal
extension：PEG-J）および外科的に直接腸瘻を作成する方法がある。

　外科的方法の多くは，食道がんや膵臓がんあるいは胃がんなどの手術の際に作成される
ことが多い。一方，PEG-Jは，胃瘻カテーテルを利用して，そこから長く細いチューブを
空腸の起始部に留置して栄養投与を行う方法である。欠点は，チューブが細いために詰ま
りやすいことや，蠕動の影響で十二指腸にチューブが押し戻され空腸上部に継続留置する
ことが困難なことである。

2. 経腸栄養剤の種類とその特徴

　経腸栄養法を施行するには，まず栄養剤の選択が必要である。**経腸栄養剤**は，**半消化態
栄養剤，消化態栄養剤**および**成分栄養剤**の3つに大きく分類される。わが国では，経腸栄
養剤は医薬品と食品に分類され，数多くの経腸栄養食品が市販されている。使用される栄
養剤の一般的な分類を示す（表4-2）。

　食品の場合，微量元素を添加することはできず，原料由来の含有量になっていることを
考慮して使うべきである。経腸栄養剤の選択において最も重要なことは，病態に合った栄
養剤を選択することである。そのためには個々の栄養剤の組成を十分検討して選択する。
病態が安定して，ストレスがほとんどない場合には半消化態栄養剤の標準栄養剤を選択し，
ストレス下，耐糖能異常時，腎不全，肝不全あるいは呼吸不全などでは，それぞれの病態
に応じた特殊処方の栄養剤を選択する。

表 4-2 経腸栄養剤の種類

```
天然濃厚流動食
経腸栄養剤
    医薬品経腸栄養剤                          食品経腸栄養食
      半消化態栄養剤                            半消化態栄養食
      標準栄養剤                                消化態栄養食
      特殊栄養剤
        ● 腎不全用
        ● 肝不全用
        ● 呼吸不全用
      消化態栄養剤
      成分栄養剤
```

1 | 天然濃厚流動食

　通常の食品を加工調整したもので，消化吸収機能が正常であることが必要である。近年，小児の経腸栄養食として推奨されている。これは，両親の食事と同じ食材を利用して作製することにより，市販栄養剤による栄養素の偏りを防止でき，それぞれの小児におけるアレルギー対策が容易であるからである。

2 | 半消化態栄養剤

　天然の食品を人工的に処理した高エネルギー・高たんぱくの栄養剤である。窒素源はたんぱく質*である。腸管内での消化・吸収機能が保たれている場合には，半消化態栄養剤を第一選択とする。胃瘻栄養時の嘔吐，下痢などの合併症対策として半消化態栄養剤の半固形化剤の投与が推奨されている。

3 | 消化態栄養剤

　糖質，アミノ酸，脂質，電解質，ビタミン，微量元素などをすべて含み，窒素源は低分子ペプチド*とアミノ酸*で消化吸収が半消化態栄養剤に比べて容易であることが利点である。消化管手術前後や消化吸収障害がある場合に用いる。

4 | 成分栄養剤

　成分栄養剤は，糖質，アミノ酸，電解質，ビタミン，微量元素を含むが脂質は極めて少ない。窒素源はアミノ酸のみである。腸管での吸収は容易であり，残渣はなく腸管への負担が少なく，消化吸収障害が著しい疾患（クローン病，潰瘍性大腸炎，急性膵炎，腸管手術前後）に有用である。

　近年，成分栄養剤が長期胃瘻栄養施行例の誤嚥性肺炎や下痢などの合併症対策に有用で

＊ たんぱく質，ペプチド，アミノ酸：アミノ酸とは，分子内にアミノ基（－ NH₂）とカルボキシル基（－ COOH）をもつ化合物の総称。ペプチドとは，2 ～ 50 程度のアミノ酸がペプチド結合したもの。たんぱく質は，20 種類のアミノ酸がペプチド結合してできた化合物である。

あると報告された。これは、胃排出が遅延して誤嚥性肺炎を起こしやすい胃瘻患者では、成分栄養剤は半消化態栄養剤に比べて胃排出が早いことによる。このことから、従来の半消化態栄養剤と同様の方法で注入しても、下痢を減少させ排便回数を減らす効果があるとされる。これは、排便に伴う便処置の回数を減らす副次的効果もあり介護者にとっても有用である。

D 経腸栄養法の実際

下記に経腸栄養法の留意点などをまとめた。

①患者の体格、栄養状態、疾患の重症度などから栄養目標量（総エネルギー量、たんぱく質量）を設定し、経腸栄養剤を選択し、下痢などの合併症を避けるため投与速度・浸透圧に注意する。

②経鼻胃管や胃瘻から胃内投与する場合は、間欠投与法またはボーラス投与法*が原則である。1日量を3〜4回に分けて投与する。最初は1回200〜250mLを約1時間で注入し、特に副作用がなければ1回量300〜400mLを1〜2時間ほどで投与する。

③幽門後アクセス、腸瘻から空腸内に投与する場合は、注入ポンプを用いた持続投与法が望ましい。最初は20〜30mL/時の速度で開始して、副作用がなければ12〜24時間ごとに40mL/時、60mL/時、80mL/時と速度を上げていく。24時間持続で投与するので、栄養剤の細菌汚染に注意する。経腸栄養剤の注ぎ足しは、微生物が急速に増加するので決して行ってはならない。

E 禁忌

経腸栄養法の適応の禁忌となる疾患は、下記となる。

①腸閉塞

②汎発性腹膜炎

③消化管出血

F 合併症

経腸栄養により起こりやすい合併症には次のようなものがある。

①**嘔吐（胃食道逆流）、誤嚥性肺炎**：経鼻胃管や胃瘻から栄養剤を投与する場合には栄養剤の胃食道逆流が起こりやすく、気管、肺に入ることにより肺炎を起こす。

②**下痢、腹部膨満感**：浸透圧が高い栄養剤の投与、乳糖不耐症、栄養剤の細菌汚染など

＊ **ボーラス投与法**：ボーラスとは、投与方法のうち、短時間で薬物・栄養を投与することである。"かたまり"を意味する英語 "bolus" に由来する。

が原因で起こる。

③**電解質異常**＊

④**アクセスに関連した合併症：**カテーテルの誤留置（経鼻胃管の気管内留置，胃瘻(いろう)カテーテルの腹腔内留置），カテーテルの逸脱，閉塞，チューブによる鼻粘膜・胃・腸管の潰瘍(かいよう)，瘻孔(ろうこう)周囲の皮膚炎

III 静脈栄養法

A 静脈栄養法とは

末梢静脈や中心静脈を利用して，からだに必要な栄養素を経静脈的に投与することである。現在は，経腸栄養法を優先的に選択すべき風潮にあるが，最近，**末梢挿入型中心静脈カテーテル**（peripherally inserted central catheter：**PICC**）の使用が推奨されており，静脈栄養法を適切に利用する選択肢も重要である。

B 静脈栄養法の適応

静脈栄養法は，経腸栄養が不可能な場合や，経腸栄養のみでは必要な栄養摂取量が投与できない場合に適応となる。静脈栄養法には，末梢静脈カテーテルを介して栄養輸液を投与する**末梢静脈栄養法**（peripheral parenteral nutrition：**PPN**）と，中心静脈カテーテルを介して栄養素を投与する**中心静脈栄養法**（total parenteral nutrition：**TPN**）に分類される。

PPN の適応は，短期間の水分・栄養補給目的に静脈栄養法が選択される場合である（表4-3）。

TPN の適応は，静脈栄養の施行期間が長期になる場合や，経静脈的に高カロリー（高浸透圧）の輸液を投与する必要がある場合である。代表的な適応疾患を表 4-4 に示す。消化管の消化吸収能がない場合，TPN は絶対適応である。また，大手術時，重症急性膵炎，炎症性腸疾患，

表4-3 末梢静脈栄養法（PPN）の適応

> ❶経口摂取や経管栄養が可能であるが，必要エネルギー摂取量を確保できない場合
> ❷栄養状態が比較的良好な手術前後の状態で，短期間に経口摂取が可能になると予想される場合
> ❸胃腸炎（頻回な下痢，嘔吐）や腸閉塞で一時的に経口摂取を中止されるが，短期間に経口摂取が可能になると予想される場合

＊ **電解質異常：**頻回な下痢による低カリウム血症をきたしやすい半消化態栄養剤は，ナトリウム量が少ないため，長期間の経管栄養により低ナトリウム血症をきたすことがある。

表4-4 中心静脈栄養法（TPN）の適応疾患

1. **絶対的な適応（消化管の消化吸収能がない場合）**
   a. 小腸広範囲切除患者（短腸症候群）
   b. 小腸疾患（クローン病，慢性特発性偽性腸閉塞，多発性小腸潰瘍，消化管瘻など）
   c. 放射線腸炎

2. **消化管の使用が好ましくない状態**
   a. 大手術時（大腸全摘，食道がん手術，膵頭十二指腸切除，骨盤内臓全摘，腹部大動脈瘤手術など）
   b. 化学療法，放射線療法，骨髄移植時
   c. 重症膵炎
   d. 敗血症，拡大手術，50％以上の熱傷，多臓器外傷などで異化が著明な患者
   e. 炎症性腸疾患，妊娠悪阻

広範囲熱傷などの消化管の使用が好ましくない状態では TPN が適応となる。一方，消化吸収機能に障害がない場合である脳血管障害後遺症，神経・筋疾患に伴う嚥下障害では TPN は原則として適応にならない。

C 静脈栄養法の種類とその特徴

1. 投与経路からの分類

　静脈栄養法はその投与経路から末梢静脈栄養法（PPN）と中心静脈栄養法（TPN）に分類される。アメリカ静脈経腸栄養学会（American Society for Parenteral and Enteral Nutrition：ASPEN）ガイドラインでは，静脈栄養の施行が2週間以内の場合は PPN，2週間以上の場合は TPN が適応とされる。TPN のうちでも食事や経腸栄養を併用することによって，TPN の投与エネルギー量が総投与量の60％未満になっている場合は**補完的中心静脈栄養**（supplemental parenteral nutrition：**SPN**）とよばれる。代表的な PPN の投与ルート（図4-7）と TPN の投与ルートを示す（図4-8）。

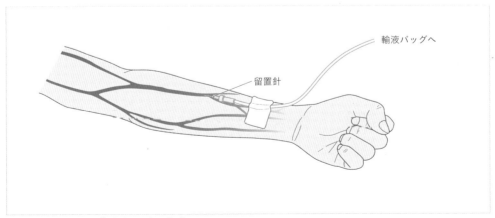

図4-7 末梢静脈栄養法（PPN）の投与ルート

輸液バッグへ

留置針

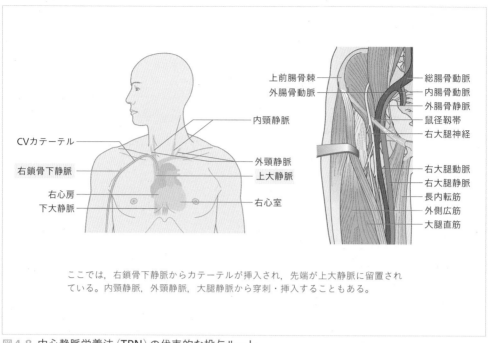

ここでは，右鎖骨下静脈からカテーテルが挿入され，先端が上大静脈に留置されている。内頸静脈，外頸静脈，大腿静脈から穿刺・挿入することもある。

図4-8 中心静脈栄養法（TPN）の代表的な投与ルート

2. 新しい分類

　輸液カテーテル管理の最適なあり方を多職種で議論する団体，日本 VAD コンソーシアム（Japan Vascular Access Device Consortium；JVADC）が公表したデバイス選択のアルゴリズムを示す（図4-9）。

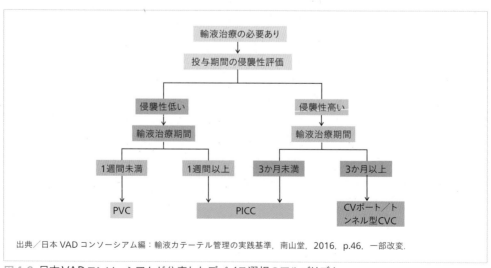

出典／日本 VAD コンソーシアム編：輸液カテーテル管理の実践基準，南山堂，2016，p.46，一部改変．

図4-9 日本 VAD コンソーシアムが公表したデバイス選択のアルゴリズム

1 末梢静脈カテーテル

末梢静脈カテーテル（peripheral venous catheter : **PVC**）は，上肢の末梢静脈にサーフロー®留置針などを用いて血管を確保する。PVC の治療期間の目安は 1 週間である。

2 末梢挿入型中心静脈カテーテル と 非トンネル型中心静脈カテーテル

末梢挿入型中心静脈カテーテル（PICC）は，中心静脈からの輸液治療の第一選択としている（図 4-10）。1 週間以上 3 か月未満では PICC あるいは非トンネル型中心静脈カテーテルを使用する（図 4-11）。これまでは，1 週間以上の長期間の留置が想定される患者には，鎖骨下静脈や内頸静脈からカテーテルを挿入する従来型の中心静脈カテーテル（central venous catherter : CVC, CV カテーテル）が一般に使用されてきたが，心臓や肺を誤穿刺する

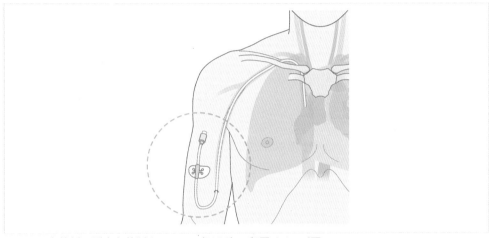

図4-10 末梢挿入型中心静脈カテーテル（PICC）の留置イメージ図

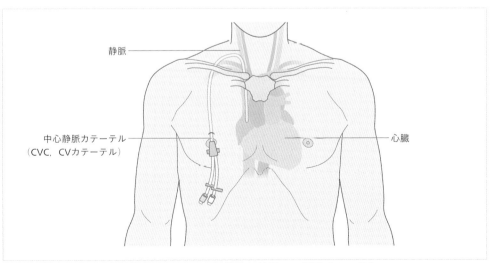

図4-11 非トンネル型中心静脈カテーテルの右鎖骨下静脈への留置イメージ図

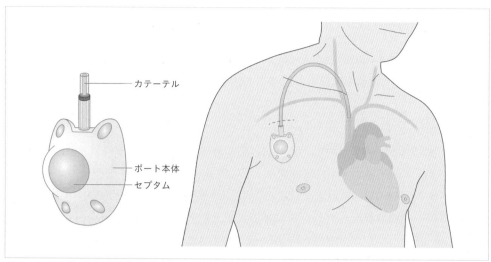

図4-12 CVポートとCVポート留置イメージ図

などの合併症のリスクが高かった。

　非トンネル型中心静脈カテーテルには，種類の異なる薬剤を投与できるように，内腔が2つのダブルルーメンや内腔が3つのトリプルルーメンがある。内腔の断面積は均一ではないので，太いルートをメインルートとして使用する。

　PICCは，同じ中心静脈カテーテルであっても末梢静脈から挿入するため，穿刺時の重篤な合併症のリスクが低く，安全に留置できる特徴がある。アメリカでは，看護師によりPICCが施行され普及しているが，日本でもPICCが特定看護師の医療行為の一つとして認められたので，今後はTPNにおける第一選択の手技になることが予想される。

3 ｜ 完全皮下埋め込み式カテーテル（CVポート）あるいは トンネル型中心静脈カテーテル

　3か月以上留置する場合は**完全皮下埋め込み式カテーテル〔CV（central venous）ポート〕**あるいはトンネル型中心静脈カテーテルを使用する（図4-12）。

Ｄ 経静脈栄養法の実際

1. 末梢静脈栄養法

　末梢静脈カテーテル（PVC）は，静脈炎予防のためには可能な限り細径のカテーテルを使用し，上肢の静脈に留置する。PVCは，96時間以上留置しない。市販されている末梢静脈栄養輸液製剤には，アミノ酸加糖電解質液とビタミン B_1 含有アミノ酸加糖電解質液に分けられる。ビタミン B_1 含有アミノ酸加糖電解質液には，ビーフリード®，パレセーフ®がある。アミノ酸加糖電解質液には，トリフリード®などがある。

第1編 内科編

薬物療法

食事療法

運動療法

4 特殊栄養法

リハビリテーション

放射線療法

低侵襲治療法

チーム医療

これらの製剤を用いて末梢静脈栄養法（PPN）を実施する場合には，アミノ酸液と糖電解質液を基本として，脂肪乳剤を加えて1日当たり総カロリー量1000〜1200kcalの投与が可能となる。末梢の細い静脈では，高濃度の糖電解質液を投与すると静脈炎の発生頻度も高くなるので注意が必要である。中心静脈栄養法（TPN）に比べて十分量の栄養を投与できず，濃度が低いために投与栄養量を増やすと水分量も多くなるため，心臓・腎臓の負担に注意を払う必要がある。たとえば，ビーフリード®は，うっ血性心不全症例では禁忌である。

2. 中心静脈栄養法

病態および使用目的，使用予定期間を考慮してカテーテルを選択する。感染防止のためには，鎖骨下静脈を第一選択とする。穿刺時のリスク面からは，末梢挿入型中心静脈カテーテル（PICC）の使用が推奨される。留置後必ずX線写真を撮り，カテーテル先端の位置が適正であることと，合併症が発生していないことを確認する。

中心静脈栄養輸液製剤の基本組成は，糖・電解質液，アミノ酸製剤，高カロリー輸液用総合ビタミン剤，高カロリー輸液用微量元素製剤を混合したものである。このすべてを加えた製剤としてエルネオパ®がある。原則として脂肪乳剤を側管から投与する。

E 禁忌

中心静脈栄養法（TPN）の禁忌には菌血症がある。

F 合併症

中心静脈栄養法（TPN）の合併症には，下記のような疾患などがある。

①**カテーテル関連血流感染症**（catheter-related bloodstream infection：**CRBSI**）

②カテーテル留置に関連した合併症：カテーテルの誤留置，カテーテル破損，気胸，血胸，皮下気腫，神経損傷，空気塞栓*，カテーテル閉塞，逸脱，不整脈（カテーテルが深く挿入されて右心房を刺激するために起こる），カテーテル敗血症，カテーテル刺入部の皮膚感染症

③静脈炎，血栓・塞栓症

④高血糖，電解質異常，胆石，脂肪肝

⑤ビタミンB欠乏症

＊ **中心静脈カテーテル抜去時の空気塞栓について**：空気塞栓を予防するために，必ず仰臥位またはトレンデレンブルグ体位で中心静脈カテーテルを抜去すること。

参考文献

- 大石英人, 他：経皮経食道胃管ドレナージ術 穿刺用非破裂型バルーンカテーテルの開発とその将来性, 日本外科学会雑誌, 99（4）：275, 1998.
- 蟹江治郎：胃瘻 PEG 合併症の看護と固形化経腸栄養の実践；胃瘻のイロハからよく解る, 日総研出版, 2004.
- 日本静脈経腸栄養学会編：静脈経腸栄養ガイドライン, 第 3 版, 照林社, 2013.
- 日本 VAD コンソーシアム編：輸液カテーテル管理の実践基準, 南山堂, 2016.
- Horiuchi A, et al.：Nasopharyngeal decolonization of methicillin-resistant Staphylococcus aureus can reduce PEG peristomal wound infection, Am J Gastroenterol, 101：274-277, 2006.
- Horiuchi A, et al.：Prospective randomized trial of direct method using a 24 Fr bumper-button-type device versus pull method for percutaneous endoscopic gastrostomy, Endoscopy, 40：722-726, 2008.
- Horiuchi A, et al.：Elemental diets may reduce the risk of aspiration pneumonia in bedridden gastrostomy-fed patients, Am J Gastroenterol, 108：804-810, 2013.

第 **5** 章

リハビリテーション

I　リハビリテーションとは

A　リハビリテーションの定義

　リハビリテーション（rehabilitation）という言葉は，「再び」という意味のリ（re）と，ラテン語で「適する」という意味のハビリス（habilis）に由来している。したがって本来の意味は「身分・地位・資格の回復」であり，「破門の取り消し」という意味で使われることもあった。20世紀に入りこの言葉が，障害者のための医療・福祉活動を表す言葉として使われるようになり，その全体像を「総合的リハビリテーション」とよぶこともある。

　総合的リハビリテーションは，医学的リハビリテーション，教育的リハビリテーション，職業的リハビリテーション，社会的リハビリテーションなどから構成され，医療現場で行われるものを医学的リハビリテーションまたはリハビリテーション医療とよぶ。

　国連は1982年に採択した「障害者に関する世界行動計画」のなかで，「リハビリテーションとは，身体的，精神的，かつまた社会的に最も適した機能水準の達成を可能にすることによって，各個人が自らの人生を変革していくための手段を提供していくことを目指し，かつ，時間を限定したプロセスである」と定義している。

B　障害とは

1. 国際障害分類（ICIDH）の概念

　このように医療としてのリハビリテーションが障害者を対象とするため，障害とは何かを理解する必要がある。世界保健機関（World Health Organization；WHO）は1980年に**国際障害分類**（International Classification of Impairments, Disabilities, and Handicaps；**ICIDH**）を発表し，障害を3つの階層（レベル）に分類した（図5-1）。疾病により生物学的レベルの障害として機能障害や形態異常を生じる。これにより人間の個人レベルの障害として，個体としての活動能力が低下すること，これを能力低下とよぶ。さらに社会的レベルの障害として，社会生活で不利益を経験すること，これを社会的不利とよぶ。

　たとえば，変形性股関節症の中年女性を想定してみる。変形性股関節症は，股関節の疼痛や可動域の制限という機能障害を伴い，立ち上がりにくい，長い距離の歩行が困難，といった能力低下につながる。そのため，たとえば遠方に自分で買い物に行くことができない，それまでに就いていた仕事を継続できない，といった社会的不利が生じる。

Disease（疾病）
↓
Impairment（機能障害・形態異常を含む）
身体の臓器機能あるいは外観の異常
（生物学的レベルの障害）
↓
Disability（能力低下）
個体としての活動能力が低下した状態
（人間の個人レベルの障害）
↓
Handicap（社会的不利）
社会生活で経験する不利益
（社会的レベルの障害）

図5-1 WHOによる障害の階層性（1980年）

2. 国際生活機能分類（ICF）の概念

　この国際障害分類に対し，「能力低下」や「社会的不利」には否定的なイメージがある，機能障害・形態異常→能力低下→社会的不利の過程にはリハビリテーション医療や様々な背景因子が関与する，といった批判もあった。そこでWHOは2001年に，分類対象を「疾病の帰結」ではなく「健康の構成要素」とした**国際生活機能分類**（International Classification of Functioning, Disability and Health：**ICF**）を発表した（図5-2）。

　この健康の構成要素のなかで，心身機能・身体構造が損なわれた状態が機能障害であり，同様に活動に対しては活動制限，参加に対しては参加制約が位置する。これらには環境因子と個人因子が関与し，環境には健康の構成要素を促進する因子と阻害する因子がある。ICFは生活機能を非常に細かく分類しており，様々な障害の評価に使用されている。

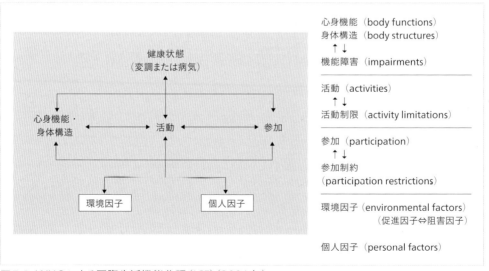

図5-2 WHOによる国際生活機能分類（ICF）（2001年）

C 障害の評価

　リハビリテーションの計画を立て，その効果を判定するためには，対象となる患者の障害を評価する必要がある。この際に，前述の国際障害分類（ICIDH）における障害の階層別に考えると理解しやすい。

　生物学的レベルの障害である機能障害や形態異常は，通常の医学的診察・評価に基づき，多くの尺度のなかから個々の障害の評価に適したものを選択する。

　たとえば筋力が低下している場合には，**徒手筋力検査**（manual muscle testing：**MMT**）が広く用いられている（表5-1）。定量的に筋力を評価するものとしては，ハンドヘルドダイナモメーター，握力計，等速性筋力測定装置などがある。

1. ADL評価

　個人のレベルの障害である能力低下を評価するには，**日常生活動作**（activities of daily living：**ADL**）を評価することが多い。ADLとは，一人の人間が独立して生活するために行う基本的な，しかも，各人ともに共通に毎日繰り返される一連の身体的動作群を指す。これは**基本的 ADL** ともよばれ，起居動作，屋内移動，トイレ，食事摂取，衣服着脱，入浴，コミュニケーションなどを含む。これに対し，調理，洗濯，整理整頓，電話使用，服薬などのように応用的な日常生活動作を**手段的 ADL**（instrumental ADL：**IADL**）とよぶ。

　基本的 ADL を総合的に評価するには，**バーセル指数**（Barthel index：**BI**）（表5-2）や**機能的自立度評価法**（functional independence measure：**FIM**）を用いる。BI は 10 項目について介助量により 2〜3 段階で評価し，すべて介助なしで遂行できる場合は 100 点，すべて介助の場合は 0 点になる。FIM は 6 領域，計 18 項目の行為を介助量により 1〜7 の 7 段階で評価するもので，すべて介助なしで遂行できる場合は 126 点，すべて介助の場合は 18 点になる。

2. 社会的不利の評価

　社会的レベルの障害である社会的不利を定量的に評価するのは難しい。包括的尺度として身体的自立，認知的自立，移動，作業，社会的統合，経済的自立の 6 領域 32 項目を評

表5-1 徒手筋力検査（MMT）

5（Normal）	：運動範囲全体にわたって動かすことができ，最大の徒手抵抗に抗して最終運動域を保持できる。
4（Good）	：運動範囲全体にわたって動かすことができるが，最大の徒手抵抗に抗して最終運動域を保持できない。
3（Fair）	：重力に抗して運動範囲全体にわたって動かすことができるが，徒手抵抗に抗することができない。
2（Poor）	：重力の影響を除いた肢位でなら，運動範囲全体にわたって動かすことができる。
1（Trace）	：筋収縮が目に見える，または触知できるが，関節運動は起こらない。
0（Zero）	：筋収縮・関節運動がまったく起こらない。

表 5-2 バーセル指数（BI）

	点数	質問内容
食事	（10）	自立している。自助具などを用いてもよい。標準時間内に食べ終える。
	（ 5）	部分的に介助を要する。たとえばおかずを切って細かくしてもらうなど。
	（ 0）	全面的に介助を要する。
車いすから ベッドへの移動	（15）	ブレーキやフットレストの操作も含めて自立している。歩行の自立を含む。
	（10）	軽度の部分介助または監視を要する。
	（ 5）	座ることは可能であるがほぼ全面的に介助を要する。
	（ 0）	全面的に介助または不可能。
整容	（ 5）	洗面，整髪，歯磨き，ひげそりなどが自立している。
	（ 0）	整容に介助を必要とする。
トイレ動作	（10）	衣服の着脱，トイレットペーパーの使用，水を流す，を含めて自立している。
	（ 5）	からだを支える，衣服の着脱，後始末などに部分的な介助を必要とする。
	（ 0）	全面的に介助または不可能。
入浴	（ 5）	浴槽かシャワー，スポンジのいずれかを用いて自立している。
	（ 0）	部分的あるいは全面的に介助を必要とする。
歩行	（15）	45m 以上を介助や監視なしに歩ける。車椅子や歩行器は使用しない。
	（10）	45m 以上を介助や歩行器により歩ける。
	（ 5）	車椅子（いす）を自分で操作して 45m 以上移動できる。
	（ 0）	上記以外
階段昇降	（10）	介助や監視なしに次の階まで昇降できる。手すりの使用は可。
	（ 5）	階段の昇降に介助や監視を要する。
	（ 0）	階段の昇降ができない。
着替え	（10）	ボタン掛け，靴の着脱などを含めて自立している。
	（ 5）	着替えの半分以上を，標準的な時間内に行うことができる。
	（ 0）	上記以外
排便のコントロール	（10）	便を失禁することはない。
	（ 5）	時に失禁がある。または坐薬や浣腸に介助を要する。
	（ 0）	上記以外
排尿のコントロール	（10）	尿を失禁することはない。
	（ 5）	時に失禁がある。または集尿器の取り扱いに介助を要する。
	（ 0）	上記以外
合計	／100	

価する**改訂版 CHART**（Craig Handicap Assessment and Reporting Technique）を用いることがある。

　障害そのものの評価ではないが，リハビリテーションの目的の一つが障害者の**生活の質**（quality of life：**QOL**）向上であることを考えると，QOL の評価も重要な位置を占める。QOL には宗教，経済的状態，信条，所属する社会など，健康と関連が薄い領域も含まれるため，医療に関連して影響を受ける領域を**健康関連 QOL**（health-related QOL：**HRQOL**）とよんでいる。

　このうち疾患や障害の種類によらず一般的な健康度を評価するものが包括的尺度であり，代表的な評価法として **EuroQol**（EQ-5D），**SF-36®**がある。EQ-5D は 5 項目の健康状態を調査するもので，以前はそれぞれ 3 つの段階から選んでいたが，現在は 5 つの段階から選択するバージョン（EQ-5D-5L）が用いられることがある（表 5-3）。SF-36®は身体機能，日常役割機能（身体），からだの痛み，全体的健康感，活力，社会生活機能，日常役割機能（精神），こころの健康，の 8 つの健康概念を測定する下位尺度からなる。

表5-3 EQ-5D-5L日本語版

移動の程度
　歩き回るのに問題はない
　歩き回るのに少し問題がある
　歩き回るのに中等度の問題がある
　歩き回るのにかなり問題がある
　歩き回ることができない

身の回りの管理
　自分でからだを洗ったり着替えをするのに問題はない
　自分でからだを洗ったり着替えをするのに少し問題がある
　自分でからだを洗ったり着替えをするのに中等度の問題がある
　自分でからだを洗ったり着替えをするのにかなり問題がある
　自分でからだを洗ったり着替えをすることができない

ふだんの活動（例：仕事，勉強，家族・余暇活動）
　ふだんの活動を行うのに問題はない
　ふだんの活動を行うのに少し問題がある
　ふだんの活動を行うのに中等度の問題がある
　ふだんの活動を行うのにかなり問題がある
　ふだんの活動を行うことができない

痛み／不快感
　痛みや不快感はない
　少し痛みや不快感がある
　中程度の痛みや不快感がある
　かなりの痛みや不快感がある
　極度の痛みや不快感がある

不安／ふさぎ込み
　不安でもふさぎ込んでもいない
　少し不安あるいはふさぎ込んでいる
　中程度に不安あるいはふさぎ込んでいる
　かなり不安あるいはふさぎ込んでいる
　極度に不安あるいはふさぎ込んでいる

出典／池田俊也，他：日本語版 EQ-5D-5L におけるスコアリング法の開発，保健医療科学，64（1）：47-55, 2015.

これらに対し個々の疾患や障害に対応した尺度を疾患特異的尺度とよび，変形性関節症に対する WOMAC（Western Ontario and McMaster Universities Osteoarthritis Index），腰痛に対する RDQ（Roland-Morris Disability Questionnaire）などがある。

D 処方と医学的管理

1. リハビリテーションにかかわる専門職

　リハビリテーションは，医師の処方に基づき，理学療法士，作業療法士，言語聴覚士が行う。リハビリテーションはチーム医療であり，これらのほかに，義肢装具士，看護師，公認心理師，医療ソーシャルワーカーなどが協力する。

　理学療法士は，立つ，歩くなどの基本的動作能力の回復や悪化予防を目的に，運動療法や物理療法などを行う専門職で，主に体幹や下肢にアプローチする。作業療法士は，特定の作業を通じて障害の克服を図る専門職で，認知機能の障害や，精神障害にもかかわる。上肢，特に作業と関係する手の運動療法も行う。言語聴覚士は，失語症や構音障害などの

言語障害や，嚥下障害にかかわる専門職で，言葉の発達障害や聴覚の評価にもかかわる。

これら3つの職種の仕事にはオーバーラップする部分も多く，たとえば上肢の運動療法には理学療法士，作業療法士のいずれもが，また高次脳機能障害には作業療法士，言語聴覚士のいずれもがかかわる。

2. リハビリテーション医の業務

医師，特にリハビリテーション医の業務の一つが，理学療法士，作業療法士，言語聴覚士に対してリハビリテーションの処方を行うことである。このために医師は患者の障害を評価し，リハビリテーションのゴール（目標）を設定し，そのゴールを達成するためのリハビリテーション内容を設定する必要がある。処方の際には，リハビリテーションに伴う患者のリスクを評価し，リハビリテーションを中断，中止する基準も設定する。運動療法における基準として土肥による**改訂アンダーソン基準**が広く知られている（表5-4）。これはもともと脳卒中片麻痺患者の運動療法の基準として，循環器系の評価を用いて作られたものである。

これ以外にも，患者の診察に基づき様々な側面からリスク管理を行う必要がある。このように医師は，主に障害という面から患者の医学的管理に責任をもつ立場である。もちろんリハビリテーションはチーム医療という側面をもっており，患者と家族の要望も聞きながら，医師と療法士は協力してリハビリテーションの計画を立て，これを進めていく。この際に重要な意味をもつのが，**リハビリテーションカンファレンス**（評価会議）である。

表5-4 改訂アンダーソン基準

Ⅰ. 運動を行わないほうがよい場合
 1）安静時脈拍数120回／分以上
 2）拡張期血圧120mmHg以上
 3）収縮期血圧200mmHg以上
 4）労作性狭心症を現在有するもの
 5）新鮮心筋梗塞1か月以内のもの
 6）うっ血性心不全の所見の明らかなもの
 7）心房細動以外の著しい不整脈
 8）運動前すでに動悸，息切れのあるもの

Ⅱ. 途中で運動を中止する場合
 1）運動中，中等度の呼吸困難，めまい，嘔気，狭心痛などが出現した場合
 2）運動中，脈拍が140回／分を越えた場合
 3）運動中，1分間10個以上の期外収縮が出現するか，または頻脈性不整脈（心房細動，上室性または心室性頻脈など）あるいは徐脈が出現した場合
 4）運動中，収縮期血圧40mmHg以上または拡張期血圧20mmHg以上上昇した場合

Ⅲ. 次の場合は運動を一時中止し，回復を待って再開する
 1）脈拍数が運動時の30％を超えた場合，ただし，2分間の安静で10％以下にもどらない場合は，以後の運動は中止するかまたは極めて軽労作のものにきりかえる
 2）脈拍数が120回／分を越えた場合
 3）1分間に10回以下の期外収縮が出現した場合
 4）軽い動悸，息切れを訴えた場合

出典／土肥豊：片麻痺における心疾患の合併と治療上のリスク，理学療法と作業療法，5（6）：438-441，1971，一部改変.

3. リハビリテーションカンファレンス

リハビリテーションカンファレンスは，患者の全体像について関連する医療専門職全員が認識し，リハビリテーションを含む診療の方針を検討，議論する場である。リハビリテーション目的の入院では，入院時カンファレンス，中間カンファレンス，退院時カンファレンスが行われることが多く，定期以外にも診療方針の変更につながるような事態が生じた際には適宜開催される。通常は医師がカンファレンスのまとめ役，進行役となる。

患者に義肢や装具の装着が必要な場合には，医師が義肢装具士に処方を行い，義肢装具士が採寸や採型，適合を行う。特に適合のチェックは重要なプロセスであり，医師が責任をもって行い，理学療法士，作業療法士が立ち会うこともある。

Ⅱ リハビリテーションの目的

リハビリテーションの究極の目的は，疾病や外傷により障害を負った人を社会生活に復帰させることである。この「社会生活への復帰」は社会参加と言い換えることも可能である。これは，必ずしも障害を負う前の仕事などに戻るとは限らないが，最も適切な社会環境に統合されることを目標とする。

この目標のためには，機能障害により生じる能力低下を最小限に抑えることが重要であり，このために可能性のあるリハビリテーションアプローチを最大限に利用する。小児，特に先天性の障害の場合は，社会生活への復帰，というよりも，適切な社会生活への適合，

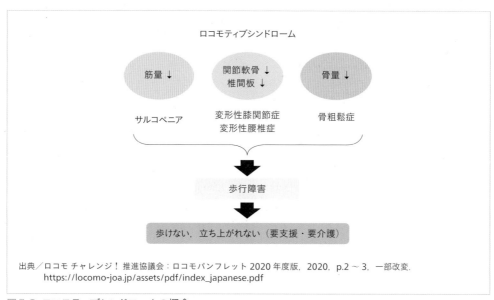

図5-3 ロコモティブシンドロームの概念

言い換えれば自立した社会生活を目標とする。

▶ リハビリテーションの予防的側面　リハビリテーションは，予防的な側面も併せもっている。たとえば心筋梗塞をはじめとした虚血性心疾患が落ち着いたのちに行われる心臓リハビリテーションは，心疾患の再発を予防する目的で行われている。

　高齢社会においては，ある時点では障害者でなくても，いずれ機能が低下し介護を要するようになる可能性がある。運動器の障害のために移動機能の低下をきたした状態である**ロコモティブシンドローム**（運動器症候群）（図5-3），肥満，脂質異常症，高血糖症（糖尿病），高血圧などが複合した状態である**メタボリックシンドローム**（内臓脂肪症候群）は，いずれも運動療法により予防が可能であり，これも広い意味でリハビリテーションに含まれる。

III　リハビリテーションの適応

　リハビリテーションの適応は，極端に言えば「すべての障害」である。この障害は，障害の階層として図5-1に記した機能障害・形態異常，能力低下，社会的不利のすべてを含む。つまり，「障害者基本法」で障害者と定義されている「身体障害，知的障害又は精神障害があるため，継続的に日常生活又は社会生活に相当な制限を受ける者」だけが対象となるわけではなく，疾病や外傷により生じた機能障害の一部もリハビリテーションの適応となり得る。

　リハビリテーションの適応として特に重要なのは，**廃用症候群**である。関節のギプス固定などによる局所的な不動による障害も廃用とよぶが，一般的に廃用症候群とは，「何らかの疾病により安静臥床や運動制限を余儀なくされることで身体活動全体が低下した状態」を指す。廃用症候群では，表5-5に示すように，運動器，皮膚，循環器，血液・体液，呼吸器，消化器，腎・泌尿器，内分泌・代謝，精神機能などに多彩な症状が表れる。急性

表5-5　廃用症候群

器官		症状
運動器	筋肉	筋萎縮，短縮，筋力低下
	関節	拘縮，変形
	骨	骨萎縮，異所性骨化
	末梢神経	圧迫性障害
皮膚		萎縮，褥瘡
循環器	心臓	最大酸素摂取量低下，一回心拍出量低下，心筋萎縮，
	血管	毛細管／組織比の低下，深部静脈血栓，起立性低血圧
血液・体液		循環血漿量減少，貧血，低たんぱく
呼吸器		一回換気量減少，肺活量減少，肺胞膨張不全，無気肺，誤嚥性肺炎
消化器		消化液減少，吸収不全，便秘，食欲低下，逆流性食道炎
腎・泌尿器		腎血流減少，失禁，尿路結石，尿路感染
内分泌・代謝		副甲状腺ホルモン増加，男性ホルモン低下，基礎代謝低下，耐糖能低下
精神機能		不安，抑うつ，意欲低下，感情失禁，認知症

期医療を担う医療機関においては，廃用症候群の予防・治療のために，リハビリテーションが重要な役割を担っている。

IV リハビリテーションの種類とその特徴

A 運動療法

1. 筋力増強運動 (図5-4)

　筋肉の収縮には，関節の動きを伴わない**等尺性収縮**，筋肉に一定の張力が加わる**等張性収縮**，関節の角速度が一定である**等運動性**（または**等速性**）**収縮**，がある。等尺性収縮による筋力増強運動は，関節障害や疼痛のために関節を動かせない状況でも，高い筋収縮力を得ることができる。等張性収縮は**求心性収縮**と**遠心性収縮**に分けられ，筋持久力の強化に優れている。

　また元の筋力に応じて筋力増強運動を分類すると，重力を取り除いても動かすだけの筋力がない場合には自動介助運動，重力のみに抗して動かすだけの筋力がある場合は自動運動，それ以上の筋力がある場合には抵抗運動により筋力を強化する。

2. ファシリテーションテクニック

　神経促通手技ともよばれ，脳卒中などの中枢性運動障害に対して行われる神経生理学的アプローチである。中枢性運動障害では，中枢神経*からの脱抑制により連合反応*，共同運動*，異常姿勢反射*などが生じるが，これらを抑制しながら適切な随意運動を引き

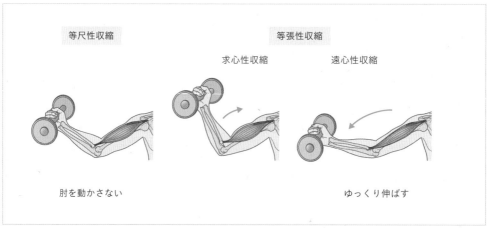

図5-4　上腕二頭筋（肘の屈筋）の等尺性収縮と等張性収縮

出す必要がある。様々なコンセプトのテクニックが体系化されており、代表的なものにボバース（Bobath）法＊，固有受容覚性神経促通法＊（proprioceptive neuromuscular facilitation：PNF），促通反復療法（川平法）＊などがある。

3. 全身調整（コンディショニング）

全身調整（コンディショニング）は、体力改善の目的で行われる運動の代表的なもので、前述の廃用症候群のほか，虚血性心疾患，閉塞性肺疾患などを主な対象とする。全身調整は、様々な運動を組み合わせて用いられ、筋力や耐久性の向上、運動効率の向上を目的とする。患者の状態を評価したうえで、運動の種目や強度，時間が決められる。

4. 関節可動域運動

関節可動域の維持および改善の目的で行われる。関節拘縮の原因となっている筋腱や関節包，靱帯の持続的伸張を図る運動である。意識障害や著しい運動麻痺がある場合には患者自身で関節を動かすことができないため、療法士などが他動運動を行うが、筋力がある程度ある場合には患者自身で関節を動かし、足りない部分を療法士などが補う（**自動介助運動**）。筋力が十分にある場合には、自動運動を行う。

他動運動の特殊なものとして、機器を用いた**CPM**（continuous passive motion，持続他動運動）がある（図5-5）。また左肩の関節可動域運動を、健側の右手を用いて行うなど、患者自身の健常部位で行うものを**自己他動運動**とよんでいる（図5-6）。

5. 起居移動動作訓練

基本的ADLのなかで、起居動作（ベッドからの起き上がりや椅子からの立ち上がり），移動（歩行のほか，ベッドから車椅子への移乗などを含む）は**起居移動動作訓練**とよばれる。これは急性

＊ **中枢神経**：中枢神経とは脳と脊髄を指すが、これらは末梢神経の活動を様々な形でコントロールしている。そのため中枢神経の障害では、末梢神経を介してコントロールしている筋活動に様々な障害を生じることになる。

＊ **連合反応**：ある運動を行おうとする際に、ほかの関節の運動が同時に生じる現象。たとえば片麻痺患者が健側で手指を強く握ると、麻痺側上肢の筋肉の緊張が亢進し、手関節・手指屈曲、肘屈曲、肩外転などがみられる。

＊ **共同運動**：単一の運動を行おうとする際に、それと関連する複数の運動を生じる現象。たとえば肘関節を屈曲しようとすると、同側の肩関節屈曲・外転、前腕回外、手関節・手指の屈曲を生じる。

＊ **異常姿勢反射**：姿勢反射とは、からだの各部位の位置に関連する全身の知覚により、反射的に全身の筋が適度に緊張し、からだの位置、姿勢、運動における平衡を保つことをいう。神経系に異常を生じると、姿勢を適切に保つ機能が障害され、様々な形の異常姿勢反射を示す。

＊ **ボバース法**：脳卒中や脳性麻痺の治療法として、イギリスの医師であるカレル・ボバース博士と理学療法士のベルタ・ボバース夫人により開発されたものである。脳などの中枢神経系が障害されることによって生じる姿勢や運動の障害の神経生理学的分析や、乳児の姿勢や運動、知覚や認知の発達過程の分析を取り入れ、中枢神経系の可塑性（外からの刺激に対して神経系が機能的に変化すること）を活用した手法である。

＊ **固有受容覚性神経促通法**：1940年代にアメリカで開発されたリハビリテーション手法で、神経疾患、運動器障害などに広く用いられている。関節の位置、動き、力などを受容する固有受容器を刺激することによって、神経・筋の反応を促通する方法である。

＊ **促通反復療法（川平法）**：鹿児島大学（当時）の川平和美により開発された、主に脳卒中片麻痺を対象としたリハビリテーション手法である。損傷を受けた脳の可塑性を引き出すため、麻痺した上肢、下肢を治療者が操作し、患者が意図した運動の実現に必要な神経路に興奮を伝える手技である。

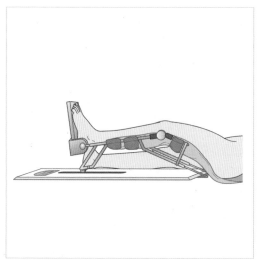

図5-5 膝関節のCPM装置

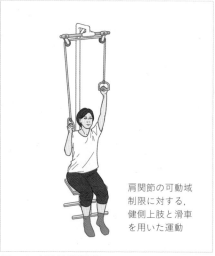

肩関節の可動域
制限に対する，
健側上肢と滑車
を用いた運動

図5-6 自己他動運動

期リハビリテーションの基本的なものである。

6. その他の運動療法

　各種の疾患や病態に応じて行われる運動療法に，肩関節周囲炎に対する**コッドマン**
(Codman) 体操（図5-7），腰痛症に対するウィリアムス（Williams）体操*やマッケンジー
（Mckenzie）法*，失調症に対するフレンケル（Frenkel）体操*などがある。

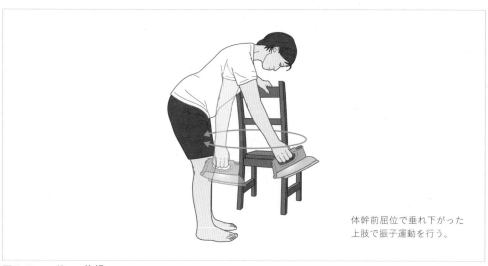

体幹前屈位で垂れ下がった
上肢で振子運動を行う。

図5-7 コッドマン体操

* **ウィリアムス体操**：腰痛の原因となる姿勢の矯正と，腰部にかかる負荷の軽減を目的とし，腹筋，背筋，殿筋などを
　強化したりストレッチしたりする体操で，基本的に6つの運動からなる。
* **マッケンジー法**：腰痛の軽減を目的に行う治療法の一つで，腰部の運動に伴う疼痛の変化を評価し，それに応じて
　適切な運動を指導する手法である。
* **フレンケル体操**：運動失調に対して，視覚や触覚を利用して運動を随意的にコントロールできるように下肢の運動
　を行う体操である。

B 物理療法

1. 温熱療法

温熱により得られる効果には，①軟部組織（筋，腱，関節包など）の伸張性増大，②痙縮の軽減，③疼痛の軽減（疼痛閾値を上昇させる），④局所性の血流増加，⑤組織代謝の促進などがあるため，**温熱療法**は関節拘縮，筋痙縮，疼痛などに対して行われる。温熱療法は，深達度により**表在性温熱**と**深部温熱**に，また熱の伝わり方により**伝導熱**，**輻射熱**，**転換熱**などに分類される。

▶ 温熱療法の種類　表在性の伝導熱であり，広く使われている治療法としては，**ホットパック**がある。これはシリカゲルなどを木綿袋などに入れたものであり，これを80℃前後の恒温槽につけたうえで数枚のタオルで包み，患部に当てる。また，**パラフィン浴**も表在性の伝導熱であり，パラフィン浴槽に入れ50～55℃に保ったパラフィンに患部をつけるか，パラフィンを局所性に塗布する。

極超短波（マイクロウェーブ）は2～3cmの深達度がある転換熱である。**超音波**の深達度は5cm程度で，転換熱による温熱効果と，振動作用によるマッサージや微小循環改善効果がある。**赤外線**は輻射熱の代表であり，近赤外線と遠赤外線に分けられる。

2. 電気治療

電気により筋肉や神経を刺激する治療を**電気治療**と総称している。最も広く行われているのは，**治療的電気刺激法**（therapeutic electrical stimulation：**TES**）であり，廃用性萎縮を生じた筋肉，筋力が低下した筋肉に電気刺激を加え，筋力増強を図る。筋痙縮の抑制にも効果があるとされる。

▶ 電気治療の種類　**経皮的電気神経刺激法**（transcutaneous electrical nerve stimulation：**TENS**）は電気的に除痛を図るもので，疼痛部位をはさむ部位や原因となる末梢神経の部位を刺激する。**機能的電気刺激法**（functional electrical stimulation：**FES**）は麻痺した筋肉や末梢神経に電気刺激を加えることにより，歩行などの機能的な動作を補助するもので，近年急速に進歩している手法である。片麻痺患者の内反尖足に対する腓骨神経刺激（図5-8），脊髄損傷対麻痺患者の歩行再建などのほか，高位脊髄損傷に伴う呼吸障害に対する横隔膜のペーシングなども行われるようになっている。

3. 光線療法

可視光線より波長が長い赤外線は，前述のように温熱療法に用いられる。波長が短い紫外線は温熱効果が小さく，リハビリテーションにおける物理療法として用いられることは少ない。一方，**レーザー**は人工的に作られた高い指向性をもつ光線で，小さい範囲に高い

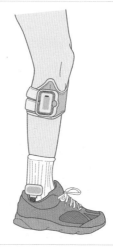

歩行時の尖足（せんそく）に対して，
歩行の相を感知し，
適切なタイミングで
腓骨神経を刺激する。

図5-8 機能的電気刺激法

エネルギーを照射することができる。低出力レーザーが鎮痛，血流改善，抗炎症などを目的に用いられる。

4. 水治療法

水がもつ浮力，液体抵抗，温度（温熱や寒冷）などの生理学的効果を用いた治療法の総称である。水中での歩行では，浮力により下肢関節などにかかる力は小さくなる一方，歩行に必要な筋力は液体抵抗のために大きくなり，酸素摂取量も大きい。水治療法のためには，訓練用プール，ハバードタンク（ひょうたん型の全身用浴槽），渦流浴槽などが用いられる。

5. 寒冷療法

伝導冷却として，氷をタオルで巻いたもののほか，コールドパックやクリッカー（氷と食塩を入れる容器）を用いた患部へのマッサージ，揮発性蒸気冷却剤を用いたスプレーによる冷却が行われる。得られる効果には，末梢血管の収縮と，それに引き続く血管拡張，疼痛閾値の上昇，痙縮抑制などがあり，急性炎症や浮腫，疼痛，筋緊張亢進などに対して行われる。

6. 牽引療法

骨折や脱臼の整復，局所の安静と疼痛の緩和，アライメントの保持などを目的に行われる治療法である。骨にピンやワイヤーを刺入して直接牽引する**直達牽引**と，皮膚や軟部組織を介して牽引する**介達牽引**がある。また入院するなどして長時間牽引を行う**持続牽引**と，数十分程度行う**間欠牽引**がある。物理療法として用いられることが多いのは，脊椎に対する介達牽引である（図5-9）。脊椎牽引の疼痛に対する効果に関しては，十分なエビデンスがない。

第
1
編

内
科
編

薬物療法

食事療法

運動療法

特殊栄養法

5 リハビリテーション

放射線療法

低侵襲治療法

チーム医療

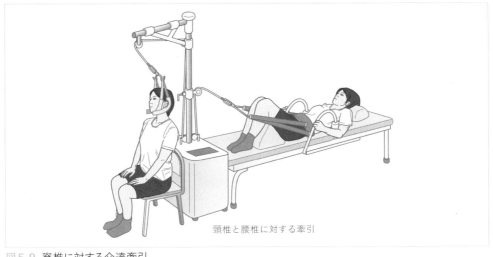

頸椎と腰椎に対する牽引

図5-9 脊椎に対する介達牽引

7. 鍼灸
しんきゅう

　東洋医学として発展してきた治療法であるが，近年は補完代替医療として西洋医学に付加されることもある。体表面より専用の鍼を刺入し，時に通電刺激を組み合わせる。筋骨格系の疼痛の除去，痙縮の軽減などを目的に行われる。

C　作業療法

1. 精神障害と作業療法

　精神障害の患者は，精神症状のために社会に適応することが困難になっている。そこで，様々な活動を通じて症状の安定や心身の健康を得ること，規則正しい生活習慣や基本的な生活技能を身に付けること，他者とのコミュニケーションや人間関係を構築する能力を身に付けることなどを目的に**作業療法**が行われる。適応となるのは統合失調症，うつ病，認知症などである。

　作業療法の内容としては，織物，皮細工，陶芸，絵画などの手工芸，調理，清掃などの日常動作，各種ゲームやスポーツなどがある。**認知行動療法**に基づいたソーシャルスキルトレーニングも行われている。

2. 身体障害と作業療法

　様々な身体障害によるADLの低下に対して作業療法が行われる。**機能的作業療法**とは，身体機能の改善を目的とした**関節可動域運動**，**筋力増強運動**などであり，主に上肢を対象とし，「作業」という観点で行われる（図5-10）。ADLを自立して行えるように，自助具

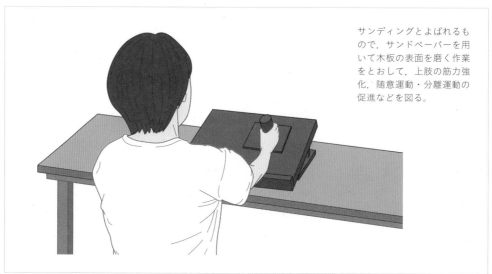

サンディングとよばれるもので，サンドペーパーを用いて木板の表面を磨く作業をとおして，上肢の筋力強化，随意運動・分離運動の促進などを図る。

図5-10　作業療法における上肢機能訓練

とよばれる器具を用いることもある。**支持的作業療法**とは，ゲームやパズル，刺繍^{ししゅう}などを用いて気晴らし的に行われるもので，不安の軽減，生活意欲の向上などにつながる。

D 言語療法

1. 失語症の言語療法

　失語症とは，脳損傷により生じる言語機能の障害であり，発語の障害のみならず，聞く，読む，書くといった言語機能も障害されることがある。急性期にはまず患者と意思疎通を図る手段を確保したうえで，この手段を，本人と家族・介助者に伝える。その後，失語の回復過程を評価しながら，言語機能そのものに対するアプローチへ移行する。

　アプローチには，質・量を統制した言語刺激を系統的に与え障害された言語機能の再統合を図る**刺激法**，反応の良好なモダリティ（言語様式）に続いて困難な課題を与える**遮断除去法**，言語以外のジェスチャー，描画，コミュニケーションノートなどを利用する**代償法**がある。

2. 構音障害の言語療法

　構音障害は，運動障害性，器質性，機能性に分けられる。急性期疾患では運動障害性が中心である。**運動障害性構音障害**には，構音筋の麻痺によるものと，構音筋相互間の**協調運動障害**によるものがある。構音障害に対する言語療法アプローチには，各構音器官の動きのコントロールによる発声練習，球麻痺における鼻咽腔閉鎖改善のための軟口蓋挙上装置などの補助具使用，携帯型対話装置や筆談などの代替手段の活用がある。

第
1
編

内科編

薬物療法

食事療法

運動療法

特殊栄養法

5
リハビリテーション

放射線療法

低侵襲治療法

チーム医療

E 装具・義肢・歩行補助具など

リハビリテーション診療において，**装具治療**が占める位置は大きい。装具治療は，局所の安静，良肢位の保持，変形の矯正，関節運動の補助，関節運動の制限などを目的として行われる。装具は装着する部位により，大きく上肢装具，下肢装具，体幹装具に分類される。

1. 義肢・装具の種類

義肢は四肢の切断に対して用いられる。上肢の切断では**義手**を用いる。義手には，外観の補完を目的とし機能に乏しい装飾用義手，自身の肩甲帯の動きなどを利用して操作する能動義手，特定の作業を目的として製作される作業用義手，電気など体外の力源で操作する動力義手がある。下肢の切断には**義足**を用いるが，構造により殻構造義足と骨格構造義足に分類される。

2. 歩行補助具など

からだに装着せずに歩行を補助する器具には，**杖**や**歩行器**がある（図 5-11, 12）。いずれも多くの種類があり，障害の状態と使用目的により使い分けられる。歩行ができない場合の移動手段として，**車椅子**を用いる。使用者自身が駆動と操作を行う手動車椅子，介助者が駆動と操作を行う手押し型車椅子，モーターを使った駆動装置を搭載した**電動車椅子**な

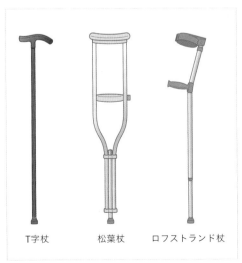

T字杖　　松葉杖　　ロフストランド杖

図 5-11　各種の杖

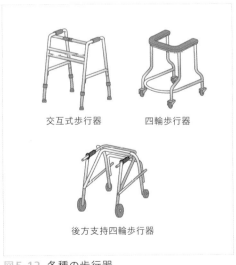

交互式歩行器　　四輪歩行器

後方支持四輪歩行器

図 5-12　各種の歩行器

どがある。

　体幹や四肢の変形や支持性低下があるときに日常生活に必要な適切な姿勢を保持するための**姿勢保持装置**が用いられることもある。特に，体幹の支持性が低下している場合に座位保持装置が製作され，これを車椅子などと組み合わせて移動のために用いることもある。

第 6 章

放射線療法

I 放射線療法とは

▶ 放射線療法の歴史　**放射線療法**の始まりは，1895 年にレントゲンにより X 線が発見されたことによる。その翌年 1896 年には，皮膚結核を中心とした皮膚疾患を対象に，放射線療法（radiotherapy）が始められている。以後，100 年以上の歴史を経て，放射線療法は様々な発展をみせ，近年ではコンピューターの著しい進歩とともに，放射線療法の進歩も急速である。

▶ 近年の放射線療法の重要性　最近では，EBM（evidence based medicine：科学的根拠に基づく医療）やセカンドオピニオン*など，広い意味での情報の普及もあり，わが国においても，ようやく放射線療法の本来もっている能力が正当に評価されるようになってきた。今後，ますます人口の高齢化が進み，悪性腫瘍患者の増加と相まって，**機能温存**と**低侵襲性**が特徴である放射線療法の役割は，いっそう重要になるであろう。しかし，現在のところ放射線治療医，医学物理士，専門看護師など放射線治療専従スタッフの絶対数は少なく，その育成が急務である。

▶ 放射線療法の対象と特徴　放射線療法は，主として**悪性腫瘍**（固形がん）を対象として，何らかの形で放射線を用いた治療法である。病変部と正常組織との放射線に対する反応（感受性と回復力）の差を利用して選択的にがん細胞にダメージを与えて治療を行うことができるため，低侵襲性と機能・形態の温存を特徴とする。現在，悪性腫瘍患者のおよそ半数は，その治療過程で，何らかの目的により放射線療法を受けるといわれており，その看護に携わる機会は少なくない。本章では，看護師として知っておくべき放射線療法の一般的知識について概説する。

II 放射線療法の目的とその適応

　一部の良性腫瘍（髄膜腫，ケロイドなど）を除けば，放射線療法の対象は悪性腫瘍（がん，肉腫，悪性リンパ腫など）である。悪性腫瘍に対する治療法の 3 本柱は，手術療法，化学療法（抗がん剤），放射線療法である。いずれにおいても，その治療目的は，根治（治癒）を目指したものと，予後は延長しないが症状緩和を目指したものの 2 つに大きく分けることができる（図 6-1）。

　特に根治目的の場合には，集学的療法といって，この 3 本柱を適宜組み合わせて治療することも多い（抗がん剤と放射線治療を組み合わせた化学放射線治療や，手術後に放射線治療を追加す

---

* **セカンドオピニオン**：担当医から診断や治療法の説明を受けた後，他院の専門医に意見（セカンドオピニオン）を聞くこと。これにより，疾患に対する理解が深まり，より納得できる治療法の選択につながる利点がある。

第
1
編

内科編

薬物療法

食事療法

運動療法

特殊栄養法

リハビリテーション

6
放射線療法

低侵襲治療法

チーム医療

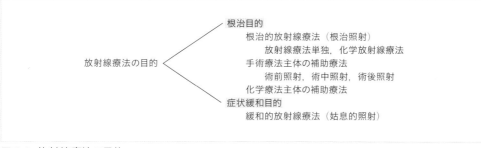

図6-1 放射線療法の目的

る術後照射など）。

1. 根治的放射線療法

　根治を目的に放射線療法を中心に治療する（**根治的放射線療法**あるいは，**根治照射**という）疾患として，多くの頭頸部がん（喉頭がん，上・中・下咽頭がんなど），肺がん，食道がん，子宮頸がん，前立腺がんなどがあげられる。特に，これらのがんの局所進行例には，化学療法を組み合わせること（**化学放射線療法**）により予後が延長することが証明されているものが多い。

2. 術前・術中・術後照射

　一方，手術療法を主体として，術前や術後に放射線療法を行うことがある。**術前照射**は，手術適応の拡大，切除度の改善，縮小手術に伴う生活の質（quality of life：QOL）の向上などを目的として行われ，頭頸部がんや直腸がんが代表的疾患である。**術後照射**は，残存腫瘍が明らかな場合や，局所再発の予防を目的に行われる。神経膠腫（グリオーマ）を代表とする原発性悪性脳腫瘍，頭頸部がん，乳がん，子宮頸がん，子宮体がん，直腸がんなどで行われている。

　手術療法に放射線療法を組み合わせる特別な方法には，わが国で開発された**術中照射**がある。通常の外部照射では，病変周囲の正常組織の耐容線量*が低い場合，腫瘍組織に十分な放射線を投与することができないが，術中照射では，病変部を直接目で見ながら，かつ正常組織を手で照射野外にはずすことができるので，十分な線量を照射することが可能となる。術中なので全身麻酔管理下に行われ，放射線としては電子線を用いる。膵がんが代表的疾患であるが施行できる施設は多くはない。

　ほかに，化学療法を主体として，化学療法後に放射線療法を行う方法もあり，悪性リンパ腫が代表的疾患である。

---

* **耐容線量**：正常組織の放射線障害が起こる確率が十分低いと考えられる最大限の線量。耐容線量を超え線量が高くなるに従って，回復不可能な放射線障害の発生頻度や重症度が高くなる。このため照射部位に再発した病変に対する再照射は難しいことが多い。

3. 緩和的放射線療法

緩和的放射線療法（姑息的照射）が行われる主な病態として，骨転移などによるがん性疼痛，骨のなかでも脊椎転移に伴う脊髄症状（しびれや疼痛，麻痺），脳転移による麻痺などの神経症状，食道がんによる通過障害，肺がんによる気管・気管支閉塞に伴う呼吸困難，上大静脈症候群，様々ながん病変からの出血などがあげられる。このような患者においては，予後が限られていることが多く，根治的放射線療法と比べ，短期間のスケジュールがとられることが多い。

III 放射線療法の種類とその特徴

放射線療法には様々な種類があり，その分類も様々な見地からなされている。臨床現場や書籍・論文などにおいては，そのときに応じて最適な用語が用いられるので，使用されている用語がどのような分類によるものなのかを，見きわめなければならない。

A 放射線の種類

1. 放射線とは

放射線というと，どのようなものが思い浮かぶだろうか。医療で使われている放射線はX線が大部分なので，放射線＝X線と思われてはいないだろうか。これは誤りで，放射線の定義は，「放射線は空間および物質を通じてエネルギーを伝える能力を有する」とされている（p.133column 参照）。

具体的にいえば，X線はもちろん，電波（マイクロ波など），遠赤外線，赤外線，可視光線，紫外線，α線，β線，γ線，電子線，陽子線，重粒子線，中性子線などは，すべて放射線である。これらを全部覚える必要はないが，放射線というものは，周囲にあふれていて，様々な種類があり，そのごく一部を医療で用いているにすぎないということを理解しておきたい。なお，これらの放射線を大きく**電離放射線**[*]と非電離放射線の2つに分け，放射線医学では，電離放射線のことを放射線といっている（狭義の放射線の定義）（図 6-2）。

2. 放射線療法に用いられる放射線の種類

現在の放射線療法で主に用いるのは高いエネルギーをもった**X線**や**電子線**である。放射

---

[*] **電離放射線**：放射線が通過する物質の軌道電子を，その原子の束縛から解き放ち放出する能力を有する放射線。人体も含めて，物質を構成する原子は，中心部にある原子核とその周囲を回る電子から成り立っていることを思い出してみよう。

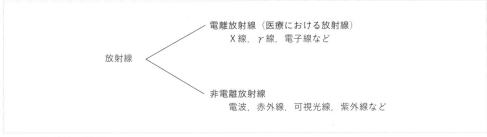

図6-2 放射線の種類

線同位元素から放出されるγ線も用いられることがあり，これはX線と同等の性質である。また一部の施設では，陽子線や重粒子線（炭素線）などの粒子線を用いている。ここでは，よく用いられるX線と電子線について簡単に解説する。

　X線と電子線の最も大きな違いは深部への到達距離で，電子線では有効な線量の到達距離が数cmまでであるのに対し，X線は人体を通過することができる。すなわち，皮膚や皮下の病変にのみ照射したいときには電子線が用いられるのに対して，それ以外ではX線が用いられる。

　また，放射線療法で用いられる線量の単位はGy（gray：グレイ）で，吸収線量（p.134column参照）を表す。単位変換するとGy＝J/kg（ジュール/kg）であり，エネルギーに関連した単位であることがわかる。

B 放射線治療機器

　現在，放射線治療機器として最も普及しているのは**直線加速器**（ライナック／linear accelerator：LINAC）である（図6-3）。X線と電子線を照射することができる。そのほか，ピンポイント治療を行う定位放射線照射では，**ガンマナイフ**（図6-4）や**サイバーナイフ**（図6-5）が用いられることもある。図6-6は**小線源治療装置**である。これらの詳細については後述する。

Column　放射線と放射能

　放射線とは別に，放射能という言葉もよく耳にします。放射線は，人工的に作り出す場合もあれば，自然界の物質から放出されている場合もあり，後者のような性質を放射能といいます。「ラジウムには放射能がある」というように用いられます。果物に例えると，果物から放出される香りが放射線で，香りを出す果物の性質が放射能であるということになります。

III　放射線療法の種類とその特徴　133

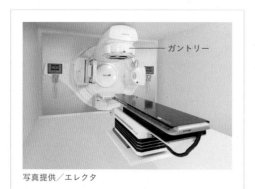

図6-3 直線加速器（ライナック）

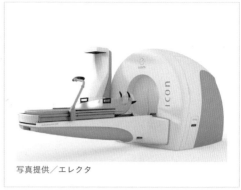

図6-4 ガンマナイフ

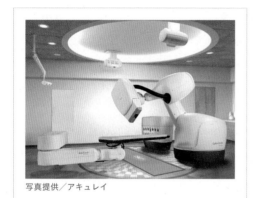

図6-5 サイバーナイフ

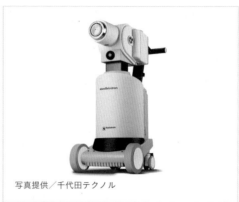

図6-6 小線源治療装置

Ⓒ 放射線療法の方法

治療に放射線を用いさえすれば，それはすべて放射線療法であり，その方法は様々である。

1. 照射技術

照射技術は大きく**外部照射**と**小線源治療**に分けられる（表6-1）。

▶ 外部照射（外照射）とは　からだの外部から皮膚を通過させてからだ内部の病変部に放

吸収線量 と 照射線量

　　吸収線量のほかに，照射線量という概念もあり，こちらは C/kg（クーロン /kg）という単位で表される。放射線療法では，「照射する」という表現や，「（吸収）線量」という用語が頻回に用いられるが，定義のある「照射線量＊」という用語は注意して用いる必要がある（臨床現場ではほとんど不要）。＊空気を電離する能力（空気中に発生する荷電粒子の量）

表6-1 放射線療法の照射技術

	固定照射	一門照射, 対向二門照射, 多門照射など
外部照射(外照法)	運動照射	回転照射, 原体照射など
	その他	定位放射線治療, 強度変調放射線治療
小線源治療	腔内照射, 組織内照射	
その他	放射性同位元素内用療法	

射線を照射することであり，ほとんどの放射線療法がこの方法で行われる。

1 外部照射の種類

外部照射はさらに**固定照射**と**運動照射**に分けられる。

固定照射とはガントリー*（図6-3参照）の位置が固定されている照射法である。照射法には，以下のものがある。

▶ 一門照射（前方一門照射，後方一門照射など）　前方，後方，側方などのいずれか1方向からのみ照射する。

▶ 対向二門照射（前後対向二門照射，左右対向二門照射など）　前方と後方，左側と右側，右斜前方と左斜後方など，相対する2方向から照射する。

▶ 多門照射（三門照射，四門照射など）　前方と側方のように直交する2方向から照射するならば直交二門照射，それ以上の複数の方向から照射する。

このように，放射線療法では「門（もん）」という単語を用いて，照射方向を表す。

一方，ガントリーが患者の周囲を回りながら照射する方法を運動照射という。このうち，患者周囲を回っている間，照射野の形状が一定の場合を回転照射，患者に対する方向により変化する病変の形状に応じて照射野も変化する場合を原体照射という。図6-7に代表的な外部照射法の線量分布を示す。

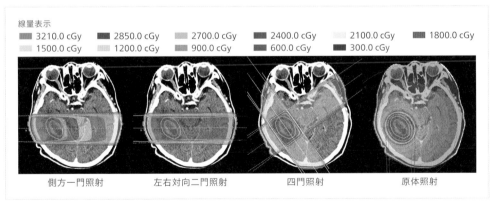

線量表示
3210.0 cGy　2850.0 cGy　2700.0 cGy　2400.0 cGy　2100.0 cGy　1800.0 cGy
1500.0 cGy　1200.0 cGy　900.0 cGy　600.0 cGy　300.0 cGy

側方一門照射　　　左右対向二門照射　　　四門照射　　　原体照射

図6-7 代表的な外部照射法の線量分布

---

* **ガントリー**：ライナックの放射線射出口のこと。寝台の周りを回転し，患者に対し360度の任意の角度からの照射が可能となる。

2 | 高精度な照射法

外部照射のなかでも，いくつかの高精度な照射法については，別の用語が用いられる。一般的な外部照射では，頭頸部などの動きの少ない部位でも 5mm 程度の，胸部や上腹部など，呼吸運動もあって動きが大きい部位では 10 〜 15mm の位置のずれはやむを得ないとされる。しかし，固定具などを用いて，通常の外部照射よりも位置精度を高くした（頭部で 1mm 以内，体幹部で 5mm 以内）照射法は**定位放射線治療**（stereotactic radiation therapy：**SRT**）といわれる。既存のライナックに**定位照射**を可能とする工夫を追加して行っている施設が多いが，頭部への定位照射専用装置であるガンマナイフ（図 6-4 参照）はライナックよりも長い臨床使用の歴史があり，また産業用ロボットを利用したサイバーナイフ（図 6-5 参照）も知られている。

▶ 強度変調放射線治療　また，最近普及しつつある高精度な照射法に，**強度変調放射線治療**（intensity modulated radiation therapy：**IMRT**）がある。通常，照射野形状は 1 照射方向につき 1 種類であるが，IMRT では，それぞれの方向から強弱をつけた放射線を腫瘍部分に集中させることで，凹型を含めた理想的な線量分布を得ることができる（図 6-8）。これにより腫瘍の近傍にある正常臓器への線量を抑えながら，腫瘍自体には十分な線量投与が可能となる。頭頸部がんに対する照射で問題となる耳下腺障害（口渇，唾液量低下）や，前立腺がんに対する照射で問題となる直腸障害（直腸潰瘍，出血）などのリスクを低減させることができる。また，IMRT では照射する範囲のなかで，照射線量の強弱をつけることも可能である（**照射野内同時ブースト** simultaneous integrated boost：**SIB**）（図 6-8）。

3 | 小線源治療

一方，**小線源治療**とは，**放射性同位元素**＊（radioisotope：RI）を様々な形状に小さく加工したものを，腫瘍組織の内部またはごく近傍に配置することにより，放射線療法を行うものである。この線源配置の方法にも，**腔内照射**と**組織内照射**の 2 通りがある（図 6-9）。腔内照射は，子宮頸がん，食道がん，肺がん（気管や主気管支），胆管がんなどの管腔臓器に行う。組織内照射は，頭頸部がん，外陰がん，前立腺がんなど，腫瘍組織内に線源を刺入する場合に行われる。

▶ RALS　また，**RALS**（remote afterloading system：**遠隔操作式後充法**，ラルス）という用語もよく用いられる。1950 年代までのように，放射線治療医が直接手で放射性同位元素を病変部に保持または刺入した場合，治療としては成功かもしれないが，その操作を多くの患者に行う医師の被曝の問題が生じていた。現在では，医療従事者の被曝を減少させるために，あらかじめ線源挿入用のアプリケータを配置して，遠隔操作で線源を後充填する方法

＊ **放射性同位元素**：元素の原子核は陽子と中性子から成り立っているが，同じ元素でも中性子の数が異なる数種類が存在し，これらをお互いに同位元素という。同位元素のなかで，放射能を有する（放射線を放出する）ものを放射性同位元素とよび，放射線療法に応用されている。

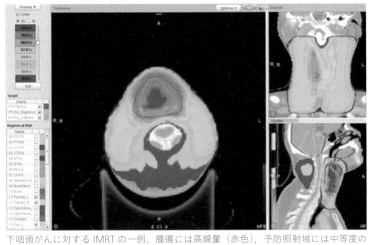

下咽頭がんに対する IMRT の一例。腫瘍には高線量（赤色），予防照射域には中等度の線量（緑色）を照射する。唾液腺や脊髄への線量は低減されている。

図6-8　強度変調放射線治療（IMRT）による凹型の線量分布と照射野内同時ブースト（SIB）

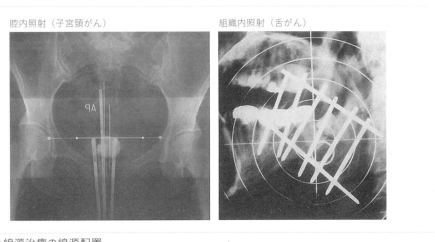

腔内照射（子宮頸がん）　　　　組織内照射（舌がん）

図6-9　小線源治療の線源配置

が採用されている。厳密には，ラルスとは小線源治療を安全に行うための工夫であり，照射法を直接表現する用語ではない。

▶ RI内用療法　また，RIを薬として内服する放射線療法もあり **RI内用療法**といわれる（図6-10）。甲状腺がんや甲状腺機能亢進症などで用いられる。

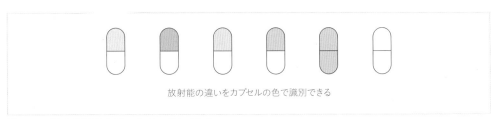

放射能の違いをカプセルの色で識別できる

図6-10　RI内用療法に用いるヨードカプセル

2. 分割照射

放射線療法の特徴の一つに**分割照射**があげられる。通常，外部照射は，1日1回週5回（月～金）のペースで，2～7週間かけて計10～35回の治療が行われる。1回線量は1.8～3Gy程度で，総線量は30～70Gyとなる。分割回数や総線量は，治療目的，対象疾患，治療部位などに応じて決定される。

時に，6時間程度の間隔で，1日に2回の放射線療法を行うことがある。1回1.0～1.2Gyで行う**過分割照射**と，1回1.5Gy前後を用いる**加速過分割照射**とがある。1回線量を減らすことで正常臓器へのダメージを低減し，副作用を増やすことなく総線量の増加が可能となる。

定位照射では1回に照射する線量を上げ，3～7回程度の**寡分割照射**（寡：少ないという意味）が行われる。1回線量を増やすことで少ない回数で優れた局所制御を可能とする。また，ガンマナイフのように1回で照射を終えるものもある。

子宮頸がんに対する小線源治療（腔内照射）は週1～2回ペースで行われる。

D 放射線療法を行う部位

通常，放射線療法は，全身の一部に対して行われる。その際，疾患によっては，脳全体に照射する場合や，骨盤全体に照射する場合などがあり，それぞれ**全脳照射**（図6-11），**全骨盤照射**といわれる。ほかに，悪性リンパ腫では，化学療法前に病変が存在したリンパ節領域を一塊として照射することが多い（involved field radiotherapy；IFRT）といわれる。

これら以外はすべて**局所照射**と一般化されるが，神経膠芽腫や頭頸部がんでは治療前半に広めの局所照射を用いることがあり，それぞれ**拡大局所照射**，**全頸部照射**とよばれる。

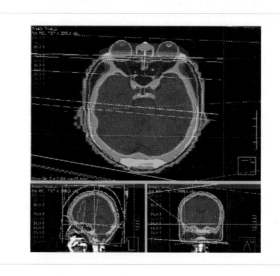

図6-11 全脳照射

内科編

第1編

薬物療法

食事療法

運動療法

特殊栄養法

リハビリテーション

6 放射線療法

低侵襲治療

チーム医療

例外的に，白血病などの治療の一環として行われる造血幹細胞移植（骨髄移植など）のための準備として，全身に対して放射線療法を行うことがあり，これは**全身照射**（total body irradiation：**TBI**）といわれている。

ここで大切なのは，放射線療法の効果と有害事象は，基本的に照射された部位にのみ生じるということである。たとえば，胸部への照射で肺がんは治癒する可能性があるが，脳転移が縮小することはなく，また頭髪が抜けることもない。

E 治療目的

本章-Ⅱ「放射線療法の目的とその適応」で述べたように，**根治目的**と**症状緩和目的**に大別される（図6-1参照）。

Ⅳ 放射線療法の実際

A 放射線療法の進め方

放射線療法は放射線科で行われるが，その手順は以下のとおりである。

1. 放射線科への紹介

悪性腫瘍の患者が自ら放射線科を受診することはまれである。たとえば，食道がん患者は，まず消化器内科や消化器外科を受診し，前立腺がん患者は泌尿器科を受診する。その際に，各診療科の担当医が放射線療法のほうが適切，または集学的療法として放射線療法を併用するべきであると判断した場合に，放射線科への紹介となる。逆にいえば，放射線療法が適切な場合でも，各診療科の担当医が紹介しなければ，患者は放射線療法を受けることはない。

最近では，キャンサーボードといわれる複数の科による合同症例検討会が普及しつつある。たとえば，肺がんの新患について呼吸器内科・外科，放射線診断の治療の担当医が相談して適切な治療を決定する。セカンドオピニオンが徐々に広まってきており，放射線科を放射線療法の説明を求めて受診する患者も少しずつ増えてきた。このような場合，いずれの治療法が優れているのか，（ほぼ同等ではあっても）的確なデータがないことも少なくなく，患者や医師の考え方に基づいて，最終的な治療方針を決定する。

2. 放射線療法の適応の判断

放射線科へ紹介されてきた際には，放射線治療医は放射線療法の適応かどうかを判断す

る。多くの場合，放射線療法を行うことになるが，そうではない場合もある。たとえば，何の治療も行わず経過観察でよい場合や，明らかに放射線療法以外（手術療法や化学療法）が適切である場合もある。

3. 治療計画

　放射線療法を行うことになったら，**治療計画**に移る。治療計画とは，放射線をどの部位に，どのような方法で，どのくらいの線量を投与するかを決定する作業である。治療計画用CTを撮影し，そのCT画像をもとに治療計画装置上で，試行錯誤しながら線量分布を計算し，放射線治療医が最適と考える照射部位や照射法を決定する（図6-7 参照）。前述のIMRTの場合（p.136 参照），医学物理士がプラン作成に携わり，実際に正確な照射が可能かの検証を行う。

4. 位置照合

　治療計画において決定された照射部位に，正確に照射されているかどうか（多少のずれはやむを得ないが），確認する必要がある。そのため，毎回治療直前にはライナックグラフィといわれる2次元画像やコーンビームCTという3次元画像を撮影して，位置確認をする必要がある（図6-12）。これらの画像は，通常の診断画像よりもコントラストが低く見にくいが**位置照合**には大変有用である。

5. 放射線治療

　位置確認ができた段階で初めて治療が開始される。実際の治療を担当するのは診療放射線技師で，放射線治療医の指示に従って照射が行われる。通常，1回の照射時間は10分前後である。患者以外の家族や医療従事者は被曝しないよう退避した後，患者は広い放射線治療室の中で，モニター監視下に1人で治療を受ける。連日の治療における患者セット

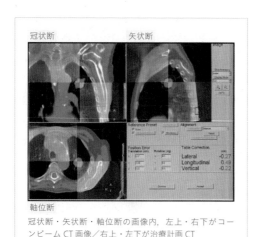

冠状断・矢状断・軸位断の画像内，左上・右下がコーンビームCT画像／右上・左下が治療計画CT

図6-12 コーンビームCT画像による位置確認

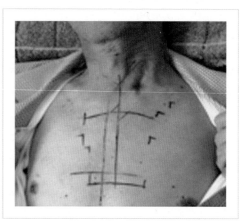

図6-13 皮膚マーク

アップは，皮膚などに記したマークをもとに行われる（図6-13）。

6. 放射線療法中または療法後の経過観察

放射線療法中は照射されている腫瘍（しゅよう）の反応や，照射に伴う急性期有害事象の有無などを確認するために，定期的に診察する。毎日の技師，看護師による観察に加え，週1回程度，担当医が詳細に診察する場合が多い。

照射が終了した後も，最終的な治療効果，再発の有無，晩期障害の出現などを確認するために，長年にわたって定期的に放射線科を受診してもらう。患者や疾患の状態により，週1回から年1回まで受診頻度は様々である。手術と異なり治療直後の効果判定は不可能であり，画像検査を含めた経時的な経過観察が必要である。

7. 放射線療法における看護

放射線療法における看護の役割は重要である。

放射線療法では，対象が悪性腫瘍患者であることが多い。最近では，告知されている場合も多いが，特に進行例・再発例では，治癒が見込めないことを，患者がわかっている，または完全には理解していないまでも薄々気がついていることも多い。また，一部症例では放射線療法を行っても症状が改善しないばかりか，有害事象による新たな身体的苦痛が加わる場合もある。早期例で治癒の可能性が高い場合でも，がんという疾患のイメージから，死と直結させて考えている患者もいる。一方，告知されていない場合には，患者は放射線療法の必要性を理解していないのが当然で，漠然と治療を受けているわけである。

▶ 悪性腫瘍患者への支援　これらは，悪性腫瘍患者全体に共通する状況であるが，患者は不安，いらだち，焦り，恐怖感，怒りなどの精神的苦痛をもたないほうがまれといえよう。このような患者の言葉を十分に聞き，適切に受容と共感を示し，理解しているという態度で接し，心身両面でサポートすることは非常に大切で，医師よりも患者に接する機会が多い看護師の役割が重要となる一面である。実際，急性期疾患が主な治療対象であるため，どうしても看護師が忙しい病院や病棟にいた終末期がん患者が，看護師が多い緩和医療を行っている病院や病棟に移動した後に，明らかに精神的落ち着きを取り戻し，加えて身体的苦痛も軽減したという事例は，よく耳にするところである。

▶ 放射線に対する不安感への対応　また，放射線療法そのものが，患者にとってなじみの薄い治療法であるとともに，多くの日本人が放射線に対して，漠然とした不安感や嫌悪感をもっているのも事実である。実際の治療においては，放射線という「得体の知れない光線」を，大きな放射線治療室のなかで，たった1人で浴びるという経験をするわけである。そこで，あらかじめ，放射線療法とはどのような治療法であるのか（具体的には，何分くらいかかるのか，痛かったり熱かったりするのか，治療室内では1人であること，皮膚マークの重要性など），治療効果はいつ頃からあらわれるのか，どのような有害事象がいつ頃から生じるのか，生活上の注意点などを十分に説明し，患者の不安感や誤解を取り除くことが必要である。

▶ 有害事象への対応　実際に有害事象が出現した場合には，適切に対処し，やはり不安感や誤解が増幅しないよう努める。確かに，放射線療法には様々な有害事象があるが，時に疾患の進行に伴う症状の悪化や，ほかの治療法による有害事象も，放射線療法の有害事象と受け取られていることがよくあることは知っておかねばならない。また，放射線療法は予定どおりに完遂することによって，初めて予想された治療効果を発揮できるのであり，やむを得ない場合を除いて，途中での中止や治療期間の延長は，治療効果があらわれないばかりか，いたずらに有害事象のみ生じさせることとなるので，注意が必要である。そのためには看護師も，放射線療法に関して，正確で詳しい知識をもっている必要がある。

Ⓑ 様々な腫瘍に対する放射線療法

　放射線療法の適応について，総論的には本章 - Ⅱ「放射線療法の目的とその適応」で述べた。ここでは，もう少し詳しく，代表的な疾患の各論を解説する。なお，線量については本節以降，特に断りがない限り，1回 1.8 ～ 2Gy で週 5 回の治療を行う場合の総線量とする。

1. 脳腫瘍

　原発性悪性脳腫瘍の代表である神経膠腫は，周囲の脳に染み込むように発育する（浸潤しやすい）性質から，手術で全摘するのは困難である。通常は，術後照射が行われ，60Gy/30 分割 /6 週間のスケジュールで治療される。特に悪性度の高い神経膠腫にはテモゾロミドなどの化学療法が併用される。

　良性脳腫瘍であっても，手術後に残存または再発した場合には，放射線療法の適応となる。下垂体腺腫や頭蓋咽頭腫，髄膜腫が代表的である。50Gy/25 分割 /5 週間が標準的な治療スケジュールである。

　転移性脳腫瘍は，手術と並び放射線療法が主役となる疾患である。1990（平成 2）年頃までは全脳照射が主体であったが，正常脳の機能保護，記銘力低下予防のため，最近では定位照射が用いられることが多い。定位照射と全脳照射を併用することもある。ガンマナイフによる定位照射は 20Gy 程度の 1 回照射で行い，全脳照射は 30Gy/10 分割 /2 週間が標準的である。

　定位照射は脳動静脈奇形や三叉神経痛，良性腫瘍である聴神経腫，髄膜腫などにも実施される。

2. 頭頸部がん

　頭頸部がんに対する手術は失声をはじめとする機能喪失が大きい場合が多い。そのため，機能温存に優れた放射線療法がよく行われている。

▶ 声門部喉頭がん　嗄声を契機に発見される声門部喉頭がんの早期例は，放射線療法の非

常に良い適応である。1回 2.4Gy，合計 60 ～ 64.8Gy の照射で，9割以上の根治が期待できる。

▶ 上咽頭がん　上咽頭がんは解剖学的に手術が困難であり，放射線療法が標準治療である。通常，シスプラチンによる化学療法を併用した 70Gy/35 分割 /7 週間の照射が行われる。治療効果を落とさず脊髄や唾液腺を保護するため，前述の IMRT（p.136 参照）での治療が望ましい。

▶ 中・下咽頭がん　中・下咽頭がんも放射線療法の良い適応で，やはり 70Gy 程度が照射される。照射後残存や再発例には救済手術が検討される。

▶ 上顎洞がん　上顎洞がんでは，集学的療法として，手術療法，化学療法，放射線療法の 2 ～ 3 者併用療法が選択される。放射線療法は 70Gy/35 分割 /7 週間のスケジュールで，化学療法は全身投与または動注療法（カテーテルを用いて，腫瘍血管に選択的に抗がん剤を投与する方法）が行われる。

▶ 局所進行頭頸部がん　局所進行頭頸部がんに対する根治照射では，プラチナ製剤を主体とした化学療法を同時併用することにより，予後が改善することが証明されている。

3. 食道がん

化学療法との同時併用で根治照射が行われ，50 ～ 60Gy（1日1回 2Gy）が投与される（図 6-14）。手術は頸部から腹部に及ぶ切開・リンパ節郭清を伴う大手術となるため，化学放射線療法を選択する患者も少なくない。

4. 肺がん

非小細胞肺がんの局所進行例では同時併用化学放射線療法が標準的である。60Gy 程度が用いられる。早期例では，手術を希望しない場合や合併症のため手術適応がない場合に定位照射が行われる。合計 48 ～ 56Gy を 3 ～ 7 分割程度で照射する。呼吸で動く腫瘍に対する照射となるため，呼吸移動対策などに習熟した施設での治療が必要となる。

小細胞肺がんの限局型でも同時併用化学放射線療法が標準的である。1回 1.5Gy を 1 日 2 回，合計 45Gy/30 分割 /3 週間の加速過分割照射が標準治療である。小細胞肺がんは脳転移をきたしやすいため，化学放射線療法で病変がすべて消失する**完全奏効**（complete response：**CR**）が得られた場合は，予防的全脳照射を行う。

5. 乳がん

早期乳がんに対して，従来は乳房全摘術が行われていた。その後，病変のみを切除する乳房温存療法が標準的な治療となり審美性が向上した。乳房温存療法においては，術後の放射線療法は必須であり，局所再発を減らせる。1回 2Gy で乳房全体に合計 50Gy を 25 回に分けて照射する方針が一般的である。近年，1回に照射する線量を 2.6 ～ 3Gy に上げた寡分割照射でも同等の治療成績が得られることが分かり，13 ～ 16 回ほどの治療スケ

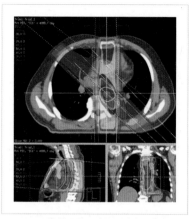

図6-14 食道がんに対する根治照射の
線量分布

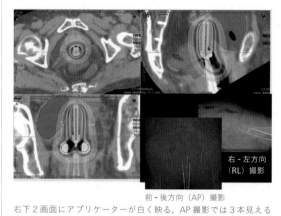

右 - 左方向
(RL) 撮影

前 - 後方向 (AP) 撮影

右下2画面にアプリケーターが白く映る。AP撮影では3本見える
が，横からのRL撮影では重なって2本に見える。

図6-15 腔内照射のアプリケーター挿入（右下）と線量分布

ジュールを採用する施設も増えている。

6. 子宮頸がん

全病期において放射線治療の適応がある。外部照射と腔内照射を併用した根治的放射線療法が行われ（図6-15），局所進行例には化学療法を同時併用することで予後が改善する。外部照射50Gy/25分割，腔内照射は週1～2回のペースで4～5回行われる。

手術が施行された例においても，再発の可能性が高い場合には，術後照射を行う。50Gy/25分割程度を投与する。

7. 子宮体がん

放射線療法が根治的に用いられることはほとんどない。再発の可能性が高い症例で術後照射（全骨盤照射）50Gy/25分割程度が行われる。

8. 前立腺がん

根治目的の治療として76Gy/38分割程度の線量分割が使用される。しかしながら，ほぼ8週間という長期にわたる治療スケジュールが1つの問題であった。前立腺がんにおいても1回線量を上げた寡分割照射を使用する施設が増えており，4～6週間程度と治療期間が短くなってきている。前立腺がんに対する定位照射も保険適用となったため，一部の実施可能施設においては4～5回の通院で治療が終了する。日々の治療位置の再現性を高めるため，蓄尿や排便コントロールが重要である。

9. 直腸がん

局所進行例では，手術療法を主体として放射線療法を組み合わせる。術前に化学療法を

併用した照射を行うことで，手術時のリンパ節郭清操作が省略できる。また病変の縮小により，切除後の肛門機能温存率を高めることができ，人工肛門を回避することも期待できる。

10. 悪性リンパ腫

　化学療法を主体として，放射線療法を追加することが多い。従来は広い範囲に照射が行われていたが，治癒例の2次発がんなどが問題となり近年は小照射野での照射が行われている。その一例であるIFRT（p.138参照）では，化学療法後に「治療開始前に病変が存在した領域」に30〜40Gy（1回1.5〜2Gy）の照射が行われる。

11. 転移性骨腫瘍

　疼痛（とうつう）コントロールに放射線療法は有用である。70〜90%の症例で疼痛緩和が得られ，約50%の症例で疼痛消失が期待できる。1回3Gy計30Gyが標準的だが，線量と除痛効果に相関はみられず，疼痛コントロールのみであれば8Gyの1回照射も一法である。

　脊椎転移による脊髄圧迫は，急速に不可逆性の脊髄麻痺へ進行し，QOLの大きな低下を招くため，緊急を要する病態である。放射線感受性が高い腫瘍を除き，治療は外科的減圧が最も有効である。神経症状出現後の放射線療法では症状改善の見込みは薄く，症状出現前の予防的放射線療法が好ましい。1回3Gy計30Gyが標準的である。

Ⅴ　放射線障害と放射線防護

Ⓐ 放射線障害

　薬物療法や手術療法と同様に，放射線療法にも有害事象や合併症がある。放射線療法の場合，副作用や合併症ではなく，**放射線障害**という用語が用いられる。最近では，**有害事**

> **Column　放射線で焼く？**
>
> 　よく「放射線で焼く」という表現がされることがある。そもそも「焼く」というのは熱を加えることであるが，放射線療法の1Gyは約1/4000℃の温度上昇に相当する程度のものなので，熱が加わっているとはいえない。確かに，日光浴（紫外線）の場合は「肌を焼く」というので，そこから「放射線で焼く」という表現が用いられているのであろう。臨床現場では，正確に「放射線を照射する」「放射線を当てる」という表現をしたい。

表6-2 主な放射線障害

臓器・部位	急性障害	晩期障害
全身	放射線宿酔	誘発がん
造血器	白血球減少（特にリンパ球），血小板減少	———
皮膚	皮膚炎，紅斑，びらん，脱毛	皮膚潰瘍，皮膚萎縮，色素沈着
脳，脊髄	脳浮腫（まれ），レルミット徴候（まれ）	放射線脳壊死，脳萎縮，認知症，放射線脊髄症
頭頸部	口内炎，咽頭炎，口腔内痛，咽頭痛，嚥下障害，喉頭炎，嗄声，味覚障害，口腔乾燥症	口腔乾燥症，う歯（虫歯）
眼	角膜炎，結膜炎，眼痛	白内障，角膜潰瘍
肺	放射線肺臓炎（時に）	放射線肺線維症
心臓	———	心膜炎，心囊水貯留
食道	食道炎，嚥下障害	食道狭窄，食道穿孔
胃，十二指腸	胃炎，心窩部痛，悪心，嘔吐	胃潰瘍，十二指腸潰瘍，胃穿孔，十二指腸穿孔
小腸，大腸	腸炎，下痢	腸閉塞，小腸穿孔，直腸潰瘍，下血
膀胱，尿道	尿道炎，排尿痛，頻尿	膀胱萎縮，頻尿
精巣，卵巣	精子減少，月経異常	不妊
骨	———	骨壊死，骨折，成長障害（小児）

象という用語も一般化してきた。これらは，厳密には少しずつ意味合いが異なるが，ほぼ同義と考えて差し支えない。

▶ 放射線障害の種類　放射線障害には，放射線療法施行中または施行直後に生じる**急性障害**と，治療後6か月以上経過してから生じる**晩期障害**とがある。

　急性障害は，ほぼ必発であるが可逆性である。患者は自覚症状を訴えるが，放射線治療医にとって大きな問題となることは非常に少ない。もちろん，対症療法は必要な場合が多く，前述のように看護の役割が重要となる領域である。重篤な場合には，放射線療法を一時的に中断することもある。

　一方，晩期障害は，数%の患者に認められるのみだが，不可逆性，難治性で，時に生命に危険を及ぼすこともあるため，放射線治療医にとって重大な問題である。正常組織への投与線量と照射体積をできる限り少なくする綿密な治療計画，および注意深い経過観察が重要となる。主な放射線障害を表6-2に示すが，なかでも代表的で遭遇する頻度が高いものについて解説する。

1. 急性障害

1 放射線宿酔

　放射線療法の効果と有害事象は照射された部位にのみ生じるという大原則からはずれるが，宿酔はいずれの部位への照射でも生じる可能性がある。照射開始後早期に出現する二日酔いに類似した不定愁訴のことで，全身倦怠感，食欲不振，悪心・嘔吐などを訴える。通常は軽度で，照射期間中または照射終了直後から軽快する。治療が必要な場合には制吐薬などによる対症療法となる。

第
1
編

内科編

薬物療法

食事療法

運動療法

特殊栄養法

リハビリテーション

6

放射線療法

低侵襲治療法

チーム医療

2 造血機能障害

白血球や血小板が減少する。化学療法に伴う骨髄抑制に比較すれば軽度であるが，骨髄の多い骨盤領域などへの照射では注意が必要となる。白血球についてはリンパ球減少が特徴的である。放射線治療単独であれば，輸血などの処置が必要となることは少ない。

3 皮膚炎

照射野内の皮膚に，紅斑，色素沈着，乾性皮膚炎，湿性皮膚炎，びらんなどを生じる（図6-16）。照射期間中から終了直後までは，皮膚への物理的刺激（ひげ剃り，絆創膏の貼付など）や化学的刺激（化粧など）はできる限り避けたほうがよい。治療が必要な場合には，ステロイド外用薬を用いる。また，頭部への照射では照射開始後約1か月から脱毛も生じる。毛髪は通常，照射終了後数か月で生え始める。

4 脳浮腫

定位照射のように，一回に大線量を照射した場合，まれに一過性の脳浮腫を生じることがある。場合によっては痙攣発作をきたすこともあるため，予防的に副腎皮質ステロイド薬を投与しておくことも検討される。通常の分割照射を用いた放射線療法では問題となることは少ない。

5 粘膜炎

口内炎，咽頭炎，食道炎などの形で生じ，粘膜の発赤，紅斑，浮腫，びらん，白苔付着などが認められる（図6-17）。症状としては，口内痛，咽頭痛，嚥下痛，嚥下障害を訴える。対策として，口腔内については，うがいなどで清潔を保ち，疼痛については，医療用麻薬を含む鎮痛薬やステロイド薬による対症療法となる。

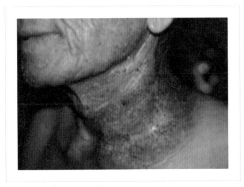

図6-16 放射線皮膚炎

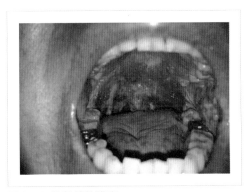

図6-17 放射線粘膜炎

6 | 味覚障害，口腔乾燥症

頭頸部への広範囲の放射線療法では，治療期間後半から味覚障害と口腔乾燥症が出現する。味覚障害は半年ほどの経過で回復するが，口腔乾燥症は，照射開始後早期から口腔内のねばねば感を伴いつつ出現し，照射終了後もあまり回復することなく晩期障害へと移行する。IMRTによって唾液腺線量の低減が可能となり，重篤な唾液腺障害が減少傾向にある。また，唾液量の低下はう歯（虫歯）の発生しやすさにつながるため，適切な口腔ケアの継続が肝要となる。

7 | 放射線肺臓炎

肺は放射線感受性が高い臓器の一つである。ほかの急性障害と異なり，照射終了直後から数か月の間に発症する。必発ではないが，咳嗽，呼吸困難，発熱など通常の細菌性肺炎に似た症状がみられる。ステロイド薬投与や酸素投与による治療が行われる。間質性肺炎を合併している症例では致死的な肺臓炎をきたしやすいため注意が必要である。

8 | 消化器障害

上腹部への照射では，放射線による急性胃炎などの結果，食欲不振，心窩部痛，悪心・嘔吐などがみられる。上部消化管内視鏡では，前述の粘膜炎と同様の所見が観察できる。いわゆる胃薬で対症的に治療する。また，小腸への急性障害として，下痢が認められる。軟便程度から1日10回以上の水様便まで様々である。こちらも止痢薬などで対症療法を行う。

2. 晩期障害

1 | 皮膚潰瘍

50年以上前までは，放射線治療に伴う有害事象として放射線治療医の最大の関心事であったが，その後の技術の進歩により，重篤な皮膚潰瘍をみることは著しく減少した。重症例では皮膚移植や高圧酸素療法などを必要とすることもある。

2 | 放射線脳壊死ほか

脳への放射線療法では，脳の局所に高線量投与を行うことがあり，後に放射線脳壊死を生じる場合がある。CTやMRIで腫瘍の再発との鑑別が困難である場合が多く，PET（positron emission tomography）を用いて鑑別する。周囲に脳浮腫が目立ち，部位に応じた神経症状が出現することが多い。治療はステロイド薬や浸透圧利尿薬の投与で，難治例では手術による摘出が検討される。

一方，全脳照射の施行後では脳萎縮や記銘力の低下が問題となる。そのため，少数の転

移性脳腫瘍はガンマナイフなどのピンポイント照射で治療し，病状が進行し多発脳転移となった場合に全脳照射を行う治療戦略も一般的となりつつある。

3 白内障

水晶体の放射線感受性は高く，1Gy 未満で白内障が生じ得る。発症した場合には手術（水晶体置換術）が行われるが，この手術手法は近年日帰り手術で施行可能な低侵襲の手術として確立されている。

4 放射線肺線維症

肺がんなどで根治に必要な線量を照射すると，ほぼ全例に照射領域に一致した線維化がみられるようになる。大半が無症状であるが，重症例では呼吸機能の低下などを招くため，治療計画時の配慮が重要となる。

5 消化器障害

食道，胃，十二指腸，小腸，大腸などの消化器に共通する晩期障害として，潰瘍形成，その重症型としての穿孔，線維化による狭窄などがあげられる。治療はプロトンポンプ阻害薬などの潰瘍治療薬や禁食などでの保存療法が中心となるが，難治例や穿孔例では，ステント留置や手術での切除が必要となる。

6 誘発がん

放射線が発がん性を有しているのは明らかで，後述する放射線防護の観点からも重要な有害事象である。臨床現場では，放射線誘発がんを自然発生のがんと厳密に鑑別することは不可能で，あくまでその可能性が高いときに誘発がんと診断している。しかし，誘発がんの可能性は 0.5% 未満と考えられており，現存する悪性腫瘍に対する放射線療法をためらう理由にはならない。

Ⓑ 放射線防護

放射線は医療以外の領域でも広く用いられている。ここでは，（医療以外も含めた）放射線防護全体について概説し，医療領域においては，放射線療法を含めた放射線診療全体の放射線防護について述べる。

1. 被曝線量のしきい値

本章 - Ⅲ「放射線療法の種類とその特徴」で述べたように，放射線には様々な種類があり，身の回りにあふれている。つまり，自然放射線が存在し，微量ではあるが，からだの外部と内部から常に被曝していることを忘れてはならない。自然放射線による被曝は年間

2.4mSv である（この単位については後述する）。

　放射線防護の立場からは，放射線は常に悪者，つまり微量であっても人体に有害であると考えられている。ただし，高線量放射線の影響についてはよくわかっているものの，低線量放射線の影響は十分解明されておらず，放射線防護上，低線量でも有害であると仮定しているにすぎない。

▍ 2. 放射線の人体への影響

　放射線の影響は，影響のあらわれ方から，**身体的影響**（被曝した本人にあらわれる影響）と**遺伝的影響**（子や孫またはそれ以降の代になってあらわれる影響）に大きく分けられる。また，影響があらわれるためにしきい線量が存在するものを**非確率的影響**，存在しないものを**確率的影響**という（図6-18）。**しきい線量**とは，影響があらわれるための最小線量のことで，非確率的影響はその線量を超えた場合にのみ生じるが，確率的影響はどれほど微量な放射線でも生じる可能性がある，という（仮定の）考え方である。

　確率的影響には発がんと遺伝的影響が該当し，そのほかの影響，すなわち発がんを除く身体的影響は非確率的影響で，放射線療法の有害事象のほとんどが含まれる。なお，遺伝的影響については，動物実験で証明されているものの，人類においては，第2次世界大戦中の原子爆弾による被曝例も含めて，これまで確認されていない。

　放射線防護で用いられる単位は Sv（sievert：シーベルト）である。放射線診療では，X線の使用がほとんどであり，Sv = Gy と考えて差し支えない。mSv は 1/1000Sv なので，1mSv=0.001Gy と考えればよい。

▍ 3. 放射線防護の目的と対象

　放射線防護は人体が受ける被曝線量をできる限り少なくすることが目的であり，3要素から成る放射線防護の体系が設けられている。すなわち，**行為の正当化，放射線防護の最適化，線量限度**である。行為の正当化とは，放射線診療によって得られる医療上の利益が被曝による影響を上回っていること，逆にいえば，不必要な放射線診療はしないことであ

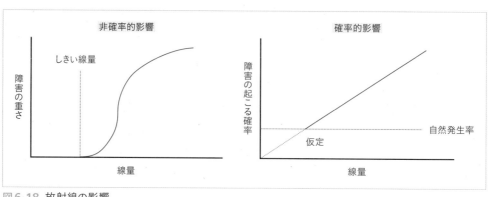

図**6-18** 放射線の影響

る。放射線防護の最適化とは，必要最小限の被曝に抑えることである。線量限度は法令で定められている。

被曝の対象は，一般的に，**職業被曝，医療被曝，公衆被曝**に分けて考えられている。職業被曝とは，業務として放射線を取り扱う作業者が，その作業の過程で受ける放射線被曝のことで，放射線診療に携わる医師，看護師，診療放射線技師などの被曝のことである。医療被曝とは，放射線診療の対象者が受ける被曝のことで，患者としての被曝である。公衆被曝とは，一般の人々の被曝のことで，放射線診療に携わらない病院事務職，待合室の患者，患者の家族などの被曝のことである。

4. 職業被曝の線量限度

上述した法令で定められている線量限度とは，職業被曝では年間50mSvかつ5年間で100mSv，公衆被曝では年間1mSvである。一方，医療被曝については線量限度が定められていない。その理由は，放射線診療によりもたらされる患者の利益が，被曝の影響を明らかに上回っていること，医師は放射線防護・管理について十分な知識をもっていること，医師は被曝線量を最小限にするよう絶えず努力していることが，前提になっているからである。線量限度が設けられていない分，放射線診療は放射線防護上の責任が重いことを忘れてはならない。なお，わが国の医療被曝は諸外国より多く，年間5mSv程度である。

5. 放射線防護の3原則

看護師として，患者や患者の家族や自分自身に対する放射線防護を実践するためには，放射線防護の3原則，すなわち**時間，距離，遮蔽**を知らなくてはならない。具体的には，放射線に被曝する時間をできる限り短くすること（被曝線量は時間に比例），放射線源からの距離をできる限り長く取ること（被曝線量は距離の2乗に反比例する。つまり，2倍の距離で被曝線量は1/4，3倍の距離で被曝線量は1/9），放射線源と人体との間に有効な遮蔽物を置くことである。たとえば，診断用X線（血管造影やCTなど）では鉛エプロンで十分遮蔽できるが，

Column 低線量被曝のとらえ方

2011（平成23）年に福島第一原発事故が起きて以来，低線量被曝による発がんが懸念されるようになった。チェルノブイリ原発事故（1986年・旧ソビエト）で，小児の甲状腺がんが増えたという報告をもとに，福島の小児全員を対象とした甲状腺超音波検査が開始され，通常の100倍以上の頻度で小児甲状腺がんが発見されている。

しかし，この結果は通常行わない詳細な検査を大規模に行ったがために，潜在的な甲状腺がんを検出しただけにすぎないと考えられる。正確に低線量被曝の影響を調べるためには，ほかの県で同数の小児に検査をして比較する必要がある。このように低線量被曝による健康被害を論じることは容易ではない。

ライナックなどから放出される治療用メガボルト（MV）X線は鉛エプロンで遮蔽することはできない。

第 **7** 章

低侵襲治療法

I 内視鏡治療

A 内視鏡治療とは

内視鏡治療とは，主に消化器領域で，消化管内に挿入した内視鏡の鉗子孔^{かん　し　こう}から器具を挿入し疾患の治療を行う方法である。欠点として鉗子孔が 2.0 ～ 4.2mm と限られているため使用できる器具に制限がある。

B 内視鏡治療の目的

開腹せずに疾患の治療を行うことが目的である。最大の利点は，全身麻酔を必要とせず，順調に行えれば外科手術よりも低侵襲に，速やかに低コストで治療が行えることである。現在，大病院の手術室はがん患者の治療のため，予約待ちの状態である。良性疾患および早期がんの治療，進行がんの姑息的治療が内視鏡で行われれば，外科手術を待っているほかの患者へのメリットも大きい。

C 消化管出血に対する止血術

1. 内視鏡的止血術の適応

上部消化管出血の患者には緊急内視鏡検査を行い，診断および内視鏡的止血術を行う。下部消化管出血も同様である。

2. 内視鏡的止血術の実際，種類と特徴

かつては特別な器具を必要としない純エタノール局注法*，高張食塩水局注法*などが行われたが，現在は最も止血効果が高い**クリップ法**が第一選択である。ステンレス製の小型クリップで露出血管を周囲粘膜とともに結紮^{けっさつ}する。介助を担当する者もクリップホルダーにクリップをかけるなどの介助動作を日頃から練習し習熟しておく必要がある。

術前には胸部 X 線と心電図検査を実施し，輸血に備え 18G 以上の静脈留置針で血管確保する。

＊ **局注法**：薬剤を直接組織内に注入し止血する方法であり，局注針以外の特別な機器は不要である。

第1編 内科編

薬物療法

食事療法

運動療法

特殊栄養法

リハビリテーション

放射線療法

7 低侵襲治療法

チーム医療

Column 内視鏡治療に共通する術前術後管理

● **前日までの準備** 胸部X線と心電図をとり，胸水，心拡大，不整脈，虚血性変化などの心肺機能を評価しておく。抗凝固薬，抗血小板薬の投与は手術の数日前から中止，またはほかの薬剤に変更する必要があることが多い。

　患者の多くは内視鏡治療に不安をもっている。不安にきちんと答えるためには，看護師も日頃から病棟業務のみでなく，内視鏡室で実際の手技を見学しておく必要がある。

● **当日の術前準備** 胃内に食物があると内視鏡治療が行えないので当日朝から禁食となる。静脈留置針で血管を確保し，細胞外液の点滴を行う。このルートから術中に鎮痛薬，鎮静薬の投与を行うため，輸液は配合変化を起こさないように，ビタミン剤，アミノ酸などが入っていないものにする。

　高周波電気メスを使用するので，からだから金属をはずす。からだを締め付けるコルセットなどをはずす。術中の嘔吐物，胆汁などが衣服を汚染するので術衣に着替える。内視鏡挿入の邪魔にならないように義歯をはずす。

● **術中管理** 通常の内視鏡より時間がかかるため，患者の苦痛除去のために静脈麻酔が必要なことが多い。鎮痛薬および鎮静薬の投与で呼吸循環抑制が生じるので，血圧，脈拍，呼吸数のモニターは必須である。術中の嘔吐は嚥下性肺炎（誤嚥性肺炎）の原因となるため，術中の口腔内嘔吐物は速やかに吸引する。

● **術後管理** 内視鏡治療の多くは，出血の偶発症*を生じ得るので，血圧，脈拍，呼吸数のモニターは病棟でも必ず引き続き行う。

　出血したときは，まず血圧を維持するために頻脈となる。頻脈になっても血圧が維持できなくなると血圧が低下する。血圧が低下した結果，細胞内から血管内に水が移動するので血液が薄まり，ヘモグロビンが低下する。つまり，出血初期は，頻脈は生じても採血で貧血はみられない。いったん回復した脈拍が術後再び頻脈になったときは出血を考え直ちに担当医に報告する。心拍数（回/分）が収縮期血圧（mmHg）より多いときはショック状態で1000mL以上出血している。

　内視鏡治療の多くは，消化管穿孔の偶発症を生じ得る。発熱および腹膜刺激徴候*（筋性防御，ブルンベルグ徴候など）の確認が必要である。術中術後の嘔吐は嚥下性肺炎の原因となる。術後，呼吸数が30/分以上になったとき，SaO_2（動脈血酸素飽和度）が90%以下になったときは早急に医師に連絡し，酸素投与とポータブル胸部X線撮影を行い，嚥下性肺炎を確認する。

＊ **偶発症**：検査や治療に伴って，たまたま生じる不都合な症状のことをいう。また，患者の体質・体調によることもある。
＊ **腹膜刺激徴候**：腹膜炎のときにみられる。筋性防御（手のひらで腹部を軽く圧迫したときに腹部が緊張して硬くなる症状）など。

D 内視鏡的食道胃静脈瘤治療

1. 内視鏡的食道胃静脈瘤治療の適応

食道静脈瘤の破裂例および破裂の危険が多い症例では，内視鏡治療が第一選択である。多くの患者は肝硬変を合併している。胃の静脈瘤では，内視鏡治療が困難なため，大腿静脈からカテーテルを挿入する**バルーン下逆行性経静脈的塞栓術**（balloon-occluded retrograde transvenous obliteration；**B-RTO**）が必要となることがある。

2. 内視鏡的食道胃静脈瘤治療の実際，種類と特徴 (表7-1)

1 内視鏡的結紮術

内視鏡的結紮術は，内視鏡先端のキャップ内に静脈瘤を吸引し先端に装着したゴムバンドで静脈瘤を結紮する。

2 内視鏡的硬化療法

内視鏡的硬化療法では，内視鏡直視下に局注針を用いて静脈瘤あるいは，その近傍に硬化剤を注入する。特に血管内注入法では，食道を穿刺し硬化剤を注入することで連続した胃静脈瘤の治療も可能である。

3. 内視鏡的食道胃静脈瘤治療の術後の留意点

❶門脈塞栓の評価

硬化療法の術後管理としては，まれな偶発症であるが，血管内注入法では，硬化剤の過剰注入により門脈塞栓を生じることがある。このため，突然死を招くこともあるので，ショック状態のチェックが大切である。

❷肝性脳症の予防と診断

肝性脳症の患者の多くは肝硬変を合併している。術後管理としては，特に吐血例では内視鏡的止血に成功しほっとしていると，肝性脳症による昏睡状態に陥ることがある。吐血により消化管内に流入した血液が吸収され窒素源となり，芳香族アミノ酸*が増えるため

表7-1 内視鏡的結紮術と内視鏡的硬化療法（血管内注入法）の比較

	利点	欠点
内視鏡的結紮術	手技的に容易 安全性が高い	再発までの期間が短い 胃静脈瘤の治療は困難
内視鏡的硬化療法	再発までの期間が長い 食道胃静脈瘤でも有効	手技的に難しい 門脈塞栓の偶発症がある

薬物療法

食事療法

運動療法

特殊栄養法

リハビリテーション

放射線療法

7
低侵襲治療法

チーム医療

である。そのため，下剤，浣腸などで消化管内の血液を早期に排出し，肝性脳症の予防をすることが勧められる。意識障害が生じた時には血清アンモニアを測定し，肝性脳症の診断を行う。

E 内視鏡的粘膜切除術

1. 内視鏡的粘膜切除術の適応

内視鏡的粘膜切除術の適応は，局所の切除だけで根治が得られる病変であることから，腺腫および早期がんの一部である。早期胃がん，胃腺腫，早期大腸がん，大腸腺腫などが適応となる。早期がんでもリンパ節転移の可能性があれば，外科切除を選択しなければならない。

2. 内視鏡的粘膜切除術の実際，種類と特徴

1 内視鏡的粘膜切除術（EMR）

内視鏡的粘膜切除術（endoscopic mucosal resection：**EMR**）は，病変にスネア（金属の輪）をかけて通電して切除する。ポリープや 2cm 以下の平坦な病変の切除に用いる。

2 内視鏡的粘膜下層剥離術（ESD）

内視鏡的粘膜下層剥離術（endoscopic submucosal dissection：**ESD**）は，EMR で切除困難な 2cm 以上の病変を確実に一括切除するために考案された。粘膜下層にヒアルロン酸を注入し膨隆させた後に，病変周囲の粘膜を全周性に切開し病変と筋層の間を剥がす（図 7-1）。

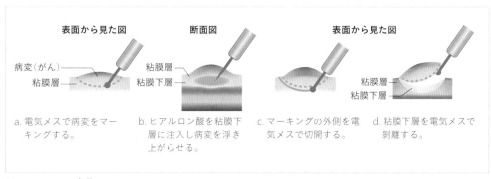

図7-1 ESDの実際

---

* **芳香族アミノ酸**：構造にベンゼン環などの芳香族基を有するアミノ酸。分岐鎖アミノ酸が減り，芳香族アミノ酸が増えると，肝性脳症を生じる。

3. 内視鏡的粘膜切除術の術後の留意点

内視鏡的粘膜切除術後の管理としては，胃より大腸の壁は，薄いので穿孔を生じやすい。十二指腸は，さらに壁が薄く胆汁や膵液の刺激もあるので穿孔に留意して観察する。

Ｆ 内視鏡的胆管ドレナージ

1. 内視鏡的胆管ドレナージの適応

内視鏡的胆管ドレナージは，胆管炎または閉塞性黄疸が対象となる。最も多い疾患は胆管結石である。ほかに膵頭部がん，胆管がんなども多い。

2. 内視鏡的胆管ドレナージの実際，種類と特徴 (表7-2)

内視鏡的胆管ドレナージでは，胆汁の出口である十二指腸乳頭部を正面視するために側視鏡が使われる（図7-2）。また，X線が必要なため，X線透視室で行う。

内視鏡を十二指腸下行脚に挿入し乳頭からカテーテルを胆管内に挿入する手技を**内視鏡的逆行性膵胆道造影**（endoscopic retrograde cholangiopancreatography：**ERCP**）といい，胆道疾患治療上極めて大切な手法である。そのほかには，ガイドワイヤーを用いて経鼻胆管ドレナージまたは胆管ステントを挿入する（図7-2）。挿入前にパピロトーマという針金状

Column バージンロードと内視鏡的粘膜切除術

火曜日に内視鏡的粘膜切除術の目的で入院してきた60歳男性。入院してから看護師が詳細を聞くと「実は娘の結婚式が土曜日にあるんです。明日の水曜日に内視鏡治療を受けて金曜日に退院します。いやー，がんを抱えたままでバージンロードを歩くのは娘に申し訳ないので，これで奇麗なからだで介添えができます。ハッハッハ」とのこと。もちろん，主治医も内視鏡医もそのことは知らない。ESD後は人工の大きな潰瘍ができる。出血や穿孔が起これば数日退院は延長される。予定どおり退院できても，奇麗なからだなんてとんでもない。吐血する爆弾を抱えた状態である。父親は結婚式当日に多くの来賓から酒をつがれる。それが潰瘍に注げば出血する。

このような「奇麗なからだでバージンロードを歩くため，直前に内視鏡治療を受けたい父親」はかなり多い。「治療を2週間延期しましょう」と提案しても「そう言わずなんとか」と必ず言われる。しかし，ここでは2つの約束をしてもらわなくてはならない。「1つめ，吐血や体調不良の不測の事態に備えて，バージンロード介添えの代役を必ず用意してください」「2つめ，最悪の事態はバージンロードを歩いているときに吐血して，娘さんのドレスを赤く汚してしまうことです。現実的に吐血の可能性が高いのは来賓たちから酒を注がれた後，両親への花束贈呈の時間帯でしょうか。もしものときに恨まれないよう，娘さんの許可を必ずとってください」。さて，あなたが娘ならなんと答えますか？

薬物療法　食事療法　運動療法　特殊栄養法　リハビリテーション　放射線療法　7　低侵襲治療法　チーム医療

表7-2　経鼻胆管ドレナージと胆管ステントの比較

	利点	欠点
経鼻胆管ドレナージ	閉塞時，洗浄ができる 胆汁量をモニターできる	鼻が煩わしい 自己抜去
胆管ステント	自己抜去の危険がない 鼻が煩わしくない	閉塞時，洗浄ができない 胆汁量をモニターできない

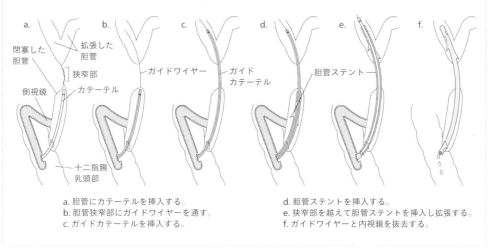

a. 胆管にカテーテルを挿入する。
b. 胆管狭窄部にガイドワイヤーを通す。
c. ガイドカテーテルを挿入する。
d. 胆管ステントを挿入する。
e. 狭窄部を越えて胆管ステントを挿入し拡張する。
f. ガイドワイヤーと内視鏡を抜去する。

図7-2　内視鏡的逆行性胆管ドレナージ

の電気メスを用いた**内視鏡的乳頭括約筋切開術**（endoscopic sphincterotomy：**EST**）（図7-3），または**内視鏡的乳頭バルーン拡張術**（endoscopic papillary balloon dilatation：**EPBD**）を行うことが多い。不成功の場合は経皮経肝的胆道ドレナージ（percutaneous transhepatic biliary drainage：PTBD）を行う。

❶内視鏡的経鼻胆管ドレナージ（図7-4）

　直径2mmの長いカテーテルの先端を胆管内に挿入し，口側を鼻から出して胆汁バッグ

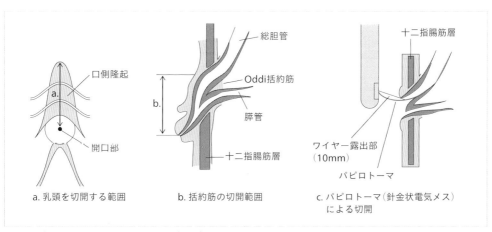

a. 乳頭を切開する範囲
b. 括約筋の切開範囲
c. パピロトーマ（針金状電気メス）による切開

図7-3　内視鏡的乳頭括約筋切開術（EST）

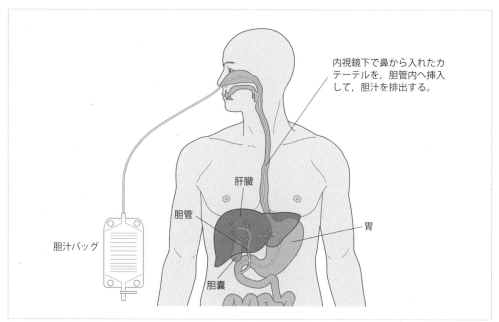

内視鏡下で鼻から入れたカテーテルを，胆管内へ挿入して，胆汁を排出する。

肝臓

胆管

胃

胆汁バッグ

胆嚢

図7-4 内視鏡的経鼻胆管ドレナージ（ENBD）

に連結する。口からでなく鼻からカテーテルを出すのは，そのほうが患者の苦痛が少ないからである。**内視鏡的経鼻胆管ドレナージ**（endoscopic naso-biliary drainage：**ENBD**）とよばれる。

　術前準備として患者には，術後に鼻からカテーテルが出た状態が1週間以上続くことを説明しておく。認知症その他で自己抜去の可能性が高いときには，担当する内視鏡医に報告し，ENBDよりも内視鏡的胆管ステントを検討する。

❷内視鏡的胆管ステント（図7-5）

　5〜12cm長のステント*を胆管内に留置する手法である。**内視鏡的胆管ドレナージ**（endoscopic biliary drainage：**EBD**），または**内視鏡的胆管ステント留置術**（endoscopic biliary stenting：**EBS**）とよばれる。

3. 内視鏡的胆管ドレナージの術後管理

　経鼻胆管ドレナージを挿入している患者では何よりも自己抜去に気をつけることが重要なので，患者への説明が大切である。認知症などで自己抜去の可能性が高いときは家族の同意を得たうえでの抑制，手袋装着なども考慮する。急性胆管炎は命にかかわる疾患であり，抑制を躊躇して死亡させてはいけない。

＊ **ステント**：体内に留置する管をステントとよぶ。

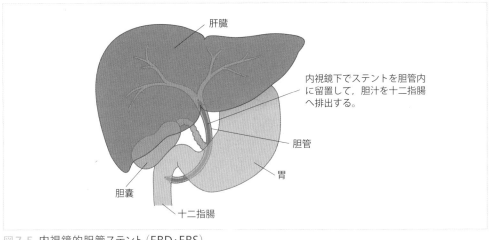

内視鏡下でステントを胆管内に留置して，胆汁を十二指腸へ排出する。

肝臓

胆管

胃

胆囊

十二指腸

図7-5 内視鏡的胆管ステント（EBD・EBS）

G 内視鏡的胆管結石採石術

1. 内視鏡的胆管結石採石術の適応

胆管結石は高率に胆管炎を生じ命にかかわるので，無症状の高齢者でも内視鏡的胆管結石採石術の適応となる。胆囊管のらせん構造を採石バスケットが通過できないため，胆囊結石は採石できない。

2. 内視鏡的胆管結石採石術の種類と特徴（表7-3）

❶内視鏡的乳頭括約筋切開術

内視鏡的乳頭括約筋切開術（EST）は，針金状の電気メスを乳頭に挿入し通電して切開することで胆管の出口を広げ，バスケットカテーテルを胆管に挿入し採石する。

❷内視鏡的乳頭バルーン拡張術

内視鏡的乳頭バルーン拡張術（EPBD）は，バルーンカテーテルを乳頭に挿入し拡張することで胆管の出口を広げ，バスケットカテーテルを胆管に挿入し採石する。

表7-3 内視鏡的乳頭括約筋切開術（EST）と内視鏡的乳頭バルーン拡張術（EPBD）の比較

	利点	欠点
EST	大きな結石も採石できる	穿孔が生じ得る 出血が生じ得る
EPBD	出血が少ない 穿孔が少ない	大きな結石は採石困難 膵炎が多い

3. 内視鏡的胆管結石採石術の術後管理

EPBD 治療を行う患者では，術中同時に ERCP を施行しているので，大切なことは，術後急性膵炎の発生への対応である。軽度の術後膵炎は数％，重症膵炎は数百人に 1 人の割合で生じている。術後に嘔吐している患者は，膵炎の前兆と考える。そのため，夜間でも採血と造影 CT 撮影を行い，膵炎をチェックすべきである。出血してもヘモグロビン（Hb）はすぐに低下しないが，ERCP 後膵炎では術後数時間でも血清アミラーゼは上昇する。また，EST のときは，穿孔と出血に注意する。

Ⓗ 内視鏡的消化管拡張術

1. 内視鏡的消化管拡張術の適応

クローン病，食道アカラシアなどの良性狭窄とがんによる消化管狭窄がある。クローン病では慢性の炎症による小腸狭窄を生じる。アカラシアでは下部食道噴門部の弛緩不全による狭窄を生じる。

2. 内視鏡的消化管拡張術の種類と特徴

❶ ステント挿入

食道がん，膵がんの十二指腸浸潤などのがん性狭窄が対象となる。内視鏡の鉗子孔は 2 〜 4mm なのでそれより太い器具は挿入できない。3mm ほどの細いデリバリー（筒状に畳んだ物）で挿入しリリースすることで，20mm 程度に広がる金属製の編み目のステント（メタリックステント）が使用される。ERCP 同様に X 線透視室で行う。胆管や膵管に使われるプラスチック性のステントと異なり，メタリックステントはいったん挿入すると編み目が消化管壁に食い込み抜けなくなるため，予後数か月の進行がん患者が対象であり良性疾患には用いない。

腸管メタリックステントは，正しく用いても数％の症例で数日後に穿孔を生じる。機器の取り扱い説明書にも「患者に，穿孔を生じて生命の危険が生じることがあると説明し，同意が得られないときは用いてはならない」と記載されている。術前に医師と看護師が同席してこのことを説明し患者と家族の意向を確認し文書で記録しておく。メタリックステントによる穿孔は術後数日で起こり得る。

❷ バルーン拡張

クローン病，アカラシアなどの良性消化管狭窄ではバルーンによる拡張を行う。バルーン拡張による穿孔は術直後に判明することが多い。

Ⅰ 経皮内視鏡的胃瘻造設術

1. 経皮内視鏡的胃瘻造設術の適応

経皮内視鏡的胃瘻造設術（percutaneous endoscopic gastrostomy：**PEG**）は，長期的に経口摂取ができず，経鼻胃管からの流動食投与で誤嚥を繰り返す症例が対象である。カテーテル挿入時は内視鏡的に確認されているため事故は少ない。挿入し1か月たてば腹壁と胃の間に瘻孔（繊維の鞘）が完成し安全にカテーテル交換が可能となる。

問題は初回の瘻孔完成が不十分な時期のカテーテル交換である。カテーテル先端を胃内でなく腹腔内に留置して栄養剤を投与すると腹膜炎などの重篤な合併症に至る。初回交換は胃瘻造設をした医師に頼むべきである。

2. 経皮内視鏡的胃瘻造設術の実際，種類と特徴

造設術では，内視鏡を挿入し胃内でライトを照らしそれを目標に腹壁から穿刺してカテーテルを挿入する。

▶ 胃内固定板の種類　胃内固定板は交換が容易な**バルーン（風船）型**とカテーテルが抜けにくい**バンパー型**の2種類がある。

▶ 体外固定板の種類　体外固定板は患者の動作の邪魔にならない**ボタン型**と栄養チューブとの接続が容易な**チューブ型**の2種類がある。

Ⅱ カテーテル治療

Ａ カテーテル治療とは

カテーテルとは細長い管の総称であり，動脈や静脈の中にカテーテルを挿入し，心臓や大血管にバルーンやステントなどの器具を運んで行う治療方法がカテーテル治療である。この方法で，心臓だけではなく，動脈や静脈の治療も可能である。心臓の治療に関しても，代表的な冠動脈の治療である冠動脈形成術ばかりでなく，弁膜症の治療も可能であり，先天性心疾患へのカテーテル治療も普及してきた。不整脈もカテーテル治療による根治が可能になってきた。

カテーテルを用いた治療は心臓や血管だけではなく，消化器内科，泌尿器科や外科，脳神経外科，放射線科といった多くの診療科によっても行われる。また，分泌物のドレナージといった吸引・排出目的や，静脈栄養，抗がん剤などの薬剤投与を行う点滴も同様のカ

テーテルを用いて行われるが，本節では循環器領域でのカテーテル治療について概説する。

B カテーテル治療の目的

　カテーテル治療の目的は，対象となる疾患によって異なるが，心臓の血管である冠動脈治療，そのほかの血管疾患治療であれば，血管の閉塞や狭窄を解除し組織の血液循環を良くして，自覚症状の改善，日常生活でのQOLの向上そして生命予後の改善をもたらすことである。弁膜症のカテーテル治療であっても同様であり，僧帽弁狭窄や大動脈弁狭窄に対しバルーンカテーテルを挿入して形成術（拡張術）を行うが，やはり目的は心不全症状の改善と生命予後の改善である。

　先天性心疾患である心房中隔欠損症や動脈管開存症も閉鎖栓を用いたカテーテルによる治療（閉鎖術）が普及したが，こちらも心不全症状の改善と生命予後の改善を目的とする。現在では，先天性心疾患でも成人先天性心疾患が増えているため，成人領域における先天性心疾患のカテーテル治療が普及しつつある。

　不整脈治療であれば，不整脈による症状およびQOL改善，生命予後改善，突然死の防止ということになる。こういったカテーテル治療は外科的な治療よりも低侵襲であることが多く，心臓を止めて手術を行ういわゆる開心術よりも好まれる傾向にある。特に高齢者や合併疾患の多い患者では開心術に耐えられない場合があるため，より低侵襲であるカテーテル治療を行うことが多くなっている。

C カテーテル検査・治療の適応

　冠動脈疾患では治療前に**冠動脈造影検査**が必要となる。日本循環器学会のガイドラインでは，クラスIで，薬物療法でもコントロールできない狭心症症状，ほかの検査で高リスクと考えられ早く診断・治療を行うべき症例，左心機能が高度に低下した症例，心筋梗塞の既往があって狭心症症状が出ているもの，心臓突然死から蘇生された症例などがあげられている[1]。

1. 冠動脈治療の適応

　カテーテルで行う冠動脈の治療は**経皮的冠動脈形成術**（**経皮的冠動脈インターベンション治療**）とよばれ，通常 **PCI**（percutaneous coronary intervention）ともよばれる。現在では多くのPCIでステントとよばれる金属製円筒状の網を留置する手技が行われている。こちらも治療適応に関しては，十分な薬物療法下における安静的狭心症の再燃や低レベル負荷での狭心症，心不全の徴候をもち，狭心症を生じる患者などで，PCIの早期治療を選択する患者の決定が行われる[2]。

2. 不整脈におけるカテーテル検査・治療の適応

　心停止の既往や原因不明の失神発作，痙攣，めまい，ふらつきなどの脳虚血症状や動悸，息切れといった心不全症状を有する徐脈性あるいは頻脈性不整脈が疑われる患者で，ホルター心電図などの長時間心電図にて確定診断がつかない──こうした場合には電気生理学的検査の適応となる。これは大腿静脈や内頸静脈からカテーテルを進め心臓内部に置き，心内膜から電位を拾う検査である。1本のカテーテルに複数の電極がついているため，不整脈の電位がどこから発生しているのかがわかる。

　最近ではマッピングシステムが普及してきており，画面に心臓の内部を描きながら視覚的に不整脈の発生をとらえ，容易に理解できるようになった。

3. 不整脈におけるカテーテル治療

　心臓の内部では電気興奮が発生して心拍を作るが，この電気興奮が刺激伝導系を正しく伝わらず，刺激伝導系以外の道筋を通って興奮が伝わったり，別の場所から異常な電気刺激が発生してしまうと，心臓の規則正しい拍動が乱れ，不整脈となる。不整脈には大きく分けて，脈が遅くなる**徐脈性不整脈**と脈が速くなる**頻脈性不整脈**がある。

　頻脈性不整脈を治療するのがカテーテルアブレーション（p.167 参照）であるが，このカテーテルアブレーション治療の対象となるのは**房室回帰性頻拍〔ウォルフ - パーキンソン - ホワイト（Wolff-Parkinson-White syndrome；WPW）症候群〕**，房室結節リエントリー性頻拍，心房細動，心房粗動，心房頻拍，頻発性心室期外収縮，心室頻拍である。

　これらのうち WPW 症候群は，安静時 12 誘導心電図にてデルタ波が見られれば診断されるが，そのほかの不整脈は，いわゆる発作を生じ，そのときの心電図を取らないと診断ができない。発作時の心電図では多くのものが発作性上室性頻拍症の形をとり，その診断をしなければならない。

4. 弁膜症におけるカテーテル検査・治療の適応

　どの弁膜症においても心不全症状，心エコーなどの検査にて外科手術適応と判断される場合，理学所見や症状で示唆される重症度と心エコー法で評価された重症度が解離を示す場合には，**心臓カテーテル検査**による血行動態評価が必要となる。スワン - ガンツカテーテルを用いて静脈から右心房→右心室→肺動脈にカテーテルを進め，肺動脈の末梢をバルーンで閉塞し肺動脈楔入圧を求める。この肺動脈楔入圧が左心房圧に近似するために心不全の状態が心内圧測定で可能になる。また，各心腔にて採血を行い，酸素飽和度を比較すると心拍出量を求めることができるため，いかなる治療介入が必要か判断できる。

　弁膜症のなかでも逆流症が問題の場合には，心腔の中にカテーテルを留置し，造影剤を注入する造影検査を行う場合もある。これによって逆流の有無・程度が判定可能である。

5. 閉塞性動脈硬化症

血行再建術を考慮する症候性患者，つまり下肢動脈の狭窄や閉塞病変のため，歩行により下肢の痛みや違和感などが生じる場合には，ABI（ankle branchial index）検査（上下肢の血圧同時測定）のほか，下肢エコー，CTA*（CT angiography），MRA*（MR angiography），X線撮影による血管造影検査などの画像検査を行う。動脈からカテーテルを挿入して行う直接造影検査も行われるが，治療適応の有無は下肢動脈エコー検査にて十分可能なため，侵襲的造影は少なくなっている。

6. 先天性心疾患

先天性の弁膜症の場合には，前述したスワン‐ガンツカテーテルなどによる血行動態の把握と造影検査が必要になり，それによって手術適応が決まる。そのほかの先天性心疾患においてもカテーテル検査が普及しており，シャント性心疾患とよばれる短絡（欠損孔）が存在する疾患では，外科手術のほかにカテーテルによる経皮的欠損孔閉鎖術が増えて

＊CTA はコンピュータ断層撮影（computed tomography；CT），MRA は磁気共鳴画像法（magnetic resonance imaging；MRI）を用いて血管造影（angiography）を行う検査方法。

Column 睡眠時無呼吸症候群の治療

カテーテル治療の対象患者に多い心不全の増悪因子となる睡眠時無呼吸症候群（sleep apnea syndrome;SAS）の治療法を概説する。近年，SAS がメディアにも取り上げられるようになってきた。

SAS では睡眠中に繰り返す呼吸の停止により，昼間の過度の眠気を代表とする様々な症状が出現する。SAS によって居眠り運転や仕事能率の低下などが起きることは，社会的な問題となっている。また個人レベルでは QOL が損なわれ，循環器領域においてはこのような自覚症状の有無にかかわらず，睡眠時無呼吸が存在すること自体が，循環器疾患の発症・進展の大きな原因であることが明らかになってきた。

● 睡眠時無呼吸の種類　睡眠時無呼吸には，**閉塞性睡眠時無呼吸**（obstructive sleep apnea；**OSA**）と**中枢性睡眠時無呼吸**（central sleep apnea；**CSA**）の２つのタイプの無呼吸がある。OSA は睡眠時の気道の閉塞によるもので，一般人口における頻度が高く肥満者に多い。無呼吸中には呼吸の努力がみられる。一方で，CSA は中枢からの呼吸のドライブの消失により起きるもので無呼吸中に呼吸努力がみられない。心不全に合併する CSA は，覚醒時にもみられる**チェーン‐ストークス呼吸***（Cheyne Stokes respiration：**CSR**）と同様の機序で起きる。

ただし，ほとんどの場合では，OSA タイプと CSA タイプの無呼吸イベントは心不

＊**チェーン‐ストークス呼吸**：１回換気量がしだいに増加し，次いで，しだいに１回換気量が減少する呼吸。

きた。その代表疾患である心房中隔欠損症や動脈管開存症では，術前検査にカテーテル検査は必須である。すなわち各心腔内の酸素飽和度を採血して調べ，肺血流量と全身の血流量を比較し肺体血流比を求め治療適応の根拠としている。

D カテーテル治療の種類と適応

心臓・大血管カテーテル治療には，①冠動脈治療，②不整脈に対する治療（カテーテルアブレーション），③閉塞性動脈硬化症に対する血管内治療，④構造的心疾患に対する治療（先天性心疾患，弁膜症）の4つに大別される。

❶ 冠動脈治療

バルーンを用いたPCI，バルーンのみでは再発（再狭窄）が多いため通常用いられるステント植え込み，石灰化して硬くなった血管を削るアテレクトミーに分けられる。ステント植え込みでは，従来用いていた金属ステントよりも薬剤を塗布・吸収させた薬剤溶出性ステントを使うことで大幅に再発が少なくなった。

❷ カテーテルアブレーション

上室性不整脈に対するアブレーション，心室性不整脈に対するアブレーションに大別

全患者ごとに様々な割合で合併し，また睡眠時無呼吸のパターンが変化することも知られている。これらの睡眠中にみられる呼吸の障害をまとめて**睡眠呼吸障害**（sleep disordered breathing ; **SDB**）とよぶ。

● OSA の治療　閉塞性無呼吸を生じる OSA 患者では，①マウスピースを用いた治療，② CPAP（シーパップ）療法（continuous positive airway pressure，持続陽圧呼吸療法），③外科的手術治療が多く用いられる。

❶ 下顎を上顎よりも前方に出すように固定させることで上気道を広く保ち，いびきや無呼吸の発生を防ぐ。マウスピースの作製は，SAS についての知識があり，マウスピースや口腔内装置を作り慣れている専門の歯科医や耳鼻科医が行う。中等症までのOSA タイプに対しては比較的効果が見られやすい一方で，重症の場合には治療効果が不十分とされる。

❷ OSA タイプに有効な治療方法として，現在，欧米や日本国内で最も普及している。原理は，寝ている間の無呼吸を防ぐために，気道に空気を送り続けて気道を開存させておくものである。CPAP 装置からエアチューブを伝い，鼻に装着したマスクから気道へと空気が送り込まれる。月に一度は外来での，無呼吸程度の確認と空気の漏れや圧の異常がないかの確認を要する。

❸ 小児の多くや成人の一部で，SAS の原因がアデノイドや扁桃肥大などの場合は，摘出手術が有効な場合がある。鼻中隔彎曲の修復や軟口蓋の一部を切除する手術法もある。また，アメリカでは狭い上気道を広げる目的で上顎や下顎を広げる手術も行われているが，わが国でこの手術を行える医療施設は限られている。

される。また，最近では高周波を用いた焼灼^{しょうしゃく}のほかに冷凍技術を用いたアブレーションが認可され，特に薬剤抵抗性の心房細動の治療に応用されている。これは，クライオバルーンカテーテルによるアブレーションとよばれ，肺静脈を電気的に一括隔離できるため手技時間が短くなるメリットがある。

❸ 閉塞性動脈硬化症に対する血管内治療

閉塞性動脈硬化症も下肢のみではなく，血管によっては上肢の血管，腎動脈や場合によっては大動脈にステントグラフトを置く治療も近年ではカテーテルによって行われている。下肢動脈では冠動脈と同様にバルーン形成術，金属ステント植え込み，薬剤溶出型ステント植え込みを行う。

❹ 構造的心疾患に対する治療

弁膜症治療，先天性心疾患治療，そのほかに大別される。代表的なものには経皮的大動脈弁置換術，経皮的僧帽弁クリッピングがある。先天性心疾患では，経皮的心房中隔欠損閉鎖術や経皮的動脈管開存閉鎖術があげられる。

E カテーテル治療の実際

1. 冠動脈治療

図 7-6 に冠動脈治療時の写真を掲載する。

2. カテーテルアブレーション

図 7-7 にカテーテルアブレーションによる治療の様子を掲載する。

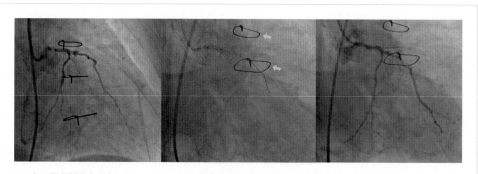

➡：左：冠動脈狭窄，中：バルーンをかけて拡張しているところ，右：治療後，同部位が拡張し流れが正常になっている。
➡：冠動脈バイパス術後のため胸骨にワイヤーが残存している。

図7-6 冠動脈治療写真

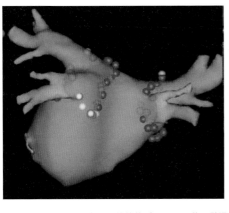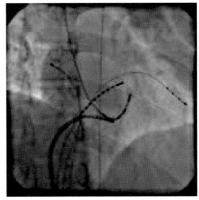

赤：焼灼ポイント，青：最終焼灼ポイント，黄：壁温上昇部分
左：マッピングを用いて電気的に焼灼すべき肺静脈の根元をカラー表示したところ
右：多電極をもつカテーテルを複数心臓内に挿入し治療のための電位をとっているところ
高周波による焼灼（アブレーション）では，カテーテル先端温度が50〜70℃となり，心筋の3〜8mmの深さにおいて凝固壊死を得られる。

図7-7　カテーテルアブレーション写真

3. 閉塞性動脈硬化症：浅大腿動脈への血管内治療前後のX線透視画像

図7-8に閉塞性動脈硬化症への治療による，浅大腿動脈(せんだいたい)への血管内ステント植え込み前後のX線透視画像を掲載する。

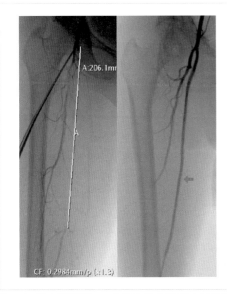

左：浅大腿動脈閉塞
右：ステント植え込み後，血管の流れが復活している（矢印）。

図7-8　浅大腿動脈への血管内治療前後のX線透視画像

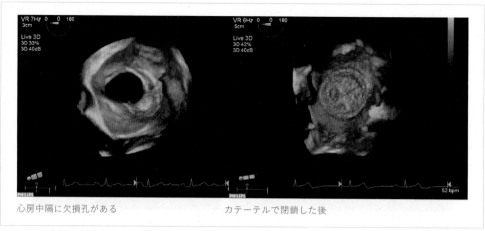

心房中隔に欠損孔がある　　　　　　カテーテルで閉鎖した後

図7-9 経皮的心房中隔欠損閉鎖前後の経食道エコー画像

4. 先天性心疾患

　図7-9に，先天性心疾患における心房中隔欠損孔のカテーテル治療前後の画像を掲載する。

Ⅲ 弁置換術

A カテーテルを用いた弁置換術とは

　現在，海外を含め臨床応用されている**カテーテルを用いた弁置換術**は，大動脈弁，僧帽弁，肺動脈弁領域に行われている。三尖弁に関しても海外臨床試験が進行中である。これは従来の開心術とは異なり開胸不要，人工心肺不要のため低侵襲であり，ハイリスク患者や高齢者に望ましい治療方法と考えられている。

B カテーテルを用いた弁置換術の目的

　カテーテルを用いた弁置換術の目的は，低侵襲，すなわち開胸せずに，人工心肺も用いずに弁置換術を行うことである。

　弁膜症手術を受けるべき患者の30％以上が外科的治療を受けていないという事実が2003年に発表された[3]。弁膜疾患治療におけるゴールドスタンダード治療である心臓外科手術が，実際には必要とする患者に行えていないことが現実であった。一方，大動脈弁狭窄症（aortic stenosis：AS）や僧帽弁閉鎖不全症（mitral regurgitation：MR）は先進国を中

薬物療法

食事療法

運動療法

特殊栄養法

リハビリテーション

放射線療法

7 低侵襲治療法

チーム医療

心に増加しており，特に石灰化弁による AS は高齢化社会に拍車がかかる限り増え続けるばかりであった。しかもこういった弁膜症患者は高齢であり，開胸と心肺停止・体外循環を要する外科手術には耐えられない場合も多く，現実的には治療法がない，つまりあきらめるしかない状態が続いていた。

C カテーテルを用いた弁置換術の適応

高齢者や合併疾患をもつ重症 AS 患者で開心術のリスクスコアが高いもの，あるいは所属施設のハートチームにおいて外科的弁置換術よりもカテーテル治療がよいと判断された患者がこの治療適応となる。現在わが国では，大動脈弁置換術と肺動脈弁置換術がカテーテルで施行可能である。僧帽弁，三尖弁は世界中で臨床試験が行われ始めている最中であり，将来的に国内導入が望まれる器具である。

Column 新たな弁置換術/弁形成術

● **経皮的僧帽弁置換術**　重症 MR に関しては世界中でカテーテルを用いた置換術治療が開始されたばかりであり，わが国で臨床応用されるにはまだ早いが，この置換術を行わなくとも，僧帽弁の中央をクリップで留めて MR を治す MitraClip®（マイトラクリップ）システムは，経皮的僧帽弁形成術の非常に有効な治療器具である（**a**）。

● **経皮的肺動脈弁置換術**　先天性心疾患の一つであるファロー四徴症の術後慢性期に，手術した肺動脈弁の機能不全が生じることが知られている。複数回の手術はそれだけでもリスクが高く，3度目，4度目の開心術を回避すべく開発されたのがこの治療法である。世界中で最も用いられていたのが Melody Valve®（メロディバルブ）であった（国内未承認．**b**）。

● **経皮的三尖弁置換術**　三尖弁へのカテーテルを用いた弁置換術は世界中でも症例が少なく，既存のカテーテル治療用大動脈弁を用いて代用している症例報告がほとんどである。また，弁置換術ではなく弁形成術をカテーテルで行う試みがすでに海外で施行されている。動物実験では数種類の弁置換術が試されており今後の臨床応用が望まれる。

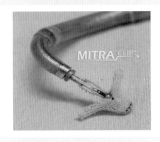

a MitraClip® システム

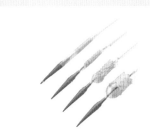

b Melody® Valve

D カテーテルを用いた弁置換術の種類とその特徴

1. 経皮的大動脈弁置換術

現在わが国でも行われている治療法であり，ハイリスク重症 AS 患者に行われ，TAVI（タヴィ・タビ）(transcatheter aortic valve implantation) とよばれている。現在では 2 種類の生体弁が使われている（図 7-10）。これは，石灰化で狭窄した大動脈弁に植え込み，もともとの弁を金属製のステントで押し広げるかたちで留置・固定させる。

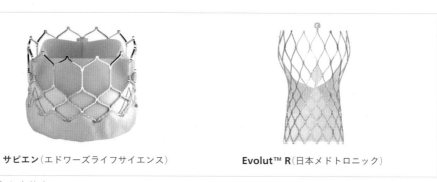

サピエン（エドワーズライフサイエンス）　　Evolut™ R（日本メドトロニック）

図 7-10　主な生体弁

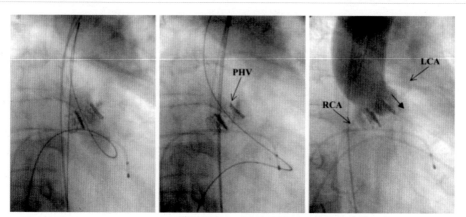

左：23mm の経皮的大動脈弁（サピエン）をバルーン拡張して植え込んでいる様子
中：人工の経皮的心臓弁が元の大動脈弁の位置に留置されている。
右：大動脈造影にてごく軽度の逆流（矢印）を認めるものの，左右冠動脈入口部には異常を認めない。

PHV: percutaneous heart valve（経皮的心臓弁）
LCA: left coronary artery（左冠動脈），RCA：right coronary artery（右冠動脈）

出典／吉川純一監：今日の心臓手術の適応と至適時期，文光堂，2011，p.96-97（原英彦：Topics カテーテルによる弁置換術）．

図 7-11　サピエン XT™ 植え込みの様子

薬物療法

食事療法

運動療法

特殊栄養法

リハビリテーション

放射線療法

7 低侵襲治療法

チーム医療

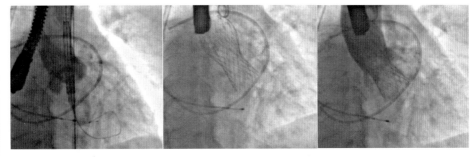

左：シースを正確な位置に合わせ，経食道超音波と造影でデバイスの留置位置を確認しているところ。
中：デバイスを完全に出して留置したところ。
右：最終大動脈造影にて大動脈弁の逆流を認めず，かつデバイスの位置が適切であることがわかる。

出典／吉川純一監：今日の心臓手術の適応と至適時期，文光堂，2011，p.96-97（原英彦：Topics カテーテルによる弁置換術）．

図7-12 CoreValve植え込みの様子 ※Core Value™（日本メドトロニック）

E カテーテルを用いた弁置換術の実際

　現在，わが国で行われている経皮的大動脈弁置換術の実際について図7-11，12に説明する。

Ⅳ 腫瘍血管塞栓術

A 腫瘍血管塞栓術とは

　血管造影検査（angiography）とは，血管にカテーテルという細い管を挿入し，カテーテルから造影剤を血管内に注入して，目的の血管をX線撮影する検査である。**腫瘍血管塞栓術**とは，ゼラチンスポンジなどの塞栓物質を用いて腫瘍が栄養とする血管を塞栓することにより，腫瘍を壊死させる方法である。ここでは，肝細胞がんに対する腫瘍血管塞栓術である**肝動脈塞栓療法**（transcatheter arterial embolization：**TAE**）に関して述べる。

B 腫瘍血管塞栓術の目的

　肝動脈塞栓療法は腫瘍の治癒や縮小を目的として行う。
　肝臓の流入血管には肝動脈と門脈が，流出血管には肝静脈がある。正常な肝細胞が門脈（70〜80%）と肝動脈（20〜30%）の両者から血流を受けるのに対して，肝細胞がんは主

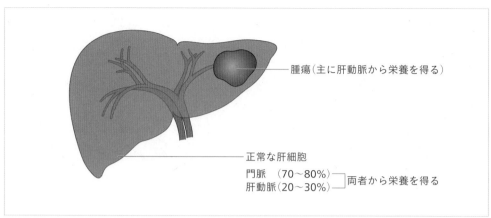

右上ラベル：腫瘍（主に肝動脈から栄養を得る）
右下ラベル：正常な肝細胞
門脈　（70～80%）
肝動脈（20～30%）　両者から栄養を得る

図7-13　肝臓への血液の供給ルート

に肝動脈から血流を受ける（図7-13）。この違いを利用して肝動脈を塞栓することにより，肝細胞がんに栄養が行きわたらないようにして，がんを壊死させる方法である。いわゆる「兵糧攻め」を行う治療である。

　塞栓物質であるゼラチンスポンジは，通常2～6週程度で吸収され，閉塞した血管は再開通することが多い。その後は再び血液が動脈に流れるようになるが，腫瘍はそれまでに壊死に至る。

C 腫瘍血管塞栓術の適応

　肝動脈塞栓療法は，腫瘍数が多い場合や，腫瘍が大きい場合でも施行可能である。しかし，手術や穿刺局所療法（ラジオ波焼灼療法）よりも再発率が高く，根治性では手術や穿刺局所療法に比べて劣っている。

▶ 肝動脈塞栓療法の適応　以下の項目を満たす症例である。
- **Child-Pugh**（チャイルド‐ピュー）**分類**（表7-4）のAもしくはB
- 3cmを超えた2～3個の肝細胞がん，もしくは，4個以上（大きさを問わない）の多発

表7-4　Child-Pugh分類

項目　　　　　　ポイント	1点	2点	3点
脳症	ない	軽度	ときどき昏睡
腹水	ない	少量	中等量
血清ビリルビン値（mg/dL）	2.0 未満	2.0～3.0	3.0 超
血清アルブミン値（g/dL）	3.5 超	2.8～3.5	2.8 未満
プロトロンビン活性値（%）	70 超	40～70	40 未満
	各項目のポイントを加算しその合計点で分類する。		
Child-Pugh分類	A　　5～6点 B　　7～9点 C　　10～15点		

出典／日本肝癌研究会編：臨床・病理 原発性肝癌取扱い規約，第6版補訂版，金原出版，2019，p.15.

内科編

第1編

薬物療法

食事療法

運動療法

特殊栄養法

リハビリテーション

放射線療法

7 低侵襲治療法

チーム医療

肝細胞がん

- 手術不能かつ穿刺局所治療の対象とならない肝細胞がん

▶ **肝動脈塞栓療法の禁忌**　以下のような症例である。

- 門脈本幹の腫瘍栓を認める症例
- 肝機能が高度に低下している症例

　門脈本幹に腫瘍を認める症例では，門脈血流量が少なくなっている。肝動脈塞栓療法により肝動脈の血流が遮断されると，肝臓に流入する血液が減ってしまい，肝不全になる危険性がある。また肝機能が高度に低下している症例や黄疸のある症例においても，術後の肝不全の可能性があり，禁忌となる。

D 腫瘍血管塞栓術の種類とその特徴

　肝動脈塞栓療法は，以上に述べたようにゼラチンスポンジなどの塞栓物質により肝動脈を塞栓することをいう。腫瘍を栄養する肝動脈に抗がん薬を注入して，その後，塞栓する場合には，**肝動脈化学塞栓療法**（transcatheter arterial chemoembolization：**TACE**）と表現する。

E 腫瘍血管塞栓術の実際

①通常，右大腿動脈（もしくは左大腿動脈）から穿刺を行う。大腿部を消毒して，局所麻酔を行った後に，大腿動脈を穿刺して，カテーテルを挿入する。

②X線透視機器を用いて，透視画像を見ながら，カテーテルを目的の血管まで進める。すなわち，大動脈から分岐する腹腔動脈に進めたのち，腹腔動脈造影を行い，血管の走行を把握して，総肝動脈／固有肝動脈に挿入する。

③肝動脈からの造影検査では，正常肝細胞に比べて，肝細胞がんは濃染する。

④カテーテルを腫瘍を栄養している血管まで進めたら，ゼラチンスポンジを入れて塞栓する。またこの際に抗がん剤を注入することもある。

⑤カテーテルを抜去して，穿刺部を 10 〜 15 分程度圧迫して，止血を確認する。

⑥穿刺部を固定用絆創膏などで圧迫固定して帰室する。帰室後，ベッド上で安静にしてもらう（施設により異なるが，3 時間の圧迫固定など）。

＊

　術後の飲水や食事は可能である。術後には，発熱，腹痛，悪心などがみられるが，通常は数日〜 1 週間程度で改善することが多い。

　合併症として以下のようなものがあげられる。

- 造影剤アレルギー
- 穿刺部の血腫
- 血管損傷（仮性動脈瘤など）

- 塞栓物質の他臓器への流入による胃潰瘍や胆囊炎
- 術後に肝臓に予想以上の障害をきたすこと（肝膿瘍や肝不全）

V ラジオ波焼灼療法

A ラジオ波焼灼療法とは

ラジオ波焼灼療法（radiofrequency ablation：**RFA**）は 1999（平成 11）年初頭に肝がん（肝細胞がん，転移性肝がん）の治療機器として導入され，2004（平成 16）年 4 月の保険認可を経て，現在は全国 2000 近い施設で肝がんの治療方法として普及している。

ラジオ波とは，AM ラジオなどの周波数に近い周波数約 450kHz の高周波のことで，ほかの医療機器（電気メスなど）に使用される高周波と同じものである。このラジオ波電流を発生する直径 1.5mm の電極針（図 7-14）を腫瘍の中に挿入し，電極周囲に発生させた熱によって病変を焼灼する手技を RFA とよんでいる。ラジオ波電流は，人間のからだの筋肉に影響を及ぼす周波数ではないため，体内に流れても感電することはない。焼灼されたがん細胞は，細胞の機能が失われるために，まもなく壊死に陥り病変部は治癒に至る。

B ラジオ波焼灼療法の目的

RFA の機器自体は，もともと出血部位の凝固止血目的で開発された。しかしながら，現在は主に肝細胞がん（転移性肝がんに関してはエビデンスに乏しく現時点では推奨されていない）の根治的治療のために用いられている。根治的治療とは，がんそのものが治療終了時点で残存なく治療されている状態を表す。

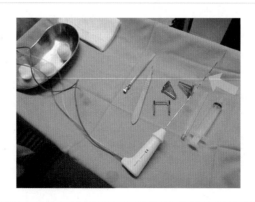

図7-14 RFAの穿刺に使用する電極針（矢印）

内科編

第1編

薬物療法

食事療法

運動療法

特殊栄養法

リハビリテーション

放射線療法

7 低侵襲治療法

チーム医療

C ラジオ波焼灼療法の適応

　一般的な RFA の適応は肝機能が保たれており，最大腫瘍径が 3cm 以下，かつ腫瘍数が 3 個以下，または最大腫瘍径が 5cm 以下で単発の肝細胞がんとされている（図 7-15）。肝細胞がんを発症する患者は，多くの場合基礎疾患として肝硬変を有している。わが国においては，C 型肝炎ウイルス感染を契機に慢性肝炎となり，最終的に肝硬変に至る症例が多い。近年は，メタボリックシンドロームの表現型の一つとも考えられている脂肪肝から肝硬変に至り，肝細胞がんを発症するケースも増加している。

　肝機能は，AST 値，ALT 値の多寡で判断されるものではなく，**Child-Pugh 分類**（表7-4 参照）で判定される。得点は 5 〜 15 点の間で表され，点数が高いほど肝機能が悪いとされている。Child-Pugh 分類 5 〜 6 点は A，Child-Pugh 分類 7 〜 9 点は B であるが，特に Child-Pugh 分類 10 〜 15 点で C の患者は，腫瘍の条件が前述の範囲内であっても，肝機能自体が RFA に耐えられないと判断され，治療の適応とならないことが多い。

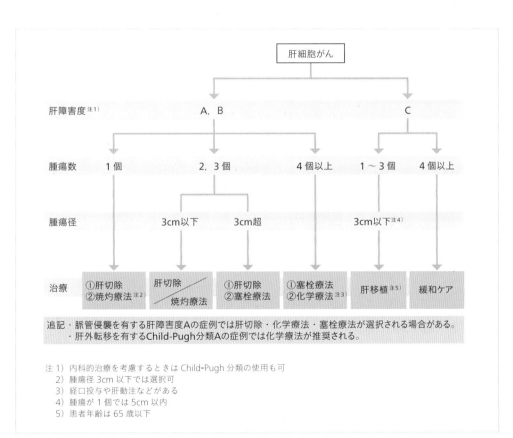

注 1）内科的治療を考慮するときは Child-Pugh 分類の使用も可
　　2）腫瘍径 3cm 以下では選択可
　　3）経口投与や肝動注などがある
　　4）腫瘍が 1 個では 5cm 以内
　　5）患者年齢は 65 歳以下

図7-15　治療アルゴリズム

D ラジオ波焼灼療法の種類とその特徴

RFAに使用する電極針とラジオ波を発生する医療機器本体（ジェネレーター）は，同じメーカーの物がセットで使用され，様々な会社より発売されている。電極針に関しては，直線状の針（直針）と，先端が傘のように広がる針（展開針）の大きく分けて2種類が存在する。焼灼範囲に若干の相違はあるものの，RFAを行う術者の判断によって電極針とジェネレーターが選択されている場合が多い。

RFAによる焼灼範囲は，多くの電極針で直径1～3cmの範囲で選択できる。腫瘍の大きさが2cm未満であれば，1回の穿刺で病変を治療できることが多く，2cmよりも大きくなると複数回の穿刺が必要となることが多い。それは，焼灼範囲を腫瘍に対して大きめにとらないと，腫瘍辺縁部から再発をきたすことがあるためである（局所再発）。

RFAは局所麻酔および鎮静下で行われる手技であるため，全身麻酔で行われる外科的切除に比べると侵襲性が少ないと考えられている。ただし，施設によっては局所麻酔のみで施行されており，そのような場合は焼灼に伴う疼痛を患者が訴えることが多く，傷あとという意味での侵襲は少ないが，患者本人の苦痛に関して必ずしも「侵襲が少ない」とはいえない。RFAは，経皮的に電極針を腫瘍に穿刺するが，穿刺に際しては超音波ガイドで行われることが多い。一部の施設ではコンピューター断層撮影（computed tomography：CT）ガイド下で穿刺が行われている。治療時間は，腫瘍の大きさ，腫瘍の個数に依存するが，腫瘍が1つで1回の穿刺で治療可能な病変の場合は，全工程30分前後で治療が終了する。

以上，RFAの特徴としては，全身麻酔下で行われる外科的切除と比べて，比較的「簡便」にかつ「短時間」で施行でき，多くの場合，患者にとって侵襲度が低いことが特徴と考えられる。しかしながら，「簡便」にみえる手技であっても，求められていることは肝細胞がんの「根治」であり，そこにはそれ相応の技術が術者に必要とされる。また，RFAは1回の穿刺で十分に焼灼できる腫瘍が良い適応であり，腫瘍の最大径が前述の基準内であっても，やや大きめの腫瘍は不得意としている（複数回の穿刺が必要であり，術者の巧拙が出やすい）。

E ラジオ波焼灼療法の具体的な手順と治療成績

RFAを行う際には，最低3人のスタッフが必要である。穿刺する術者，ジェネレーターを管理する外回り，そして患者のバイタルチェックや鎮静薬の管理をする者の3人である。RFAを行う部屋は施設により様々であるが，当院では6畳ほどのRFA専用部屋で治療を行っている（図7-16）。

患者は部屋に入ってから，仰臥位で手術台に横たわってもらう。バイタルを測定し，穿刺部位を中心にイソジン®で広めに消毒を行う。術者はRFAに必要な物品の準備も併せて

内科編

第1編

薬物療法

食事療法

運動療法

特殊栄養法

リハビリテーション

放射線療法

7

低侵襲治療法

チーム医療

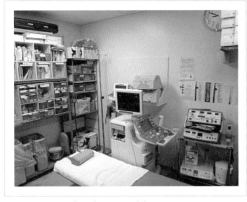

図7-16 RFA専用部屋の一例

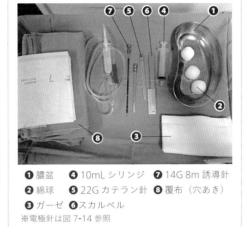

❶ 膿盆　　❹ 10mLシリンジ　　❼ 14G 8m 誘導針
❷ 綿球　　❺ 22Gカテラン針　　❽ 覆布（穴あき）
❸ ガーゼ　❻ スカルペル
※電極針は図7-14参照

図7-17 RFAに必要な物品の一例

行う（図7-17）。バイタルサインは，血圧の自動測定（2.5～5分おき）と，パルスオキシメーターによる血中酸素濃度のモニタリングで行う。また，万が一の急変に備えて，救急カートはすぐに手の届く範囲に準備する（図7-18）。3誘導の簡易心電図に関しては，測定用のパッドに金属部分が含まれており，RFAに伴う電流で皮膚の熱傷をきたすおそれがあるため通常は貼付しない。

　バイタルサインに問題がないことが確認できたら，鎮静用の前投薬を行う。当院では，ペンタゾシン30mg＋ヒドロキシジン塩酸塩25mg＋アトロピン硫酸塩＋生理食塩水50mLを滴下している。アトロピン硫酸塩は，不整脈や緑内障などの禁忌がない限り，迷走神経反射を予防する効果が期待されるため，投与するほうが望ましい。前投薬の滴下と併せて，側管よりミダゾラム10mg＋生理食塩水18mLの混和液（20倍希釈ミダゾラム）を2～4mL静注する（図7-19）。ペンタゾシンおよびミダゾラムの投与量は，年齢・体格に応じて調整する。

　入眠したのを確認したら，病変部を超音波で描出する。穿刺部位に局所麻酔を行い，RFAの電極針をターゲットに穿刺する。穿刺が完了したら，ジェネレーターの出力を入れて焼灼を開始する。焼灼中は，バイタルサインの確認を行い，疼痛の訴えや，疼痛があるように思える仕草があった場合は，適宜20倍希釈のミダゾラムを2～4mL追加静注する。RFAの適応内の腫瘍であれば，平均的なミダゾラムの使用量は5mg（半筒）となる。治療が終了したら，ミダゾラムなどの拮抗薬であるフルマゼニルを投与して，鎮静を解除する。

　帰室後完全に覚醒したら，その日から歩行，飲水および食事が可能であり，通常4～6泊の入院で治療が完了する。術後は治療に伴う反応熱を呈する患者が多いが，数日で解熱する。合併症に関しては，日本で最も治療件数が多い東京大学医学部附属病院からのデータで2.7％と報告されている。

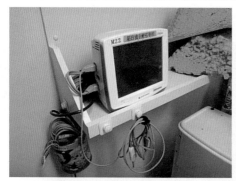
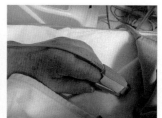

血中酸素飽和度モニター

モニター画面

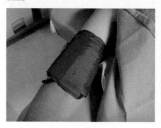

血圧計（患者の血中酸素飽和度モ
ニターとは別の腕に巻く）

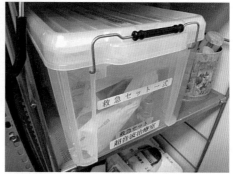

救急カート（急変時に必要）

図7-18 RFAに必要な準備

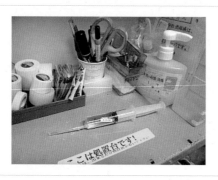

20倍希釈のミダゾラム溶解液は，
すぐに静注できるように，わかりや
すいところに置いておく

図7-19 20倍希釈ミダゾラム溶解液

　RFAによる肝細胞がんの治療成績は，再発率：1年26%，3年63%，5年75%，生存率は：1年97%，3年81%，5年60%程度と報告されている[4]。この治療成績は外科的切除に匹敵しており，そのため近年，根治的治療としてRFAを選択する患者も増えている。

VI 透析療法

A 透析療法とは

腎臓は，からだに不要な物質を排泄し，血液浸透圧，電解質，酸塩基平衡などの恒常性を維持する働きをもつ。腎機能が低下すると，これらの働きに支障をきたし，腎不全に由来する様々な症候が出現する。腎不全症候に対しては，まず食事療法，薬物療法などの保存的治療が行われる。しかし，腎機能低下が高度となって尿毒症が出現し，保存的治療で管理困難になると，腎機能を代替する治療（腎代替療法）が必要になる。**透析療法**は代表的な**腎代替療法**である。透析療法は，あくまで腎機能の代わりを務める治療であり，腎臓そのものを回復させる治療ではない。

血液中の病因物質を取り除く治療は**血液浄化療法**とよばれる。透析療法も尿毒症物質を取り除く治療であり，これに含まれる。本節では，透析以外の血液浄化療法についても述べる。

B 透析療法の目的

透析療法の目的は，保存的治療で管理困難となった高度腎不全患者において，腎不全症候を管理し，全身状態，栄養状態，予後を改善したり，日常生活動作（activities of daily living：ADL）を向上させて社会復帰を可能にしたりすることである。一般に血液浄化療法は，血液中の病因物質や病因に関連した物質を取り除くことにより，疾患の病勢を管理することを目的としている。

C 透析療法の適応

透析療法の適応は，慢性腎臓病（chronic kidney disease：CKD）が進行して**末期腎不全**に至り尿毒症を発症した場合と，**急性腎障害**（acute kidney injury：AKI）の場合に大別される。

1. 末期腎不全

CKDによる腎不全の多くは進行性であり，しだいに腎不全症候が強くなり，日常生活が困難となる（尿毒症）。十分な保存的治療にもかかわらず腎機能が悪化し，糸球体濾過量（glomerular filtration rate：GFR）が 15 mL/分/1.73m^2 未満となると，**尿毒症**のために透析療法が必要になる可能性が生じる。透析導入の決定は，腎機能に加え，症状，日常生活の活動性，栄養状態などを個々の症例で総合的に判断し，「慢性維持透析療法の導入基準」（平

表7-5 維持透析導入のために考慮すべき腎不全症候と日常生活活動度

腎不全症候	
体液貯留	浮腫，胸水，腹水，心外膜液貯留，肺水腫
体液異常	高度の低ナトリウム血症，高カリウム血症，低カルシウム血症
消化器症状	食欲不振，悪心・嘔吐，下痢
循環器症状	心不全，不整脈
神経症状	中枢神経障害：意識障害，不随意運動，睡眠障害 末梢神経障害：かゆみ，しびれ
血液異常	高度の腎性貧血，出血傾向
視力障害	視力低下，網膜出血症状，網膜剝離症状
日常生活活動度	
家庭生活	家事，食事，入浴，排泄，外出などの支障
社会生活	通勤・通学，通院の支障

出典／日本透析医学会：維持血液透析ガイドライン：血液透析導入，日本透析医学会雑誌，46（12）：1107-1155，2013.

成3年度 厚生科学研究腎不全医療研究事業研究報告書）などを参考にして行われている（表7-5）[5]。腎不全症候が乏しくても，GFR が 2mL/ 分 /1.73m^2（腹膜透析の場合は 6mL/ 分 /1.73m^2）に低下するまでには透析を開始するのが望ましいと考えられている。

　一般に，CKD から末期腎不全に至って透析を開始すると，腎機能回復の可能性はなく，透析を継続する必要がある。このような透析を**維持透析**という。

2. 急性腎障害

　腎臓の働きが急に悪くなる急性腎障害においても，保存的治療で管理困難な腎不全症候を呈すると透析療法が行われる。致死的になり得る体液過剰（肺水腫），電解質異常（高カリウム血症），酸塩基平衡異常（代謝性アシドーシス），尿毒症（心外膜炎，出血傾向など）があれば，速やかに透析を開始する必要がある。この条件にあたらなくても，水分除去，電解質や酸塩基平衡異常の調節，栄養管理などを目的に透析が行われる。

　急性疾患や慢性疾患の急性増悪時に行われる血液浄化療法は**急性血液浄化法**とよばれるが，AKI における透析療法もこの急性血液浄化法に含まれる。AKI のために始めた透析は，腎機能が回復すれば中止できる可能性があり，この点が維持透析と異なる。

D 透析療法の種類と特徴

　透析療法では，血液と透析液を，半透膜（透析膜）を境として接触させ，拡散（濃度勾配による物質の移動）と限外濾過（圧勾配による水分の移動）の原理を利用して，物質や水分の交換や除去を行う（図7-20）。血液を体外に取り出して循環させる方法（体外循環）を用いた**血液透析**（図7-21）と，腹腔内に透析液を貯留する**腹膜透析**（図7-22）がある。維持透析では両者が用いられるが，AKI に対する急性血液浄化法では，小児科領域など一部を除き，血液透析が選択されることが多い。透析療法以外の血液浄化療法でも，血液透析と同様の体外循環が用いられる。

第1編 内科編

薬物療法

食事療法

運動療法

特殊栄養法

リハビリテーション

放射線療法

7 低侵襲治療法

チーム医療

(a) 拡散

半透膜

透析膜
血液 透析液

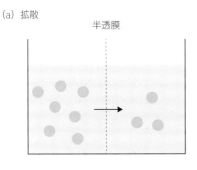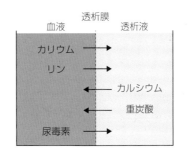

カリウム →
リン →
← カルシウム
← 重炭酸
尿毒素 →

溶質●は，濃度の高い左側の溶液から濃度の低い右側の溶液に移動する（左図）。実際の透析では，右図のように，様々な物質が濃度勾配に応じて移動する。

(b) 限外濾過

半透膜
陰圧

陽圧

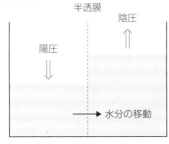

→ 水分の移動

水分は，圧力の高いほうから低いほうへ移動する。

組成の異なる2種の溶液が半透膜を境として接触している場合，(a) 溶質はその濃度の高い部分から低い部分へ（拡散），(b) 水分は圧力の高い部分から低い部分へ（限外濾過）移動する。
透析療法では，これらの原理を利用して物質の分離や除去を行う。このとき，分子量の小さな物質は膜を介して移動するが，細胞成分である血球や分子量の大きな大部分の血漿だんぱくは移動しない。

図7-20 透析療法の原理：拡散と限外濾過

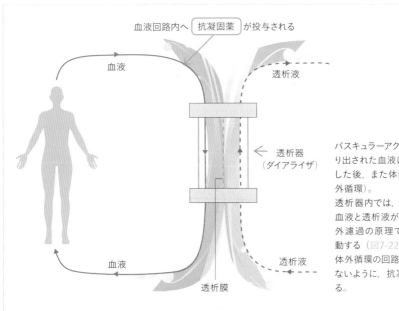

血液回路内へ 抗凝固薬 が投与される

血液

透析液

← 透析器
（ダイアライザ）

血液

透析液

透析膜

バスキュラーアクセスから体外に取り出された血液は，透析器を通過した後，また体内に戻される（体外循環）。
透析器内では，透析膜を境として血液と透析液が接触し，拡散と限外濾過の原理で溶質や水分が移動する（図7-22）。
体外循環の回路内で血液が凝固しないように，抗凝固薬が投与される。

図7-21 血液透析

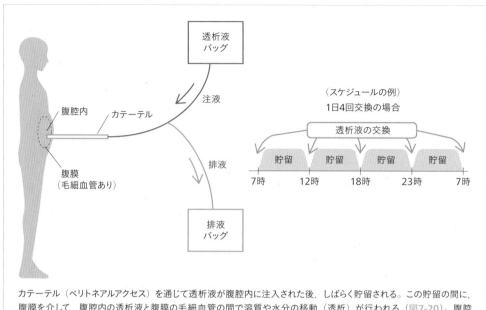

カテーテル（ペリトネアルアクセス）を通じて透析液が腹腔内に注入された後，しばらく貯留される。この貯留の間に，腹膜を介して，腹腔内の透析液と腹膜の毛細血管の間で溶質や水分の移動（透析）が行われる（図7-20）。腹腔内の透析液は定期的に排液され，新しい透析液と交換される。

図7-22 腹膜透析

1. 血液透析（表7-6）

血液透析（hemodialysis：**HD**）は，体外循環を用いた透析法である。腹膜透析に比べて透析効率が良く，短時間で多くの尿毒症物質や水分を除去することができるが，反面，透析中に低血圧を起こしやすい。血液透析の変法として，多量の置換液を用いる血液濾過や，血液透析と濾過を同時に行う血液透析濾過も用いられており，これらは分子量がより大きな尿毒症物質の除去に優れている。

2. 腹膜透析（表7-6）

腹膜透析（peritoneal dialysis：**PD**）は，腹腔内に透析液を注入・貯留し，患者の腹膜を透析膜として用いる透析法である。血液透析に比べて透析効率が低いため，長い透析時間が必要で，自己管理の必要性が高いが，低血圧を起こしにくく，通院回数が少ないという長所もある。

3. 持続的腎代替療法

持続的腎代替療法（continuous renal replacement therapy：**CRRT**）は，血液透析と同様の体外循環を用いて，緩徐な血流速度で持続的に透析を行う。**持続的血液透析濾過**（または**持続的血液濾過透析** continuous hemodiafiltration：**CHDF**）が代表的であり，急性血液浄化法として集中治療領域で使用されることが多い。透析による除水・溶質除去の速度が緩徐なため，

内科編
第1編
薬物療法
食事療法
運動療法
特殊栄養法
リハビリテーション
放射線療法
7
低侵襲治療法
チーム医療

表7-6 血液透析と腹膜透析の比較

	血液透析（HD）	腹膜透析（PD）
治療（透析）時間	短	長
治療回数	少	多
通院回数	多	少
バスキュラーアクセス（内シャント）	必要	不要（カテーテル必要）
抗凝固薬	必要	不要
カリウム	――	制限が緩い
不均衡症候群，血圧低下	あり	なし
自己管理	必要性あり	必要性がより高い
長期間の継続	――	一般に，HDより困難

循環動態が安定しやすく，脳浮腫を増悪させる危険が少ない反面，体動制限が大きい，持続的な抗凝固薬投与が必要などの短所もある。除水や溶質除去の効率が低いため，十分な治療効果を上げるためには長時間継続する必要がある。

4. その他の血液浄化法（アフェレシス療法 表7-7）

末期腎不全に対する維持透析を除くすべての血液浄化法が**アフェレシス療法**として扱われている（急性血液浄化法もアフェレシス療法に含まれる）。血液成分の一部を交換したり，目的の物質を吸着膜に吸着したりすることにより，病因（関連）物質を取り除く治療である。血液透析と同様に体外循環を用いるが，除去する目的物質により，操作法が異なる。体外循環中に血漿成分を分離する方法としない方法に大別される。また，**血漿分離***を行う場合は，血漿の一部を交換する方法と，交換操作を伴わずに物質を吸着して除去する方法に分けられる。

表7-7 アフェレシス療法の種類と対象疾患

種類	方法	内容
血漿分離を行う	血漿交換法，二重濾過血漿分離交換法，血漿冷却濾過法	血漿成分の一部を交換
	血漿吸着法	血漿中の病因（関連）物質を吸着して除去
血漿分離を行わない	血液吸着法，吸着型血球成分除去法（顆粒球吸着療法）	全血から病因（関連）物質を吸着して除去

対象疾患（例）	
消化器疾患	劇症肝炎，潰瘍性大腸炎，クローン病，重症急性膵炎
血液疾患	血栓性血小板減少性紫斑病，溶血性尿毒症性症候群，多発性骨髄腫
神経疾患	重症筋無力症，ギラン・バレー症候群
膠原病	全身性エリテマトーデス，関節リウマチ
代謝性疾患	家族性高コレステロール血症
感染症	敗血症（エンドトキシン血症）など

健康保険適用疾患は40程度あるが，その一部を例示した。

---

* **血漿分離**：体外循環中の血液を血漿分離器（血球成分は通過しないが血漿が通過する小さな孔をもつ膜）を通過させ，血漿成分を分離する方法。分離された血漿の一部分を交換したり，血漿中の病因物質を取り除いたりする。

健康保険適用となっている疾患は 40 程度で，消化器疾患，血液疾患など，多岐にわたる。いずれの疾患でも，血液中の病因（関連）物質を除去することにより，病態が改善する可能性がある。

E 透析療法の実際

ここでは，**血液透析**（**HD**）と**腹膜透析**（**PD**）による**維持透析**を中心に述べる。透析が適正かどうか判断するためには，体液と溶質の管理が十分に行われているかを評価する必要があり，体液量の状態，溶質除去（**尿素 Kt/V** *），電解質などをモニターする。また，腎性貧血の治療のため，赤血球造血刺激因子製剤が投与される。

1. 血液透析

バスキュラーアクセスから体外に取り出された血液は，透析器を通過した後，体内に戻される。透析器の中で，拡散と限外濾過の原理によって透析が行われる（図 7-21 参照）。

❶ バスキュラーアクセス

大量の血液を体外循環させるため，血液の出し入れをする血管である。維持透析には内シャント（動静脈瘻：主に手関節部で動静脈を吻合して作製する）がよく用いられ，内シャント作製が困難な場合は，人工血管や動脈表在化などが用いられる。AKI に対する急性血液浄化法には，中心静脈カテーテルを使用することが多い。

❷ 透析器（ダイアライザ）

血液と透析液が接する半透膜であり，これを介して透析が行われる。血球や血漿たんぱくの大部分は透析膜を通過せず，除去されない。また，分子量が小さい物質は通過しやすいが，大きいものは通過しにくいため，小分子の尿毒症物質に比べて中〜大分子量の物質や，たんぱくに結合した物質は除去されにくい。

❸ 透析液

軟水化した水道水で市販の濃厚液を定率希釈して作製する。血液透析には大量の透析液を要する。

❹ 抗凝固薬

体外循環内の血液凝固防止のために用いられ，ヘパリンが使われることが多い。回路内だけでなく全身の血液凝固を抑制するため，出血傾向が生ずる。ヘパリンのほかに，ナファモスタットメシル酸塩など，出血傾向を起こしにくい抗凝固薬もある。

---

* **尿素 Kt/V**：K はクリアランス（ダイアライザの溶質除去能を表す指標），t は透析時間，V は患者の体液量であり，尿素 Kt/V は，尿素がどの程度からだから除去されているかを表す。透析が十分に行われているか（適正透析）の指標としてよく用いられる。からだが小さい高齢者では過小評価されやすいなどの欠点がある。透析時間を延ばしたり血流量を増やしたりすることで，Kt/V を増やすことができる。

薬物療法

食事療法

運動療法

特殊栄養法

リハビリテーション

放射線療法

7 低侵襲治療法

チーム医療

❺血液透析の実際

　標準的には，週2～3回，1回4時間程度の透析を行う。体内の水分が適正と考えられるときの体重としてドライウエイトを設定し，毎透析時に除水によってドライウエイトを維持する。

　血液透析は腹膜透析に比べ，短時間で溶質除去，除水を行えるという長所があるが，透析時に血圧低下を起こしやすい（透析低血圧）（表7-6 参照）。また，特に透析導入初期に，不均衡症候群（透析中や終了後に生ずる頭痛，悪心，嘔吐）を起こすことがある。バスキュラーアクセスや透析回路からの出血や感染，空気混入による空気塞栓症などの重篤な合併症が起こる可能性があるため，慎重な操作が必要である。

▌2. 腹膜透析

　カテーテルを通じて透析液が腹腔内に注入され，しばらく留置された後，定期的に新しい透析液に交換される。透析液が腹腔内に貯留されている間，腹膜を介した溶質や水分の移動（透析）が行われる（図7-22 参照）。

❶ペリトネアルアクセス

　腹腔内に透析液を出し入れするためのカテーテルである。

❷透析液

　血液透析と同様に，純度の高い透析液を用いる。除水をするために，血液よりも浸透圧を高くする必要があり，ブドウ糖やイコデキストリン（グルコースポリマーの一種）などが含まれている。

❸腹膜透析の実際

　1日3～5回程度，患者やその介助者が透析液を交換する。器械を用いて，夜間睡眠中に何度か透析液交換を行う方法もある。原則として毎日，透析を行う。

　血液透析に比べて溶質や水分除去の効率が低いため，長い透析時間が必要である反面，持続的治療なので透析低血圧や不均衡症候群をきたさないという利点がある（表7-6 参照）。また，血液透析よりもカリウムの除去が良いため，食事のカリウム制限が緩やかとなる。

> **Column　assisted PD**
>
> 　腹膜透析（PD）は自己治療として発展し，若年者を中心に用いられてきた。近年，高齢の透析患者が増加しているが，腹膜透析には透析低血圧を起こしにくいという長所があり，この点は血圧変動の激しい高齢者に適している。
>
> 　高齢者は身体機能や認知機能の低下のため，腹膜透析施行（透析液の交換など）に介助を必要とすることが多い。このような患者は，主に家族によって介助されていたが，最近は，訪問看護などの社会的資源を用いた assisted PD が広まっており，家族の介護負担軽減などが期待されている。

来院回数が少なくてすむが，その分自己管理の必要性が高く，管理が悪いと体液貯留による心不全などをきたしやすい。腹膜炎やカテーテル出口部・トンネル部の感染を起こし得るため，血液透析と同様に，感染に対する配慮が重要である。頻度は低いが，被嚢性腹膜硬化症という重篤な合併症も知られている。

血液透析に比べて**残存腎機能***が保たれやすいとされるが，残存腎機能が低下すると尿毒症物質や水分の除去不足（透析不足）を起こしやすくなる。また，長期にわたり腹膜透析を続けていると，腹膜からの除水が悪くなる（腹膜機能低下）こともあり，血液透析に比べて長期継続が困難である。このような場合は，血液透析を週1回併用したり（PD+HD併用療法），血液透析に完全に移行したりする。

3. 透析療法の問題点

透析療法は自然の腎臓の働きをある程度代替し，社会復帰を可能とするが，完全に代わりを務められるわけではない。そのため，透析患者は非透析患者に比べて合併症が多くなる。心血管疾患や感染症に罹患することが多く，その予後も不良である。腎がんなどの悪性腫瘍の頻度も高い。維持透析が長期間になると，腎性骨症や透析アミロイドーシスなどによる骨関節の合併症も問題となる。

近年，透析患者は高齢化が進んでいる。透析導入時から合併症をもつ患者が多く，介護を要するケースも多い。自力での通院や透析施行が困難なため，血液透析施設への送迎や腹膜透析施行時の介助が必要な症例も増加している（p.187column 参照）。医師・看護師に加えて医療ソーシャルワーカー，介護担当者なども加えた医療連携・多職種連携によるチーム医療の必要性が高まっている。

VII 脳神経治療

A 脳動脈瘤の治療法（血管内手術と鍵穴手術）

脳動脈瘤には，破裂してくも膜下出血をきたした破裂脳動脈瘤と脳ドックなどで偶然に発見された未破裂脳動脈瘤がある。そのいずれも，以前は大きな開頭術を施行して，動脈瘤の頸部を金属製のクリップで遮断する開頭クリッピング術が行われていた。

しかし現在は，動脈瘤の部位や形態などから，カテーテルを用いて動脈瘤の内部にコイルを挿入する**血管内治療**（コイル塞栓術）と**開頭クリッピング術**を使い分けて治療をしている。

＊ 残存腎機能：末期腎不全で透析が必要になっても，多くの患者は尿量がいきなりゼロになるわけではない。維持透析を開始した後も残っている腎機能を残存腎機能という。残存腎機能が高いほど予後が良いことが示されている。特に腹膜透析患者では，透析不足にならないために残存腎機能の果たす役割が大きい。

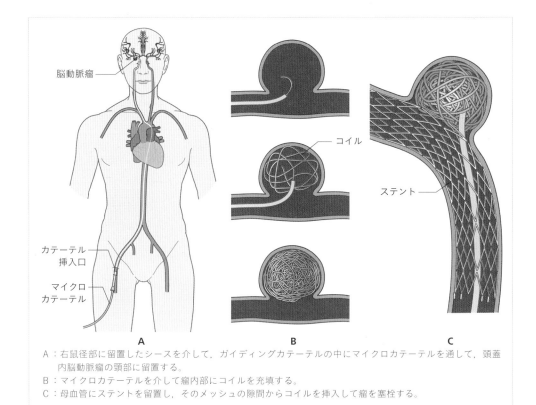

A：右鼠径部に留置したシースを介して，ガイディングカテーテルの中にマイクロカテーテルを通して，頭蓋
　　内脳動脈瘤の頸部に留置する。
B：マイクロカテーテルを介して瘤内部にコイルを充填する。
C：母血管にステントを留置し，そのメッシュの隙間からコイルを挿入して瘤を塞栓する。

図7-23　コイル塞栓術の手順

おおむね脳底動脈瘤などはコイル塞栓術が，中大脳動脈瘤などは開頭クリッピング術が選
択される。なお，一部の小型脳動脈瘤に対して鍵穴手術を用いた**低侵襲クリッピング術**も施
行される。

1. 血管内治療によるコイル塞栓術

　未破裂脳動脈瘤に対する血管内治療（endovascular coil embolization）の場合は，治療の
7日前から，アスピリンとクロピドグレルによる**抗血小板薬2剤併用療法**（dual anti-platelet
therapy；**DAPT**）が術中の血栓形成防止のために実施される。

　基本的には全身麻酔で治療を行う。鼠径部の大腿動脈あるいは手首の橈骨動脈を穿刺し
て，まず，カテーテル操作を容易にする25cmほどのシースとよばれる管を留置する。次
に，ガイディングカテーテルを大動脈弓から脳動脈瘤のある母血管に誘導する。このガイ
ディングカテーテルの中にマイクロカテーテルを通して脳動脈瘤の頸部に留置する（図7
-23 A）。その後，瘤内にコイルを誘導して瘤を内部から閉塞する（図7-23 B）。

　最近では，コイルだけではなくステントとよばれる金属製のメッシュをもつ管を母血管
に留置し，そのメッシュの隙間からコイルを挿入して瘤を閉塞する方法もある（図7-23 C）。
さらに，flow diverterというステントのみを留置して動脈瘤を治療する方法も開発されて

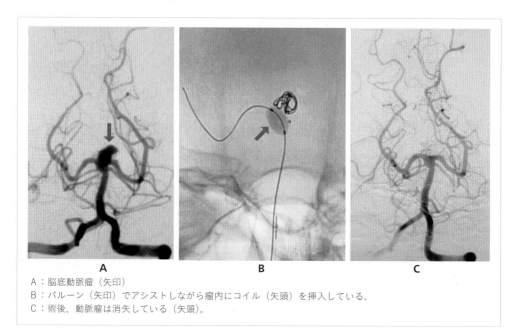

A：脳底動脈瘤（矢印）
B：バルーン（矢印）でアシストしながら瘤内にコイル（矢頭）を挿入している。
C：術後，動脈瘤は消失している（矢頭）。

図7-24 コイル塞栓術による脳底動脈瘤の治療

いる。図7-24に脳底動脈瘤の血管内治療例を提示する。

1 血管内治療の術中〜術後管理

術中はカテーテル操作に伴う血栓形成を防止するためヘパリンが投与される。そのため，術中に**活性化全凝固時間**（activated clotting time；**ACT**）を測定し，全身ヘパリン化の状態をモニターする。ACT250以上（あるいは投与前の2〜3倍）を目安にする。

治療終了後にシースを抜去して，まず15分程度，用手的に圧迫止血を行う。止血を確認後，圧迫ロールを穿刺部に当てて弾性テープで固定する。固定時間はシースサイズ（Fr）が圧迫固定時間（7Frのシースなら7時間）の目安である。なお，抗血栓治療が行われている場合は長く圧迫するが，不用意な長時間の圧迫固定により下肢深部静脈血栓症の危険が生じることにも留意する。

患者が病室に戻ったら，穿刺部の皮下血腫や異常拍動の発生に気をつける。皮下血腫の増大や異常拍動の出現においては，穿刺した動脈の出血や解離などが疑われるため，速やかに担当医に報告する。また，コイル塞栓術直後から数時間は血栓形成のため脳梗塞を合併する可能性があるので，術後6時間程度は頻回に患者の神経症状を観察し，異常を認めたら担当医に連絡する。

コイル塞栓術を受けて退院しても，患者は数か月から3年程度は抗血小板剤を飲み続ける必要があるので，この間の消化管出血などの出血性合併症に注意が必要である。

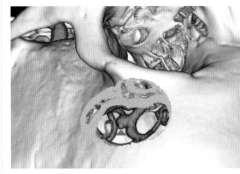

3D-CTA画像を用いて術前にシミュレーションをして，瘤（矢頭）に対する最適な鍵穴開頭の位置と大きさなどを決定する。

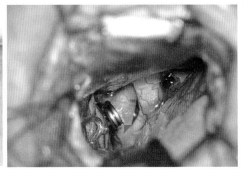

実際のkeyhole clippingの術中写真（矢頭はクリップ）

図7-25 鍵穴開頭術によるクリッピング術

2. 鍵穴開頭術による低侵襲クリッピング（keyhole clipping）術

術前に3次元CTアンギオグラフィー（3 dimensional-CT angiography；3 D-CTA）画像を用いて，鍵穴開頭をどこに設定するかをシミュレーションする（図7-25 左）。無剃髪で皮膚切開を置き，直径2〜3cmの**鍵穴開頭術**を施行し（通常開頭術の3分の1程度の大きさ），顕微鏡や内視鏡を用いて脳動脈瘤を展開し，直視下に動脈瘤の頸部をクリッピング（neck clipping）する（図7-25 右）。問題なく手術が終了すれば，患者は術後2〜3日で退院できる。

B 脳内出血の内視鏡下血腫除去術

代表的な脳内出血は高血圧性の被殻部出血である。30 cc以上の被殻部出血に対して，以前は救命のために開頭血腫除去術が行われていた。しかし最近では，低侵襲な神経内視鏡を用いた**内視鏡下血腫除去術**（endoscopic hematoma evacuation）が行われている。

頭蓋骨に直径1cmほどの穿頭術を行い，血腫までのアプローチルートを確保する透明シースを血腫に留置する。この透明シースを介して内視鏡で血腫を観察しつつ血腫を吸引

Column **コイル塞栓術かクリッピング術か？**

「脳動脈瘤の治療にどちらを選択すべきか」は，動脈瘤の部位にもよるが，実際には一例ごとに，どちらが安全に治療できるかを専門医が判断する。

コイル塞栓術は再発率が高く，退院後も，長期に抗血小板薬の内服が必要となるのが欠点である。一方，クリッピング術は開頭術が必要となるが，うまくクリップがかかると再発が少ないという利点がある。

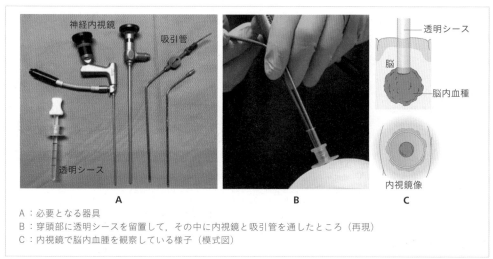

A：必要となる器具
B：穿頭部に透明シースを留置して，その中に内視鏡と吸引管を通したところ（再現）
C：内視鏡で脳内血腫を観察している様子（模式図）

図7-26 内視鏡下血腫除去術

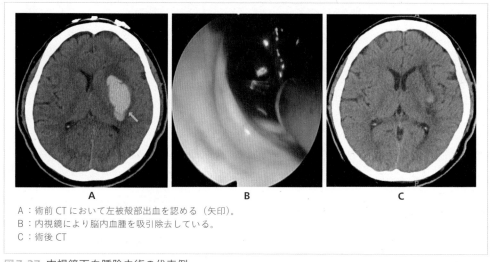

A：術前 CT において左被殻部出血を認める（矢印）。
B：内視鏡により脳内血腫を吸引除去している。
C：術後 CT

図7-27 内視鏡下血腫除去術の代表例

除去する（図7-26）。30 ～ 60 分で手術は終了する（図7-27）。術後 48 時間ほど，再出血を
きたさないように厳重な血圧管理が必要となる。なお，被殻部出血のほかに，脳室内血腫
や小脳出血なども内視鏡下血腫除去術の対象となる。

内視鏡下血腫除去術のエビデンス

　脳神経外科医からすると，内視鏡下血腫除去術は明らかに低侵襲手術であり，死亡
率の低下のみならず機能的回復を期待しうると思われる。しかしながら，内視鏡手術
の有効性のエビデンスレベルの高い報告は少なく，ガイドラインの推奨度も高くない
のが現状である。

内科編 第1編

薬物療法

食事療法

運動療法

特殊栄養法

リハビリテーション

放射線療法

7 低侵襲治療法

チーム医療

C 閉塞性脳血管障害の血管内治療法（MTとCAS）

閉塞性脳血管障害に対する血管内治療には，頭蓋内脳主幹動脈（主に内頸動脈と中大脳動脈M1部）閉塞による脳梗塞発症急性期に行われる**機械的血栓回収術**と，主に非急性期に行われる**頸動脈ステント留置術**（頸部内頸動脈血行再建術）とがある。

1. 機械的血栓回収術（MT）＊

遺伝子組み換え組織型プラスミノゲンアクチベータ（recombinant tissue-type plasmino-gen activator；rt-PA）の静脈内投与による血栓溶解療法の無効例や非適応例において，機械的血栓回収術（mechanical thrombectomy；MT）は発症（あるいは最終健常確認時間）から16時間以内（「6時間以内に可及的速やかに」が望ましい）であれば適応がある。なお，すでに大きな脳梗塞がCTあるいはMR上で出現している場合は適応外となる。

Column **急性期脳梗塞に対する緊急治療の流れ**

rt-PAの適応は発症から4.5時間以内である。この場合は，まずrt-PAの静脈内投与による血栓溶解療法を行ってから，さらに必要ならばMTを行うことが推奨されている。一方，発症から4.5時間経過〜16時間以内ならばMTの適応となる。

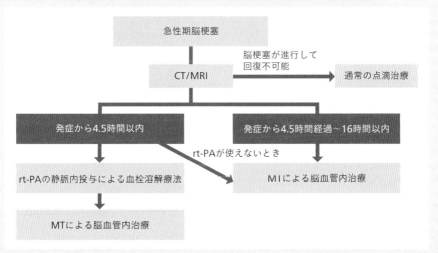

なお，患者が搬入された病院でrt-PAを静注(drip)し，そのまま専門医のいる病院に転送(ship)してMTを行う(retrieve)医療体制を"drip, ship and retrieve（ドリップ・シップ・リトリーブ）"という。

＊ MTの術後には抗凝固療法〈ヘパリン，ワルファリンカリウム（商品名；ワーファリンなど），直接経口抗凝固薬（DOAC）など〉が行われることが多い。それらの薬剤選択や治療期間に関しては，個々の症例で狭窄をきたした原因や程度を勘案して決められている。

MT で使用されるディバイスとして，血栓をステントで絡め取るように除去するステントリトリーバ（Solitaire™ や Trevo® など）と血栓を粉砕して吸引除去する血栓吸引カテーテル（Penumbra System®）の 2 種類がある（図7-28）。それぞれを単独で行う場合と，両者を組み合わせて行う場合があり，病変部の血栓を回収して治療する。図7-29 に左中大脳動脈閉塞症に対する MT を施行した症例を提示する。

無作為化比較試験（randomized controlled trial：RCT）による報告では，rt-PA による血栓溶解療法では 90 日後の時点で 37% が予後良好 (mRS：0-1) であった。一方，脳主幹動脈閉塞症に対して MT を施行すると 71% で閉塞血管の再開通が得られ，90 日後の時点では 27% が mRS：0-1，46% が mRS 0-2 であり，コントロール群 (13%，27%) に比べて有意に予後良好であった。

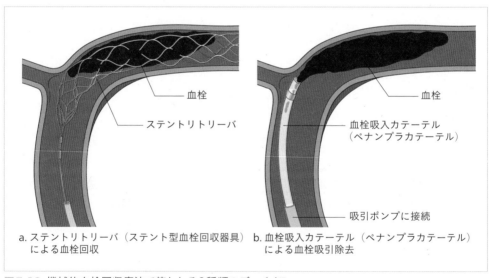

a. ステントリトリーバ（ステント型血栓回収器具）による血栓回収

b. 血栓吸入カテーテル（ペナンプラカテーテル）による血栓吸引除去

図7-28 機械的血栓回収療法で使われる2種類のディバイス

Column 不安定プラーク

　　不安定プラークとは脂質や出血が豊富であり，MRI 検査の black-blood 法で高信号に描出され，頸動脈エコーで低輝度に描出される脆弱なプラークである。不安定プラークでは外科治療中（特に CAS の場合），細かい血栓などが飛んで脳塞栓症を合併しやすいので危険である。

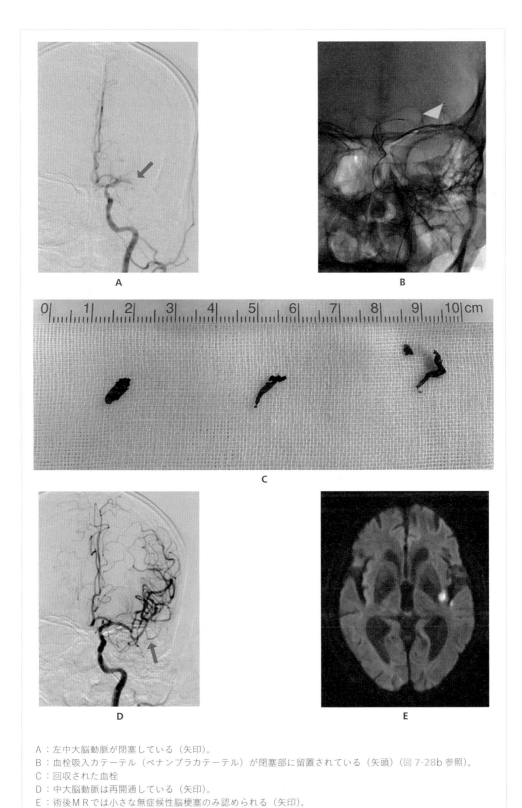

A：左中大脳動脈が閉塞している（矢印）。
B：血栓吸入カテーテル（ペナンブラカテーテル）が閉塞部に留置されている（矢頭）（図7-28b 参照）。
C：回収された血栓
D：中大脳動脈は再開通している（矢印）。
E：術後MRでは小さな無症候性脳梗塞のみ認められる（矢印）。

図7-29　左中大脳動脈閉塞症に対する機械的血栓回収術（MT）の実際

▎2. 頸動脈ステント留置術（CAS）＊

　頸部内頸動脈狭窄症の手術適応は狭窄率60%以上の無症候性狭窄と，狭窄率70%以上の一過性脳虚血発作などをきたした症候性病変である。実際には狭窄率にくわえ，プラーク（主にコレステロールの塊による動脈硬化性病変）の性状やプラーク内潰瘍の有無などが勘案されて手術適応が決定する。

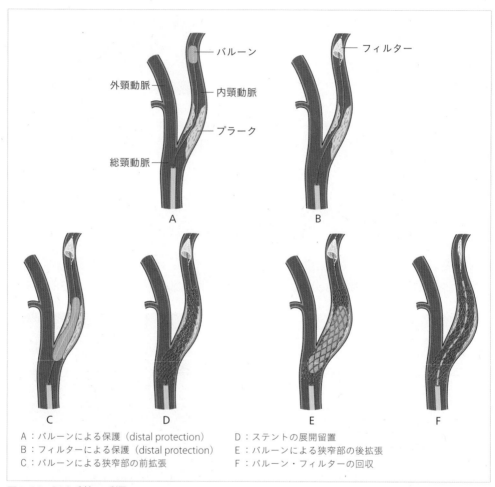

A：バルーンによる保護（distal protection）　　D：ステントの展開留置
B：フィルターによる保護（distal protection）　E：バルーンによる狭窄部の後拡張
C：バルーンによる狭窄部の前拡張　　　　　　　F：バルーン・フィルターの回収

図7-30 CAS手技の手順

Column　CEAかCASか？

　CEA，CASのどちらを選択すべきかの問題は難しい。非常に不安定なプラークで，CASでは塞栓症の合併が危惧される場合はCEAが選択されるが，全身麻酔がかけられない状況ならCASである。どちらかの手技に精通した術者に施術されることが多い。

第1編 内科編

薬物療法

食事療法

運動療法

特殊栄養法

リハビリテーション

放射線療法

7 低侵襲治療法

チーム医療

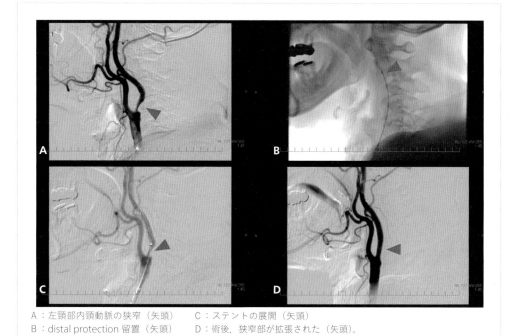

A：左頸部内頸動脈の狭窄（矢頭）　　C：ステントの展開（矢頭）
B：distal protection 留置（矢頭）　　D：術後，狭窄部が拡張された（矢頭）。

図7-31　実際のCAS症例

　以前は手術による頸動脈血栓内膜剥離術（carotid endarterectomy；CEA）が行われていた。しかし現在は，血管内治療による頸動脈ステント留置術（carotid artery stenting；CAS）を行うことが多い。CAS の術前に抗血小板薬2剤を投与しておく（DAPT）。鼠径部の大腿動脈を穿刺して総頸動脈遠位部にガイディングカテーテルを留置する。ガイドワイアーをプラークによる狭窄部を通過させて保護ディバイスを通過させる。保護ディバイスとは，内頸動脈のプラーク遠位部に血栓や破砕されたプラークが飛んで行かないように，バルーンあるいはフィルターという籠をどちらか用いて保護（distal protection）するものである（図

Column　CASの術前準備

　CAS 施行中にステント留置のため頸動脈を拡張させると，迷走神経反射が起こって徐脈と低血圧がきたすことがあるので，硫酸アトロピンやカテコールアミンを血管撮影室に準備しておく。

　治療が終わり ICU に入室したら血圧を管理する。術後にもステントの編み目から血栓が飛んで脳梗塞を生じたり，逆に過灌流となってけいれんや神経症状をきたしたりするので要注意である。過灌流防止のため血圧は 130 mmHg 以下に管理する。

＊CAS の術後には DAPT による抗血小板療法が行われることが多い。それらの薬剤選択や治療期間に関しては，個々の症例で狭窄をきたした原因や程度を勘案して決められている。

7-30 A・B）。次にバルーンを用いて狭窄部を拡張（前拡張）し，それから総頸動脈から内頸動脈にかけてステントを展開留置する。もう一度バルーンで拡張（後拡張）してから，フィルターなどを回収する（図7-30 C〜F）。

　図7-31 に頸部内頸動脈狭窄症に対する実際の CAS 症例を提示する。

文献

1) 日本循環器学会：慢性冠動脈疾患診断ガイドライン（2018 年改訂版），2019. https://www.j-circ.or.jp/cms/wp-content/uploads/2020/02/JCS2018_yamagishi_tamaki.pdf（最終アクセス日 2021 年 11 月 15 日）
2) 前掲 1)．
3) Iung B，et al.：A prospective survey of patients with valvular heat disease in Euro Heart Survey on Valvular Heart Disease, Euro Heart J, 24：1231-1243，2012.
4) Shiina S, et al.：Radiofrequency ablation for hepatocellular carcinoma；10-year outcome and prognostic factors. Am J Gastroenterol, 107（4），569-577；quiz 78, 2012.
5) 日本透析医学会：維持血液透析ガイドライン；血液透析導入，日本透析医学会雑誌，46（12），1107-1155, 2013.

参考文献

・循環器病の診断と治療に関するガイドライン 2009 年度合同研究班：循環器病の診断と治療に関するガイドライン（2009 年度合同研究班報告）；慢性虚血性心疾患の診断と病態把握のための検査法の選択基準に関するガイドライン（2010 年改訂版）．
・循環器病の診断と治療に関するガイドライン 2009 年度合同研究班：循環器病の診断と治療に関するガイドライン（2010 年度合同研究班報告）；臨床心臓電気生理検査に関するガイドライン（2011 年改訂版）．
・日本肝癌研究会：肝癌診療ガイドライン．
・原英彦：Topics カテーテルによる弁置換術，今日の心臓手術の適応と至適時期，文光堂，2011.

第 8 章

チーム医療

I チーム医療とは

チーム医療とは，医療環境モデルの一つである。従来は医師が中心となって医療業務を形成していたが，医師以外のメディカルスタッフが主体性を発揮できないケースやメディカルスタッフ間の情報の共有化が十分にできない場合など，患者に対して最善の医療を提供できないという問題点があった。

これに対し，患者中心の医療という観点から，医師と医師以外のメディカルスタッフの関係を水平な構造にし，それぞれの立場からの意見や患者情報をお互いに共有し，連携しながら最善の医療を提供する考え方が普及してきた（図8-1）。近年，医療は高度化・複雑化し，業務量や専門性が増している。目的と情報を共有し，それぞれの専門性を発揮することで，患者や家族に安心・安全な医療と的確なケアを提供することができる「チーム医療」は，わが国の医療のあり方を改善するキーワードとして注目を集めている。

2010（平成22）年に厚生労働省から出された「チーム医療の推進に関する検討会」の報

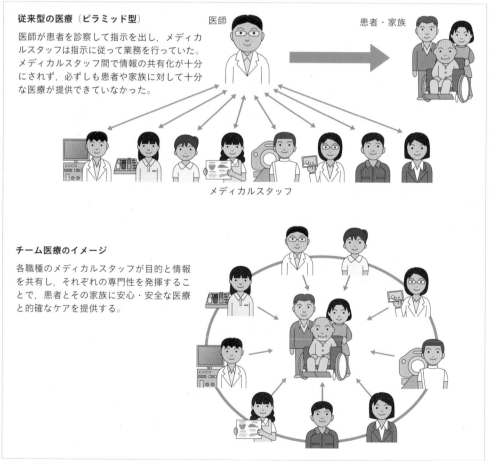

従来型の医療（ピラミッド型）

医師が患者を診察して指示を出し，メディカルスタッフは指示に従って業務を行っていた。メディカルスタッフ間で情報の共有化が十分にされず，必ずしも患者や家族に対して十分な医療が提供できていなかった。

医師　　　　　患者・家族

メディカルスタッフ

チーム医療のイメージ

各職種のメディカルスタッフが目的と情報を共有し，それぞれの専門性を発揮することで，患者とその家族に安心・安全な医療と的確なケアを提供する。

図8-1　チーム医療のイメージ

告書には，チーム医療とは，「医療に従事する多種多様な医療スタッフが，各々の高い専門性を前提に，目的と情報を共有し，業務を分担しつつも互いに連携・補完し合い，患者の状況に的確に対応した医療を提供すること」と明記されている。チーム医療がもたらす具体的な効果には，

①疾病の早期発見・回復促進・重症化予防など医療・生活の質の向上

②医療の効率性の向上による医療従事者の負担の軽減

③医療の標準化・組織化を通じた医療安全の向上

などが期待されている。

なお，新たな医療のあり方および医師の労働時間短縮を目指すものとして，**タスク・シフティング**（タスク・シフト）（業務の移管），**タスク・シェアリング**（タスク・シェア）（業務の共同化）の考え方がある。これらは従来のチーム医療を発展させた形である。タスク・シフトは「医師の仕事の一部を看護師など他の職種に任せること」，タスク・シェアは「医師の仕事を複数の職種で分け合うこと」を指す。

対象職種として看護師，薬剤師，診療放射線技師，臨床検査技師，臨床工学技士，理学療法士，作業療法士，言語聴覚士，視能訓練士，義肢装具士，救急救命士，医師事務作業補助者などが該当し，特定の医療行為を行えるように法改正も進んでいる。

医師からほかの医療関係職種へのタスク・シフト，タスク・シェアを進めるにあたっては，患者の安全確保および職種ごとの専門性を前提として，多くの医療従事者が自らの能力を生かし，より能動的に対応できるよう，必要な取り組みや協力体制を整えることが重要である。

II　チーム医療における各職種の役割

1. 各職種の役割と責任範囲（表8-1）

チーム医療では，多種多様なメディカルスタッフが目的と情報を共有し，連携しながらそれぞれの専門性を発揮することで，最適な医療を提供することができる。チーム医療に携わる職種として医師，歯科医師，看護師，薬剤師，臨床検査技師，診療放射線技師，管理栄養士，臨床工学技士，理学療法士，作業療法士，歯科衛生士，社会福祉士，救命救急士，医師事務作業補助者などがある。

それぞれの職種の役割や責任の範囲を明確にし，対等な立場で情報交換や議論し合うことが大切である。また，チーム医療においては，あくまでも患者とその家族が中心であり，メディカルスタッフは脇役として支援することを心がける。

表8-1 チーム医療における主な職種

医師・歯科医師	チーム医療のリーダーとして，チーム内の意見のとりまとめを行い，最終責任者としての役割を担う。医師の役割としては，①診断および治療方針の決定，②患者とその家族に適切な病状説明や治療法の提示を行い，同意を得たうえで治療を行うとともに，チーム全体へ適切な指示を出す，③各部門との連携を図り，チーム医療を円滑に行うための環境を整える，④治療効果を評価する，などがある。 歯科医師は，歯科治療や口腔内の状態を判断して適切に管理する「口腔ケア」を行う。口腔機能を維持回復するための義歯装着も行う。歯科医師による入院および在宅における歯科疾患の治療，誤嚥性肺炎や窒息事故などの発生を防ぐための口腔ケアのニーズは急速に高まっている。
看護師	看護師は，診療の補助や療養の指導，介助など患者の様々な局面に立ち会い，医療従事者のなかでは一番患者に近い存在である。このため，患者の代弁者として，メディカルスタッフと患者をつなげる役割を担う。また，様々な職種のメディカルスタッフと接する機会が多いため，連携や協働がスムーズになるようチームの調整役を担う。
薬剤師	内服薬および注射薬の調剤のほか，医薬品の投与方法や投与量，副作用などの情報を収集する医薬品情報業務などを行う。チーム内では，患者の投薬や注射状況の把握，副作用の有無，併用している薬との相互作用，患者の体質やアレルギー歴，これまでの服薬状況などを調べ，ほかのメディカルスタッフとの情報交換・情報共有を行う。 また，薬を適切に服用するために，家族も含めた個々の患者に合わせた服薬指導や医師・メディカルスタッフからの薬に関する相談などの役割も担う。
臨床検査技師	血液や尿，喀痰（かくたん）などの生体試料を用いた検体検査や心電図，呼吸機能，脳波，超音波などの生理学的検査を行う。チーム内では検査データの提供や解釈，患者やほかのメディカルスタッフに対する検査説明，病室で使用する検査機器の管理などの役割を担う。
診療放射線技師	単純 X 線，CT，MRI 検査などの放射線関連の検査を主に行う。チーム内では放射線検査に関する説明や相談を行う。そのほか，放射線安全管理として，放射線発生装置の管理，放射線安全教育，ガラスバッジ管理など放射線被曝対策を行う。
管理栄養士	食べることを治療の一環として，栄養管理計画に沿った個別の食事の提供を行う。献立の作成や調理内容のチェックを行う給食管理のほか，入院中の患者に対して詳細な食事内容の立案を行い，病態に合わせた食形態や必要な栄養が充足する食事を提供する栄養管理を行う。 チーム内においては，入院中の患者の栄養摂取が適切であるかどうかの確認，病棟訪問での患者や家族への栄養指導や治療食の説明，栄養管理に関する情報提供を行う。 食事記録や検査データをもとに，食生活のあり方や具体的なメニュー，調理法を指導することで，自宅での食事管理ができるような栄養指導を行う。
臨床工学技士	医療工学の専門家として，生命維持装置（人工呼吸器，除細動装置，補助循環装置，輸液ポンプ，人工透析装置など人の呼吸，循環，代謝など生命の維持に直接つながる機能の代替，補助を行うことを目的とした装置）の操作や医療機器の保守点検などを行う。手術室や集中治療室，透析室の医療機器が衛生面および安全面で常に良好な状態で使用できるように管理する。 チーム内においては，病棟で使用している医療機器の点検，患者およびほかのメディカルスタッフに対して医療機器の正しい使用法の説明，医療機器についての相談などの役割を担う。
理学療法士	基本動作（座る，立つ，歩くなど）の回復や維持，障害の悪化の予防を目的に，治療・体操などの「運動療法」と温熱や電気などの物理的手段を用いた「物理療法」を用いて，自立した日常生活を送るためのリハビリテーション活動の支援を行う。作業療法士と連携し，より日常生活に近い応用動作の訓練を行う。 チーム内においては患者の状態（予防・急性期・回復期・生活期）に応じて様々な職種のメディカルスタッフと連携をとりながら，理学療法を行う。

表8-1（つづき）

作業療法士

指を動かす，食事をする，入浴をするなどの日常生活ができるための応用動作の訓練を行い，社会復帰をサポートする。機能回復に加えて，退院後に元気な日常生活を送れるよう精神面のサポートを行う。
リハビリテーション活動は，患者の治療に対する意欲がカギとなるため，ほかのメディカルスタッフと綿密な連携をとりながら，患者やその介護者との信頼関係を築き，患者の治療意欲を支える。

歯科衛生士

歯科疾患の予防処置，歯科診療の補助，歯科保健指導を行う。歯科衛生士が行う口腔内管理，口腔機能の維持と回復が術後の回復や生活の質（quality of life；QOL）の向上につながることから，チーム医療における医科歯科連携による専門的口腔ケアが推奨され，歯科衛生士の役割が重要視されている。

社会福祉士

社会福祉の観点から患者の経済的な心配，精神的・心理的な悩み，家族関係や職場復帰の相談などに対して，福祉や保険医療などのサービスを提案し，生活を支援する。精神保健福祉士も精神障害者を支援する役割を担っている。また，急性期病院から回復期病院への転院や在宅療養への移行などにかかわり，患者と福祉・介護サービスをつなぐ役割を担う。近年の在宅医療の推進において，医療と福祉の連携強化が求められており，活躍が期待されている。

▌ 2. チーム医療の実践例；糖尿病診療

　糖尿病診療を例に，チーム医療における各職種のアプローチについて解説する。糖尿病患者数は年々増加しており，しかも，高齢化が進んでいる。糖尿病の治療は一生続くため，**セルフケア**（**自己管理**）や家族の支援が重要となる。そのため，様々な職種のメディカルスタッフが連携をとりながら，糖尿病患者や家族に対して，治療や療養指導*を行う。

1 ┃ 糖尿病の症状と治療

　糖尿病では，慢性的に高血糖が持続することにより，血管をはじめとする臓器が侵される。初期の糖尿病では自覚症状がほとんどないため，未治療のまま放置し，やがて糖尿病特有の合併症（糖尿病神経障害，糖尿病網膜症，糖尿病腎症）や心筋梗塞・脳梗塞などの大血管障害を引き起こす。一方，糖尿病の治療は日々進歩しており，透析予防に代表される合併症予防や，心筋梗塞・脳梗塞などの大血管障害への対策を講じていくことも重要となっている。

2 ┃ 糖尿病のチーム医療の目的

　糖尿病のチーム医療の目的は，患者が食事療法，運動療法，薬物療法を実践できるよう

＊ **糖尿病療養指導士**：糖尿病患者が適切なセルフケアを行うことができるよう，幅広い専門知識と経験に基づいた療養指導を行う医療従事者に対し，日本糖尿病療養指導士（Certified Diabetes Educator of Japan；CDEJ）という資格がある。現在，看護師，薬剤師，臨床検査技師，管理栄養士，理学療法士を中心としたメディカルスタッフがCDEJとして，全国で活躍している。

に知識や技術を提供し，患者が本来備えている自己管理能力を最大限に引き出すことである。また，チーム内で糖尿病患者の情報や療養指導上の問題点を共有しながら，心理・精神面での支援を行う。チームで連携しながら取り組むことにより，患者が自信をもって治療に取り組み，最終的には合併症などによる QOL の低下を予防することを目的とする。

3 | 関係職種の役割（図8-2）

❶医師の役割

糖尿病の診断，患者への現在の病状（合併症や患者自身の糖尿病の成因など）の把握・説明，治療計画（必要に応じて，薬物の処方，運動療法，食事療法の指示）を立てる。医師は，患者のほかの疾患の状態などを統合し，運動療法，薬物療法，糖尿病に関する詳しい検査などをメディカルスタッフに指示する。また，患者の糖尿病の病状の変化や患者自身の考えを把握したうえで，治療計画や経過を，必要に応じてメディカルスタッフに伝える。メディカルスタッフから患者および家族の情報やそれぞれの専門領域からの情報を集め，今後の治療方針の決定に生かす，といういわば「チームの司令塔」の役割を果たす。

具体的には，①看護師には，セルフマネジメント全般についての療養指導を依頼する，②管理栄養士には，適正カロリーや食事のバランスについて指示し，食事療法を依頼する，③薬剤師には，（内服）薬の服薬指導や注射剤の取り扱いと保存に関する指導を依頼する，④臨床検査技師には，種々の検査の依頼，血糖自己測定器の使い方の指導依頼などを行う。

また，医師は患者を特に全人的に診療し，糖尿病の合併症や糖尿病以外の疾患を広く治療する。

❷看護師の役割

糖尿病は長期にわたる療養となる。看護師は患者の病気に対する思いや希望を把握したうえで，継続して自己管理を行えるよう，一人ひとりの生活のリズムや暮らし方に合わせ

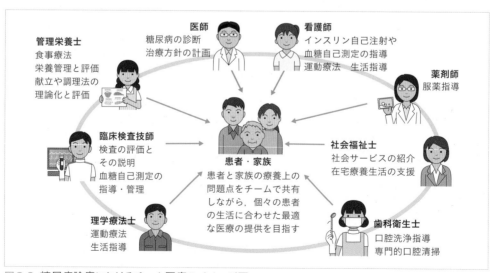

図8-2 糖尿病診療におけるチーム医療のイメージ図

た療養指導を行う。具体的には，患者や家族に対して，糖尿病に関する知識の提供，フットケア，在宅での**血糖自己測定**（self monitoring of blood glucose：**SMBG**），インスリンやGLP-1受容体作動薬（glucagon-like peptide-1 receptor agonist：GLP-1RA ／ glucagon-like peptide：グルカゴン様ペプチド）の自己注射についての指導などがある。

また，患者は医師を前にすると，本音や弱音を口にすることができずに我慢してしまうが，看護師に対しては正直な気持ちを話すこともあり得る。患者との会話で得た情報や療養指導上の問題点などを，チーム内で共有することで，患者とチームの橋渡しを行う。

❸ 薬剤師の役割

服薬指導により内服薬の服用やインスリンやGLP-1RAの自己注射が，正しく実施されているか（注射のやり方が間違っていないか，正しいタイミングで注射しているかなど）を確認する。「インスリンを打てば何を食べても大丈夫」と思っている患者もいるので，薬剤師は服薬や注射方法について指導を行いながら，薬学的観点から患者を援助し，必要で適切な情報を提供する。低血糖時の対応，薬による副作用について説明を行う。現在は，病棟に専属の薬剤師が配置されていることも多く，患者への服薬指導のほかにメディカルスタッフからの薬の相談なども受ける。

❹ 臨床検査技師の役割

糖尿病関連の検査〔血糖やHbA1c（ヘモグロビンA1c），尿検査，心電図検査など〕を行い，糖尿病の診断や治療効果の判断，合併症の発症予防などに関する情報を提供する。また，特定保守管理医療機器であるSMBG機器の管理・点検や使用方法の説明などを通じて，患者の血糖自己管理を支援するとともに，検査の意義や検査値のもつ意味を説明し患者の病気への理解を深める助けをする。

チーム内ではメディカルスタッフへのSMBGの手技の指導や機器の取り扱いの説明，異常結果が出たときの検査の解釈，検査結果から推察される患者の問題点，検査情報*の提供などを行う。

❺ 管理栄養士の役割

食事療法は糖尿病治療の基本であり，医師の指示に基づき，糖尿病患者の食事計画や献立の作成を行う。また，治療前の栄養評価と指示された栄養量（カロリー，および必要により，たんぱく，糖質，塩分，コレステロール制限）に基づき，患者個人の生活習慣・嗜好なども加味したうえで，きめ細かな栄養指導（献立や調理法の提案）を実施することで，患者の食行動の変化につなげる。

食事は生活するうえで重要な位置を占めるため，食事療法の維持が大変難しい。そのた

＊ **検査情報**：注目されている検査として持続血糖モニター（continuous glucose monitoring：CGM）検査がある。皮下の組織間質液中の糖濃度を，24時間以上継続的に測定することで，従来はわからなかった夜間の低血糖や食後の高血糖などの血糖変動の全体像をとらえることができる。近年，様々な機種や機能が開発されている。
またカーボカウント法では，食事に含まれる炭水化物量に応じたインスリン注射をすることで，血糖値を効果的に管理することができる。カーボとは炭水化物（carbohydrate）のことである。これにより，ボーラス（急速静注）によるインスリン量の調節が容易となった。

め，管理栄養士は継続的に検査結果と食事のチェックを行い，患者の話を傾聴しながら，栄養指導を行う必要がある。近年は糖尿病患者の高齢化に伴う，サルコペニアなどの低栄養状態の問題もあり，高齢の糖尿病患者の栄養指導も重要視されている。

❻理学療法士の役割

医師の指示に基づき糖尿病患者の病態（腎症や心疾患などの合併症）に合わせた，運動療法の実践と評価を行う。糖尿病合併症に起因する筋力低下や身体活動の低下を防止するための理学療法を行う。理学療法中に身体の変化や糖尿病足病変などが認められる場合は，チーム内で情報を共有し合い，適切な運動療法の変更や，フットケアの導入などを提案する。

❼歯科衛生士の役割

糖尿病による歯周病予防のための歯みがきや歯間清掃などの口腔清掃指導，専門的口腔清掃（歯垢・歯石などの除去）などの口腔ケアを行う。

❽社会福祉士の役割

糖尿病と診断されたときの精神的なショックへの支援も含め，病気による様々な心配事の相談，活用できる社会サービスの紹介，患者会などの紹介，家族の相談事，在宅療養生活の支援などを行う。

4 ｜ 各専門職種が連携した取り組み

▶ 症例検討カンファレンス　各専門職種が連携した取り組みとしては，**症例検討カンファレンス**がある。これは，チームとしての連携や充実を図るために各専門職種が参加し，患者の問題点に対して各専門領域からの意見を出し合い，対策を立て，統一した治療方針や療養指導方針・計画を立てるものである（図8-3）。

▶ 糖尿病教室　各専門職種が連携しての患者や家族への教育として**糖尿病教室**がある。糖尿病教室では，糖尿病に関する正しい知識習得のために，各専門職種が専門領域における基本的な知識や治療に必要な情報を提供している（表8-2）。

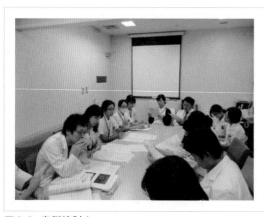

チームとしての連携や充実を図るために，各専門職種が参加する。患者の問題点に対して，各専門領域からの意見を出し合い，対策を立て，統一した治療方針や療養指導計画を立てる。

図8-3 症例検討カンファレンス

表8-2　糖尿病教室の一例

曜日	月	火	水	木	金
テーマ	食事でかわる糖尿病	糖尿病を語りませんか？	糖尿病って，なんだろう？	こうして，いきいき健康	検査でわかるからだの調子
内容	食事療法	グループ討論	病態・合併症	治療	検査
	○月×日	○月×日	○月×日	○月×日	○月×日
担当	管理栄養士	看護師	医師	薬剤師	臨床検査技師

糖尿病教室では，それぞれの職種が専門分野の内容を担当する。患者にできるだけわかりやすい内容で，興味が湧くようなテーマにしている。

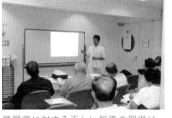

糖尿病に対する正しい知識の習得は，患者や家族の治療への積極的な取り組みにつながる。糖尿病教室では患者とその家族を対象に，メディカルスタッフがそれぞれの専門領域における基本的な知識や治療に必要な情報を提供する。

III 代表的なチーム医療と各職種のかかわり

　現在，多くの施設において，多種多様なメディカルスタッフによる連携したチーム医療が行われている。代表的なチーム医療と各職種のかかわり方の例を解説する。特定の分野の専門的な知識や技術のほかに，心理的なアプローチも必要なため，認定看護師制度や関連する学会の専門資格がある。専門資格には，様々な職種のメディカルスタッフが取得できる資格もある（表8-3）。

表8-3　代表的なチーム医療と関連する主な職種，専門資格

	関連する主な職種	認定看護師および関連する主な専門資格
糖尿病チーム	医師，看護師，薬剤師，臨床検査技師，管理栄養士，理学療法士，歯科衛生士，社会福祉士　など	糖尿病看護認定看護師　日本糖尿病療養指導士
感染制御チーム	医師，看護師，薬剤師，管理栄養士，臨床検査技師　など	感染管理認定看護師　感染制御実践看護師
栄養サポートチーム	医師，歯科医師，看護師，薬剤師，管理栄養士，臨床検査技師　など	栄養サポートチーム専門療法士
褥瘡管理チーム	医師，看護師，薬剤師，管理栄養士，理学療法士　など	皮膚・排泄ケア認定看護師　日本褥瘡学会認定師
緩和ケアチーム	医師，看護師，薬剤師，理学療法士，社会福祉士　など	緩和ケア認定看護師　がん性疼痛看護認定看護師
摂食・嚥下チーム	医師，歯科医師，看護師，薬剤師，診療放射線技師，管理栄養士，作業療法士，歯科衛生士　など	摂食・嚥下障害看護認定看護師
呼吸療法サポートチーム	医師，看護師，薬剤師，臨床工学技士，理学療法士，歯科衛生士　など	呼吸器疾患看護認定看護師　救急看護認定看護師　集中ケア認定看護師　呼吸療法認定士

認定看護師制度については，運営者である公益社団法人日本看護協会により，「特定行為研修を組み込んだ新たな認定看護師教育の開始」と「認定看護分野の再編」を柱に制度改正が行われている（2021年10月現在。詳細は同協会ホームページを参照）。

1. 感染制御チーム(ICT)・抗菌薬適正使用支援チーム(AST)

　感染制御チーム（infection control team：**ICT**）は，院内の感染症に関する予防，教育，抗菌薬・消毒薬の使用に関する管理を行い，感染対策の基本である「標準予防策および経路別感染対策の徹底」を行う。また，抗菌薬が効かない（薬剤耐性）微生物を作らない / 広げないためのいわば実働部隊として，**抗菌薬適正使用支援チーム**（antimicrobial stewardship team：**AST**）がある。

　ICT と AST は，院内の菌検出状況およびウイルス性疾患発生状況の把握，病棟ラウンド（見回り）による感染防止策の施行状況の確認などを行う。感染症発生時には，感染経路を推定・調査して対策を立案することにより，早期の終息へと導く。また，院内感染を防ぐための手洗い実習・指導，感染性廃棄物の取り扱い，感染症患者に対する病棟での対処法などの教育活動を行う（図 8-4）。なお，今般の新興感染症に伴い，ICT と AST の活動の重要性が増しているのは周知のとおりである。

　医師は感染対策の立案，アウトブレイクの防止と対応，感染症の診断と治療や抗菌薬の適正使用に関する指導・助言を行う。薬剤師は抗菌薬や抗ウイルス薬，消毒薬の管理を行う。メチシリン耐性黄色ブドウ球菌（methicillin-resistant *Staphylococcus aureus*：**MRSA**）薬などの抗菌薬では，使用状況の把握，薬物治療モニタリングなどの業務を通じて投与計画や適正使用の監視を行う。院内感染および拡散を防止するため，原因となる微生物に有効な消毒薬の選択や使用方法を医師および看護師に助言する。臨床検査技師は院内の薬剤耐性菌を含む菌検出状況を監視し，院内感染の発生防止や拡散防止のための情報を AST などに提供する。検査を通じて院内感染の原因菌を特定し，治療に有効な薬剤について情報提供を行う。

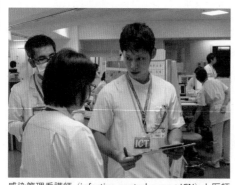

感染管理看護師（infection control nurse：ICN）と医師が病棟看護師長に，当該病棟の薬剤耐性菌検出患者の確認と対応状況，問題点などについて話し合っている。

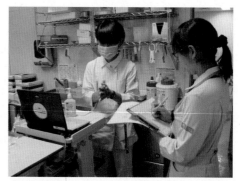

感染制御教育の一環として ICT ラウンド時に，ICN が現場看護師の手洗い方法の確認を行っている。確認後に正しい手洗い方法についてのパンフレットを配布している。

図8-4 ICTラウンド風景

2. 栄養サポートチーム (NST)

　栄養不良は，免疫能低下，創傷治癒の遅延を招き，病気の早期回復を妨げ，合併症発生を増やすことが知られている。そのため，**栄養サポートチーム**（nutrition support team：**NST**）では，①各患者の栄養状態の評価，②患者への適切な栄養療法の提案（カンファレンス・回診活動など）を行い，患者の早期回復を支援する。また，セミナーや勉強会を定期的に開催し，メディカルスタッフに栄養療法に関する教育を行う。

　医師は上記①②の情報をもとにして，病状に合った栄養補給の方法を決定する。一方，各職種で栄養サポートが必要な患者を抽出し，看護師は栄養計画への助言，栄養介入による効果の判定などを行う。薬剤師は静脈栄養・経腸栄養療法（口から食べられない場合の栄養摂取法で，静脈や腸に直接栄養を吸収させる）における処方のサポート，静脈栄養の適正管理，輸液製剤の調整・管理，服薬指導や滋養薬の情報提供などを行う。管理栄養士は必要な栄養量を算出したうえで，実際の摂取栄養量・不足栄養素・栄養状態を評価し，栄養補給方法を計画立案する。臨床検査技師は検査データ（血清アルブミンやコレステロール，末梢血中総リンパ球数，RTP*など）より低栄養患者を抽出する。血液，尿，便などの体液成分を分析して，検査データ上の問題点を評価し，追加すべき検査を選択してその必要性を提案する。

3. 褥瘡管理チーム

　寝たきり状態や下半身麻痺で長時間車椅子に座り続けると，圧迫を受ける尻やかかとの皮膚に**褥瘡**（床ずれ，皮膚の潰瘍）ができやすくなる。**褥瘡管理チーム**は，発生要因を評価し，早期から介入することで，褥瘡予防・早期発見に努め，適切な褥瘡管理を行う。主な業務として，褥瘡のある患者や褥瘡になりやすい状況の患者の把握とデータ管理，褥瘡ラウンドによる治療とケア方法の指導を行う。

　褥瘡のある患者およびそのリスクが高い患者に対し，医師は褥瘡の評価，治療方針の決定および治療を行う。看護師は全身状態（栄養状態，皮膚の状態，臥床時間，活動性など）の観察・評価を行い，体位変換や姿勢保持，皮膚の清拭，おむつや寝具の選択，肌の乾燥を防ぐための保湿，からだの動かし方などのケアと指導を行う。褥瘡がある場合は，洗浄，外用薬使用，ガーゼ交換などを行い創傷の治癒を目指した適切な処置・ケアを行う。

　薬剤師は薬剤の使用量，使用回数，塗布範囲，使用順序，交換時期などの使用方法や薬の副作用について患者と家族に説明する。管理栄養士は栄養状態が悪いと褥瘡が発生しやすく，治りも悪くなるため，NSTとも協力して栄養状態の評価や必要栄養量を算出し，患者に合った食事内容の選択や提案を行う。理学療法士は圧迫が少なくなるように，自力での体位変換の練習や，除圧姿勢を患者やその家族に指導する。

---

* **RTP**：rapid turnover protein の略。トランスサイレチン，レチノール結合たんぱく，トランスフェリンなどがある。アルブミンより半減期の短いたんぱくで，急性期の栄養指標として用いられる。

4. 緩和ケアチーム（PCT）

　緩和ケアチーム（palliative care team：**PCT**）は，病気により起こるからだや心の様々な苦痛を和らげ，患者と家族のQOLの改善を行う。主な業務として，身体的症状（痛み，悪心・嘔吐，からだのだるさ，呼吸困難など），心理・社会的問題（病気による落ち込み・悲しみ，仕事や家族などの悩みなど），スピリチュアルな症状（死や病気への恐怖，自己の存在意義や価値についての苦しみなど）などについて，早期かつ確実な診断，適切な治療，心理的なサポートを行うことによって苦しみを予防し，苦しみから解放されることを目指す。

　緩和ケアが必要な患者に対し，医師は病態を把握し緩和ケアの評価，治療方針の決定および治療を行う。また患者と家族の希望する最善の医療を提供し，最期までより自分らしく生きていけるように支えていく。看護師は患者のつらさや思いに寄り添い，どのようなケアが必要か，価値観を尊重しながら，患者や家族と一緒に考える。からだの痛みや呼吸困難など苦痛症状の緩和，心理・社会的なサポートにより，日常生活の充実を図り，その人らしい終末期を過ごせるよう援助する。薬剤師は鎮痛剤の選択やモルヒネなどの麻薬鎮痛剤の適正量の検討，副作用の防止などを提案する。患者の不安を取り除くために，安心して「痛みから解放」できるような説明，正しい情報を提供する。社会福祉士は患者・家族・遺族の不安や悩み（気持ちの整理，医療費，仕事，退院後の生活，福祉サービス，患者会情報，病気や治療についてなど）の相談に対応する。

5. 摂食・嚥下チーム

　口腔内（歯，のど，口の周囲・あご・ほおの筋肉など）の働きが悪くなると，口から食べ物を食べることができなくなる。摂食（食べること）・嚥下（飲み込むこと）の障害は，窒息や誤嚥性肺炎，低栄養状態を招くほか，「食べる楽しみ」というQOLの低下につながる。

　摂食・嚥下チームは，患者の栄養状態，食事の状態，口腔内の衛生状態をチェック・評価し，治療や安全な食事の摂り方の訓練をすることで，食べる機能の回復や肺炎の防止をし，日常生活における活動性の向上を目指す。

　摂食・嚥下に問題がある患者に対して，歯科医師は歯科疾患を含めた口腔領域の器質および口腔機能にかかわる摂食・嚥下機能を診断・評価し，機能回復に必要な歯科治療を行う。看護師は，摂食のサポート，口腔ケア，薬の投与，家族への指導を行う。診療放射線技師は摂食・嚥下の機能を診断・確認するためのX線検査などを行う。管理栄養士は栄養状態の評価，必要栄養量の検討，経腸栄養剤の選択，嚥下訓練食の調製，食事形態の評価，栄養食事指導を行う。作業療法士は「食べる」動作について，姿勢の調節，食物を口に運ぶ，咀嚼・嚥下などの訓練を行う。歯科衛生士は口腔衛生状態を観察・評価し，医療器具や薬剤を使用した専門的口腔清掃を行う。

6. 呼吸療法サポートチーム（RST）

呼吸に問題を抱える患者に対して，酸素吸入・人工呼吸・呼吸リハビリテーションなどの呼吸療法が行われている。**呼吸療法サポートチーム**（respiratory support team：**RST**）は患者の呼吸状態の改善を図り，QOL の向上や早期の人工呼吸器離脱をサポートする。主な業務として，呼吸療法を受けている患者の相談やアドバイス，安全で適切な呼吸管理ができているかどうかの確認作業，メディカルスタッフに対する教育を行う。

呼吸療法中の患者に対して医師は呼吸器および全身状態の検査，診断，治療を行う。看護師はベッドサイドにおける患者の呼吸機能および全身状態の観察・評価を行う。長期間寝たきり，または，人工呼吸器装着中の患者に対して，呼吸状態に合わせた排痰（痰を排出する）ケアや口腔ケアを行い，呼吸器症状の改善，合併症の予防，人工呼吸器の早期離脱を目指す。息苦しさや痰詰まりの症状などを改善するために，呼吸や排痰方法，在宅での酸素療法の指導などを行う。

臨床工学技士は人工呼吸器の安全な管理を行う。また，メディカルスタッフに対して医療機器を安全に使用するための情報提供を行う。理学療法士は呼吸器の機能および全身状態を評価したうえで，楽に呼吸できるよう，**呼吸リハビリテーション**（呼吸のタイミングや呼吸時の動作などの呼吸訓練や運動療法，排痰法など）や日常生活上のアドバイスを行う。歯科衛生士は人工呼吸器による肺炎リスクの軽減や口臭予防のための衛生管理や指導を行う。

IV　チーム医療の構築と求められるスキル

チーム医療を行うにあたり，まずは"司令塔"である医師と"患者とチームをつなぐ役目"を担う看護師は必須である。また，チームの方向性を決めるにあたり，自施設でどのような職種のメディカルスタッフが働いているかを調べておく必要がある。

チーム医療に参加する場合，患者の病気を良くしたいという強いモチベーション，高い専門知識，コミュニケーション能力が要求される。さらに，チーム医療では，互いにほかの職種を尊重し，協調しながら，目標に向かって適切なタイミングで専門的な知識や技術を提供する必要がある。そのためには，カンファレンスに積極的に参加して，情報交換，議論，方向性の決定をすることが重要である。チーム内だけで対応できない場合は，ほかのチームや関連する職種のメディカルスタッフに協力を仰ぐことも大切である。日頃からの院内各チームとの連携も重要である。

チームの質を向上させるためには卒前・卒後教育も重要である。専門職種としての知識や技術に関する教育と，チームの一員としてほかの職種を理解することやチームリーダー・マネジャーとしての能力を含めた教育が必要である。関連する学会では専門の資格があり，チーム内での各専門職のかかわり方やチームアプローチの方法などを学ぶことができる。

V チーム医療の今後

　チーム医療の導入は，病気の早期発見や回復促進，重症化予防といった医療および
QOL の向上だけでなく，メディカルスタッフの負担軽減，医療現場の活性化，安全性の
確保が期待できる。さらに，日本の高齢化や在宅医療政策に伴い，高齢化対策や患者の自
立支援，地域との連携が必要となる。多職種連携によるチーム医療は今後，様々な分野の
医療に広がり，重要な存在になっていく。

参考文献

・厚生労働省 チーム医療推進方策検討ワーキンググループ：チーム医療推進のための基本的な考え方と実践的事例集，
　https://www.mhlw.go.jp/stf/shingi/2r9852000001ehf7-att/2r9852000001ehgo.pdf（最終アクセス日 2022 年 6 月 30 日）
・厚生労働省：チーム医療の推進に関する検討会報告書，
　https://www.mhlw.go.jp/shingi/2010/03/dl/s0319-9a.pdf（最終アクセス日 2022 年 6 月 30 日）
・チーム医療推進協議会：チーム医療とは，https://www.team-med.jp/specialists（最終アクセス日 2022 年 6 月 30 日）
・日本糖尿病療養指導士認定機構編著：糖尿病療養指導ガイドブック 2021，メディカルレビュー社，2021.

第 **1** 章

手術療法の目的と意義

この章では

● 手術療法の分類を理解する。
● 手術療法に対する患者の不安を理解する。
● 手術療法の歴史を理解する。

手術療法の目的とは，一言で言えば「からだの不具合を観血的方法（出血を伴う外科的処置）によって治す，あるいは改善すること」である。手術療法は適切に用いれば非常に短時間で劇的な効果をもたらすこともあり得るが，その一方で患者のからだに必要以上のダメージを与えてしまうこともあり得る。

　こうした諸刃の剣ともいえる手術療法に関して，患者は期待の一方で不安を抱えながら手術を受けることになる。手術説明を行う医師とそれを受ける患者の間に立って看護を行うにあたり，歴史的にみて以前とは比較にならないほど安全性の高くなった現在の手術療法がどのように確立してきたかを知ることは，非常に重要なことであると考えられる。

I 手術療法の分類

1. 手術療法の適応となるからだの不具合

手術療法が行われるからだの不具合は以下の2種類に分類される。

1 ｜ 現在は症状はないが，放置すれば近い将来に生命の危険が予想されるもの

　悪性腫瘍が代表的なものである。特に検診などで発見された場合は特別な症状はないわけであるが，放置すれば大量出血やがんの転移などによって致死的な経過をたどることがある。

2 ｜ からだに明らかな不調があり，症状を伴っているもの

　腫瘍により通過が障害されて摂食機能が低下しているもの，動脈硬化で血流が不足し閉塞してしまったもの，消化管穿孔による腹膜炎など急激な炎症の広がりが想定されるものなどがあげられる。

　このように外科的手術が最善の方法であると考えられた場合には手術療法が行われる。

2. 手術療法の適応

　手術以外の選択肢がほかにない場合には手術が**絶対的適応**であり，もし手術をしなければ遅かれ早かれ必ず致死的な経過をたどることとなる。一方で，手術以外にも方法がある場合や，手術をしなくても致死的な経過や生活の質（quality of life：QOL）の大幅な低下が起こる確率が低いような場合には，**相対的適応**であり，患者によく話したうえで，時に経過観察となることもある。

　手術療法を行うに際しては，絶対的適応であろうと相対的適応であろうと必ず手術前に医師より患者および患者の家族に十分な説明を行い，同意を得ること〔**インフォームドコンセント**（informed consent：**IC**）〕が必要である。

II 手術療法に対する患者の期待と不安

手術を受けることには，からだの不具合に伴う苦痛から解放される期待感があり，また
もし症状がない場合でも，将来の潜在的な危険から解放されるという希望がある。ただし
その一方では，からだに傷をつけることに対する大きな不安が存在するのも事実である。
不安の内容は様々であり，それらが複合的に本人も気づかないかたちで患者の心に重くの
しかかっていることを理解し，それに対して適切な支援を行うことがとても重要である。

手術自体に対する不安はだれしもが抱くものであり，それは一見健康なからだにメスを
入れるということに対する非常に根源的な感情である。一般的に，しばしば「手術は成功
しましたか」と問われるが，まずは第1段階として手術そのものが予想外の出血や術中合
併症もなく安全に終了したか，そして第2段階として術後の経過において大きな術後合併
症がなく無事に退院に至ることができたか，この2つを乗り越えてはじめて手術は成功し
たといえる。その意味を患者もその家族も十分に理解できるように接していくことが重要
である。以下に不安の具体的な例をあげて述べていく。

1. 全身麻酔への不安

全身麻酔にはまったく意識のない状態になるという恐怖感がある。自分がコントロール
のできない環境下で手術が進んでいくという不安であり，それは自分の命を一時的に他人
にゆだねることになることによるものである。また同時に，術中に覚醒したり痛みを感じ
たりするのではないかという不安も含まれている。麻酔科医と病棟医およびメディカルス
タッフを含む医療従事者との信頼関係の確立が最も重要である。

2. 手術時間への不安

手術時間が長くかかることへの不安も，患者および患者の家族にとっては大きい。一般
に時間が短い手術よりも長い手術ほど危険が伴うものだと考えがちであり，実際に長時間
の手術のほうが身体的侵襲が大きいこともももちろんあるが，現在の安定した全身管理技術
のもとでは必ずしも手術時間と危険度は比例するものではない。全身麻酔の安全性を十分
に伝えるとともに，粗雑な手術手技で短時間に終わるよりも，少し時間がかかってもてい
ねいに時間をかけて確認作業を行いつつ進める手術のほうが，結果的には安全性が高いこ
とをよく理解してもらうことが重要である。

3. 手術中の偶発症の不安

様々な術前検査や手術機器の進歩により，術中に不測の**偶発症**が起きる確率は非常に小
さくなってきている。ただし手術的な負担がかかってはじめて顕在化する合併症もあり，
また偶発事故が起こる可能性も皆無ではない。これも医療者側との信頼関係が大切である。

起こること自体を 100％防げるわけではないが，万が一起こったときにも万全の態勢を準備しているということをよく説明することが重要であろう。

4. 術後の痛みへの不安

　手術を受けたことのない患者においては，手術後の痛みは大きな不安として存在する。また以前の手術で疼痛に苦しんだ患者ではなおさら大きな不安として立ちはだかる。現在の進歩した疼痛コントロールの状況をよく説明して不安を取り除くように努めなくてはならない。腹部手術であれば術後にも硬膜外麻酔を併用して十分にコントロールができることなどもよく説明し，積極的に鎮痛を図っていくことを十分に理解してもらい不安を取り除くようにする。

5. 術後の状態とその後の経過に関する不安

　手術後の経過は痛みや発熱など様々な変化を伴いながら快方に向かっていくことが多い。少しの変化で患者の不安は増大してしまう。食事はいつ始まるのか，いつ抜糸をするのか，退院の見込みはどうなのかなどについて，先がみえていれば不安感は軽減するものである。あらかじめ大まかな経過を説明しておくのはもちろんのことであるが，そこから少し逸脱する場合にはその理由も含めて，患者の不安に寄り添って随時説明を行っていく必要がある。

6. 創部など身体的イメージの変容に対する不安

　手術を受ければからだにメスを入れた傷あとを残すことは避けられない。特に露出している部位の傷は重要となる。露出していない腹部のような場所でも，女性であれば，水着や下着を着用した状態でどれくらい目立つものなのかは重要な問題となる。また人工肛門などが装着される場合には，それに伴う身体的なイメージの変容に十分に配慮し，それが一時的なものか永久的なものかにも気を配りつつ，患者の不安を取り除くようにする必要がある。

7. 術後の社会生活に対する不安

　退院については近年はかなり在院期間も短縮してきており，そのことをかえって不安に思う患者も多い。入院手術の目的について十分に理解してもらい，家族構成などにも配慮をしつつ，在宅で可能な状況であれば，入院を継続することによる日常生活動作（activities of daily living；ADL）の低下などデメリットがあることを十分に説明して，退院に関する不安を取り除くようにする。術後の食事をどのようにしたらよいか，いつ頃から社会復帰して仕事に戻れるようになるのかなど，今後の大まかな見込みについても理解してもらうことで，不安を軽減することができる。手術に伴う摂食障害，排尿障害や排便障害など機能的な変化に関しても，医師から術前に十分に説明するとともに，退院時には障害があって

第2編 外科編

1 手術療法の目的と意義

外科診断法

外科手術手技・処置の基本

麻酔の知識

手術室の管理

術前・術後管理と術後合併症の管理

外科的侵襲と生体の反応

炎症と外科的感染症

生体の損傷

救急医療とその実際

腫瘍の外科治療

臓器移植

も，経時的に改善していく見込みがあるのかどうかなどについて理解してもらうことで，不安を軽減できる。

　また悪性腫瘍であれば漠然とした再発への不安が相当に大きいものである。手術に過度の楽観的な期待をしているような場合には少し修正も必要となるが，患者は基本的には不安を抱えていることのほうが多い。まずは目前の手術を十分に納得して受けて，無事に乗り越えるという目標に向かってもらい，将来への漠然とした不安を軽減するようにする。いずれにしても患者の言うことを傾聴して，不安の原因となっている問題点を拾い上げ，時にはそれについて担当医師から説明してもらい，不安を軽減することに努めることが重要である。

III 近代手術療法の確立

　手術療法の歴史は古代にまでさかのぼる。古代における非常にゆっくりとした発展ののち，いくつかの革命的な変化がもたらされて現代の手術療法が確立された。具体的には現代の手術療法は，**解剖学の確立，麻酔の導入，消毒法の導入**の3本柱のもとに築かれたものである（図1-1）。これらは手術療法を理解し，説明する際の基本的な知識として非常に重要である。

1. 解剖学の確立

　臓器の配置や順序，またそれに複雑に関連する血管および神経などに関する知識を解剖学とよぶが，これは手術を行うにあたって外科医にとっては必須のものである。また心臓から血液が送り出され，からだを循環して再び心臓に戻ってくるという解剖学および生理

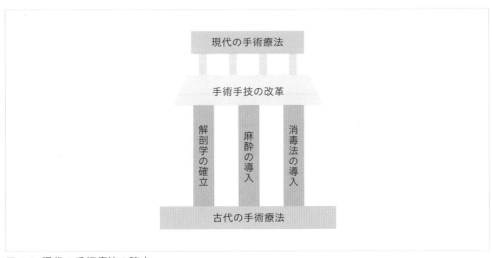

図1-1　現代の手術療法の確立

学の知識は今ではだれもが知っているが，16世紀中頃に至るまでは古代ローマのガレノスの間違った理論に基づいており，長い間修正されることがなかった。そして1543年にヴェサリウス（Vesalius, A.）が自ら行った多数の人体解剖に基づいて出版した『ファブリカ』（人体構造論）によって，初めて現代解剖学の礎が築かれたのである。その後1628年に，ハーヴェイ（Harvey, W.）によってはじめて血液が循環していることが明らかにされた。この**人体構造論**と**血液循環説**は，近代手術療法確立の大きな土台となる第一歩であった。

2. 麻酔の導入

　手術を受けるに際して術中および術後の痛みとそれに対する恐怖は極めて大きなものである。手術において直接的な鎮痛とともに鎮静をもたらす麻酔の果たす役割は極めて大きいが，この麻酔の本格的な導入は19世紀を待たなければならなかった。

　まずは吸入麻酔としての亜酸化窒素（笑気）を用いた麻酔が試みられたが，その後に1846年にモートン（Morton, WTG.）によって，硫酸エーテルを用いた全身麻酔下の手術が行われて，この無痛化手術がまたたく間に全世界に普及していった。それ以降は，静脈麻酔や麻酔機器などが次々に開発され，またそれに伴う麻酔中の全身管理の進歩と相まって，現在の安全な全身麻酔下手術の体制が確立し，安定した手術療法が実現できるようになった。

　なお日本では江戸時代，華岡青洲が1804（文化元）年に，通仙散（別名 麻沸散）という全身麻酔薬を開発して乳がん摘出術を成功させている。ただしこれは内服薬であり，奏効するまで数時間を要し調節が難しいことと，その処方も秘伝とされたために広まることはなかった。

3. 消毒法（剤）の導入

　手術創の感染に関して19世紀の中頃まではその原因はわかっていなかった。生物の自然発生を認める自然発生説を完全に否定したのは化学者のパスツール（Pasteur, L.）で，空気中の微生物の存在を初めて明らかにした。これを基にリスター（Lister, J.）は，石炭酸蒸気噴霧法による防腐手術を1867年に行った。これは滅菌法の確立に伴い無菌手術へと発展し，外科における一大革命を引き起こした。それに加えて，1828年にはフレミング（Fleming, A.）により抗生物質ペニシリンが発見され，その後の発展を経て精製され実用化されることで，手術後の感染症のコントロールがさらに格段の改善をみることとなった。

＊

　このようにして現在行われている外科手術は，前述のような解剖学の確立，麻酔の導入，および消毒法の導入の3本柱の上に成り立ったものである。その後は"近代外科学の祖"といわれるパレ（Paré, A.）をはじめとした多くの外科医のたゆみない努力によって手術療法の技術の革新が行われたことにより，現代の高度な医療が実現されたのである。

　手術療法の目的と本質はいつの時代においても変わらないものである。その一方で医療

技術は確実に進歩し，日々変化している。医療者として手術療法に関する幅広い知識をもつと同時に，手術を実際に受ける患者の立場に立って接していくことが求められていることをしっかりと心にとどめておく必要がある。

第2編

外科編

1 手術療法の目的と意義

外科診断法

外科手術手技・処置の基本

麻酔の知識

手術室の管理

術前・術後管理と術後合併症の管理

外科的侵襲と生体の反応

炎症と外科的感染症

生体の損傷

救急医療とその実際

腫瘍の外科治療

臓器移植

第 **2** 章

外科診断法

I 診断の進め方

▶ **外科における診断**　外科領域での診断は，手術という治療が前提となる点が，内科診断法と大きく異なる。外科領域においても診断を進める際の基本は内科領域と同様に**病歴聴取**と**身体所見**であるが，特に外科領域では，「緊急手術が必要か否か」をまず判定することが求められる。手術の緊急度は疾患によって異なる。上腸間膜動脈血栓症や絞扼性腸閉塞など虚血性の救急疾患は可能な限り早期に手術を実施することが求められ，下部消化管穿孔（せんこう）症例がそれに次ぐ。上部消化管穿孔，急性虫垂炎，急性胆嚢炎（たんのうえん）などの急性炎症性疾患はある程度の待機が可能であるが，状況は様々であるので，個々の症例で緊急性を判断することが重要である。

▶ **待機的でよいと判断された場合**　治療対象になる疾患が待機的でよいと判断された場合は，診断のための検査を計画し，病変の精査だけでなく，手術を安全に行うために患者の全身状態，併存疾患の評価を行う。がんなどの悪性疾患の治療に際しては，術前に組織を採取して病理検査を行うことが望ましい。

II 問診

まず**問診**を行うことは診断の手順として基本である。問診は**主訴，現病歴，既往歴，家族歴**の聴取に加えて，**生活歴，服薬歴**の聴取が外科手術を実施する際には重要になる（表2-1）。たとえば，術前の2〜4週間の禁煙が，術後肺炎などの術後合併症を減少させることが知られており，喫煙例に対しては術前の呼吸リハビリ，呼吸練習を行うことが推奨される。

服薬歴の聴取では，抗凝固薬の服薬の有無について確認し，周術期に休薬が必要な薬剤，点滴投与などほかの投与方法に変更すべき薬剤，ほかの薬剤の使用を考慮する薬剤についての情報を聴取する。

表2-1　外科疾患の診断に必要な問診項目

主訴	受診するきっかけ
現病歴	主訴になる項目が生じてから，受診するまでの詳細
既往歴	治療対象になる疾患に関連のある項目に加えて，手術を実施するにあたり問題になる併存症
家族歴	がんの家族歴
生活歴	飲酒歴，喫煙歴，アレルギー歴
服薬歴	※本文参照

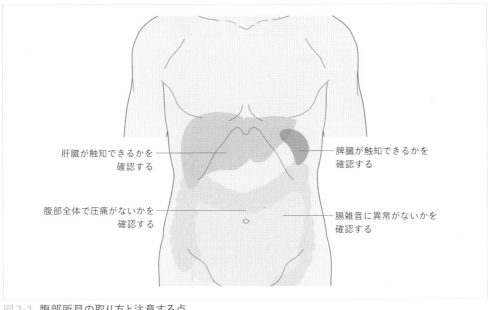

肝臓が触知できるかを
確認する

脾臓が触知できるかを
確認する

腹部全体で圧痛がないかを
確認する

腸雑音に異常がないかを
確認する

図2-1 腹部所見の取り方と注意する点

外科編

第2編

手術療法の
目的と意義

2 外科診断法

外科手術手技・
処置の基本

麻酔の知識

手術室の管理

術前・術後管理と
術後合併症の管理

外科的侵襲と
生体の反応

炎症と外科
的感染症

生体の損傷

救急医療と
その実際

腫瘍の外科
治療

臓器移植

Ⅲ 身体所見

身体所見を取る際は，対象となる疾患について調べるだけでなく，併存する異常がない
かどうかを確認することが重要である。

▶ 全身の所見　身長・体重の測定を行い，**肥満指数**（body mass index：**BMI**）を計算する。
次に全身の観察を行い，体格，顔貌，皮膚所見，粘膜所見などを確認し，貧血・黄疸の
有無，栄養状態を評価する。全身の触診では，浮腫や表在リンパ節腫脹の有無，腫瘍・
腫瘤の有無を調べる。

▶ 胸部と腹部の所見　胸部では，心肺境界，呼吸音，心音などの打診，聴診を行う。腹部
では，打診により腹水の有無を，聴診により腸雑音の性状を調べる。触診で肝・脾の腫
大，腹腔内腫瘤が診断されることがある（図2-1）。

Ⅳ 検体検査

患者から血液，尿，便などの検体を採取して行う検査である。

1. 血液検査（表2-2）

血液型の検査は，通常 ABO 式と Rh(D) 式血液型を調べる。輸血が必要な際は，血液型
検査に加えて不規則抗体検査を行い，輸血する血液製剤とのクロスマッチ検査（交差適合

表2-2 血液検査で調べる項目

血球計算（血算）／凝固・線溶系検査	白血球数，赤血球数，血小板数，ヘモグロビン値，ヘマトクリット値／プロトロンビン時間，活性化部分トロンボプラスチン時間，血漿フィブリノゲン，血清 FDP
生化学検査	空腹時血糖値，HbA1c，たんぱく量，アルブミン値，尿素窒素，クレアチニン，尿酸，総コレステロール，トリグリセライド，ビリルビン値，直接ビリルビン値，AST，ALT，LDH，ALP，γ-GTP，コリンエステラーゼ，血清アミラーゼ，CPK，Na^+，K^+，Cl^-，Ca^{2+}，P
特殊な検査	ホルモン検査（TSH，FT_3，FT_4 など），腫瘍マーカー（AFP，CEA，CA19-9 など），感染症検査，CRP，自己抗体（抗核抗体など）
血液ガス分析検査	pH，PaO_2，$PaCO_2$，HCO_3^-，BE
そのほかの血液検査	ICG 検査，クレアチニンクリアランス検査

試験）を行う。

　静脈採血により検体を採取し，白血球数，赤血球数，血小板数，ヘモグロビン値，ヘマトクリット値などの**血球計算**（血算），プロトロンビン時間（prothrombin time：PT），活性化部分トロンボプラスチン時間（activated partial thromboplastin time：APTT）などを調べる**凝固・線溶系検査**，電解質，肝胆道系酵素値，膵酵素値，たんぱく量，アルブミン値，ビリルビン値などを調べる**生化学検査**がある。特殊な検査として，ホルモン検査，腫瘍マーカー検査，感染症検査などがある。動脈採血により検体を採取して，血液の pH（水素イオン指数），PaO_2（動脈血酸素分圧），$PaCO_2$（動脈血二酸化炭素分圧）などを測定する**血液ガス分析検査**が行われる。そのほかの検査として，薬剤を投与して行う**インドシアニングリーン**（indocyanine green：**ICG**）**検査**，尿検査と組み合わせて行うクレアチニンクリアランス（creatinine clearance：Ccr）検査などがある。

2. 尿検査・便検査

　尿検査は，色調，pH，たんぱく，糖，ビリルビン，ケトン体，潜血などを調べ，必要な際は沈渣を調べる。尿中の電解質，膵酵素値などを測定することもある。**便検査**は，潜血，寄生虫検査などを行う。

V　放射線検査

　胸部単純X線写真は，胸部疾患以外でもすべての外科手術を行う症例で必須である。通常のスクリーニングだけでなく，診断されていない結核などによる院内感染を予防するための評価も必要である。腹部外科では，**腹部単純X線写真**（図2-2）が撮影される。そのほか，疾患に応じて**コンピューター断層撮影法**（computed tomography：**CT**）**検査**，磁気共鳴画像（magnetic resonance imaging：**MRI**）**検査**，**造影検査**などが行われる。

外科編

第2編

2

手術療法の目的と意義

外科診断法

外科手術手技・処置の基本

麻酔の知識

手術室の管理

術前・術後管理と術後合併症の管理

生体の反応 外科的侵襲と

炎症と外科的感染症

生体の損傷

救急医療とその実際

腫瘍の外科治療

臓器移植

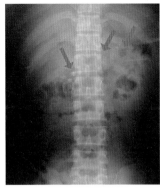

膵臓の石灰化（矢印）がみられる

図2-2 慢性膵炎症例の腹部単純X線写真

1. CT検査

CT検査はX線を用いた断層撮影で，頭部から四肢まで，様々な疾患の精査のために実施され，疾患の精査の第一選択として用いられることが多い（図2-3）。最近は，短時間で解像度の高いデータが得られるマルチスライスCT（multi-detector-CT：MD-CT）を用いて撮影が行われ，通常の軸状断だけでなく，様々な断面での評価が可能で，いろいろな種類の再構築画像が診断に用いられている。

▶ 撮影法　撮影法には**単純撮影**と**造影撮影**がある。単純撮影は，空間解像度は高いが，組織解像度（病変と正常部の見え方の差）が低いため，得られる情報は限定的である。造影撮影はヨード造影剤が使用され，造影と撮影のタイミングによって，動脈相，静脈相（門脈相），実質相での評価が可能である。それぞれの疾患で診断に有用なタイミングがある。最新の機器では，最小解像度が0.5mm程度といわれており，極めて短時間の撮影が可能なため，拍動がある心臓の評価や連続データとして血流の評価も行える。

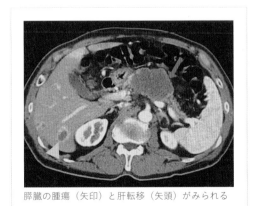

膵臓の腫瘍（矢印）と肝転移（矢頭）がみられる

図2-3 膵臓がんの造影CT検査

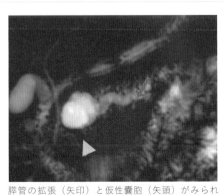

膵管の拡張（矢印）と仮性嚢胞（矢頭）がみられる

図2-4 慢性膵炎症例のMRCP検査

▶ 造影剤のアレルギー反応　ヨード造影剤のアレルギー反応（アナフィラキシー）に注意が必要である。また，単純X線撮影と比較して10〜50倍程度の放射線被曝量があり，検査により得られる情報・利益と被曝による不利益を評価して実施することが推奨される。

2. MRI 検査

　CT検査がX線を用いる断層撮影であるのに対して，MRI検査は磁場を利用した断層撮影を行う検査である。被曝による不利益はないが，ガドリニウム造影剤などの造影剤を用いることがあり，ヨード造影剤に比してアナフィラキシーなどの重篤な合併症の発生頻度は低いとされるが，アレルギーに対する配慮は必要である。

　単純撮影ではT1強調，T2強調，拡散強調などの撮影法がある。造影撮影はT1強調でダイナミック撮影などが行われる。T2強調で撮影する**磁気共鳴胆道膵管造影**（magnetic resonance cholangiopancreatography：**MRCP**）は，胆道，膵臓疾患では，侵襲の少ない精査ができる検査として頻用されている（図2-4）。CT検査と比較して，撮影時間が長く，閉所恐怖症に対する配慮が必要である。

3. 造影検査

　放射線を用いた造影検査には，バリウムもしくは水溶性造影剤（ガストログラフイン®など）を用いた**消化管造影検査**（上部，下部），内視鏡と水溶性造影剤を用いた**胆道造影検査，内視鏡的逆行性胆管膵管造影**（endoscopic retrograde cholangiopancreatography：**ERCP**）**検査**，経静脈的に造影剤を投与して行う，**排泄性腎盂造影**（intravenous pyelogram：**IP**）**検査，点滴静注胆嚢胆管造影**（drip infusion cholecystocholangiography：**DIC**）**検査**，動脈内にカテーテルを挿入して行う**血管造影検査**などがある。

▶ 造影検査の適応と目的の変化　バリウムを用いた消化管造影検査は，以前は頻繁に行われたが，最近，上部消化管造影検査は上部消化管内視鏡検査で代用されることが多く，下部消化管内視鏡検査（注腸造影検査）は大腸内に炭酸ガスを注入してCTを撮影するCT colonography検査で代用されることが多くなった。血管造影検査も，造影CT検査の動脈相，静脈相から血管を再構築するCT angiography検査で代用されることが多くなった。血管造影検査は，診断目的に行われることは少なくなり，塞栓術などの治療目的に実施される場合に限定されつつある。

4. その他の放射線検査

　放射性同位元素を投与し目標部位を撮影する**核医学検査**（シンチグラム検査，**FDG-PET**（fluorodeoxyglucose-positron emission tomography）**検査など**）が，がん・腫瘍の主病巣・転移巣の局在診断，質的診断を目的に行われる。

VI 内視鏡検査

内視鏡検査とは，経口的，経肛門的もしくはその他の方法で内視鏡を挿入して行う検査である。

1. 上部消化管内視鏡検査

経口的に内視鏡を挿入し，食道・胃・十二指腸を観察する検査である。最近は胃がん検診のスクリーニングとして推奨されている。また，通常の観察だけでなく，拡大視，特殊光観察〔**狭帯域光観察**（narrow band imaging：**NBI**），**白色光の反射光のうちで任意の波長を強調・処理する画像処理技術**（flexible spectral imaging color enhancement：**FICE**）〕などが行われる。病変を直接観察できるので，組織を採取して，組織診を行える。観察だけではなく，早期がん病変に対する切除〔**内視鏡的粘膜切除術**（endoscopic mucosal resection：**EMR**），**内視鏡的粘膜下層剥離術**（endoscopic submucosal dissection：**ESD**）〕，出血に対する止血術などの治療が行われることがある。

2. 下部消化管内視鏡検査

経肛門的に直腸から盲腸まで観察する検査である。上部消化管検査同様，内視鏡的治療も行われる。

3. 気管支鏡検査

経口的に声門を越えて気管支に内視鏡を挿入する検査である。主気管支に近い部分に存在する肺がんの診断などに用いられる。直接観察できない病変に対しては，経気管支肺生検（transbronchial lung biopsy：**TBLB**）が行われる。

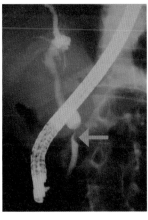

胆管の狭窄（矢印）がみられる

図2-5 胆管がん症例のERCP検査

4. その他の内視鏡検査

肝胆膵疾患を対象に ERCP 検査（図2-5）が行われる。ERCP は内視鏡を経口的に十二指腸まで挿入し、十二指腸乳頭部を観察し、胆管・膵管にカテーテルを挿入して造影する検査である。胆管結石に対しては、乳頭切開、乳頭拡張を併施して、採石や砕石が行われる。膵管内、胆管内に細い超音波プローブを挿入して管腔内超音波検査（intraductal ultrasonography：IDUS）が行われることがある。

胆道鏡は経口内視鏡の鉗子口から細いファイバースコープを挿入して行う場合と、経皮的胆道ドレナージルートから経皮経肝的に行う場合がある。経皮経肝的に行う際にも、同時に治療として採石や砕石を行うことがある。

VII 超音波検査

検査を体表から行う場合（**体表超音波検査**）と、内視鏡的に行う場合（**内視鏡超音波検査、経食道心エコー検査**）がある。体表超音波検査は侵襲なく簡便に行える検査で、スクリーニングとしても行われる。

1. 体表超音波検査

甲状腺、乳腺など、体表に近いところを検査する場合は体表用のプローブを用いて検査する。腹部は、10〜15cm 程度の深さに焦点が合うようなプローブを用いて検査する。超音波検査は、組織解像度（病変と正常部の見え方の差）が高く、簡便であるため疾患の精査だけではなく、スクリーニングとしても実施される。甲状腺、乳腺では、最も診断能力の高い検査として、超音波ガイド下細胞診も行われる。

腹部超音波検査は、肝臓、胆囊、膵臓、脾臓、腎臓などの実質臓器のスクリーニング、診断に用いられる。超音波検査の特性として、気体が存在するとその先は情報を得られないので、消化管（食道、胃、十二指腸、小腸、大腸）に対する診断能は限定的であるが、イレウスや急性虫垂炎などでは重要な情報を得られることがある。胃や大腸内のガスのために、対象臓器が描出されず、診断が十分にできない場合には、体位の変換や脱気水の経口投与などの検査時の工夫で描出が可能になることがある。また、内臓脂肪の多い肥満例では、観察が困難なことが多い。

2. 内視鏡超音波検査

超音波プローブが付いている内視鏡を用いて行う検査である（図2-6）。胃・大腸の早期がんに対して深達度診断のために行われる場合と、胆道・膵臓疾患に対して体表より近い胃・十二指腸内腔からの精査のために行う場合がある。

外科編 第2編

手術療法の目的と意義

2 外科診断法

外科手術手技・処置の基本

麻酔の知識

手術室の管理

術前・術後管理と術後併発症の管理

外科的侵襲と生体の反応

炎症と外科的感染症

生体の損傷

救急医療とその実際

腫瘍の外科治療

臓器移植

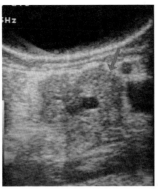

膵臓の腫瘍（矢印）がみられる

図2-6 膵臓がんの内視鏡超音波検査

3. 心エコー検査

心筋の収縮力，心駆出量などを評価する検査である。体表から行う場合と，経食道的に行う場合があり，後者のほうが侵襲はあるが情報量が多い。

VIII 生理機能検査

外科手術を実施するにあたり，**呼吸機能検査**，**心電図検査**などが行われる。

1. 呼吸機能検査（スパイロメトリー）

呼吸のときの呼気量と吸気量を測定し，換気の機能を調べる検査であり，肺活量（vital capacity：VC），1秒率*（forced expiratory volume 1.0sec％：FEV1.0％）などを測定する。肺活量が少ない拘束性障害，1秒率が低下している閉塞性障害などを診断する。最近では閉塞性障害として，喫煙例などでみられる慢性閉塞性肺疾患（chronic obstructive pulmonary disease：COPD）が増加しており，周術期の呼吸管理が術後肺炎の予防のために重要である。

2. 心電図検査

通常，術前検査として12誘導心電図が行われる。頻脈・徐脈，不整脈，刺激伝達障害，心筋虚血，心肥大などの診断に用いられる。異常があるときは心エコー検査を行う。心筋虚血が疑われる場合には負荷心電図検査，心筋シンチグラム検査を行う。不整脈が疑われる場合にはホルター心電図検査などを追加する。

＊ **1秒率**：最初の1秒間にはき出す呼気量と肺活量の比率。

IX 病理検査

術前に行われる病理検査には，**細胞診**と**組織診**がある。食道・胃疾患，大腸疾患，肺・気管支疾患では，内視鏡検査で直接病変を確認できる場合，生検により組織診を行うことが可能である。また，乳腺疾患，甲状腺疾患など体表近くに病変が存在する場合は，経皮的針生検により組織診を行うことがある。

1. 細胞診

細胞診は，腹水，胸水，喀痰などの体液，検体を採取して行う場合と，体表からの穿刺や内視鏡的処置により標本を採取して行う場合がある。悪性度の評価ではⅠ～Ⅴの5段階の Class 分類が行われ，Class Ⅳ, Class Ⅴ と評価された場合は，強く悪性を疑う。ただし，確定診断は組織診で行われるため，細胞診の結果がまれに組織診と異なることがある。

2. 組織診

手術中に組織を採取して術中迅速病理診断を行うことがあり，その結果で手術方針を決定する場合がある。また，がんなどの悪性疾患では，切除断端について同様に術中迅速病理診断を行い，十分に切除されているかどうかを確認することがある。手術により得られた手術検体の病理検査で最終の診断が確定する。

第3章

外科手術手技・処置の基本

I 術前の手技・処置

A 術前処置

　下部消化管手術を除く消化器外科手術では通常，当日朝の絶飲食とグリセリン浣腸のみの術前処置とする。一方，下部消化管手術の場合には，手術前日に腸管洗浄用の下剤（マグコロール®など）を投与して腸管内容の排泄を促進することが多い。しかし，狭窄を伴う病巣がある場合には下剤により腸閉塞が惹起され，腸管が拡張して手術が困難となる場合があるので，腸管洗浄を実施するか否かは担当医に確認する必要がある。また，狭窄を伴わない場合でも，内視鏡検査用の腸管洗浄液は，十分排泄されていないと手術が困難になるので通常は使用しない。

　結腸がんの手術では，縫合不全などの手術部位感染症の発生率には，術前の機械的腸管洗浄の有無による差がないとする報告が多い。しかし，直腸切除術や左側結腸がんに対しては，術前の機械的洗浄が有効であるとする報告もある。また，腸管非吸収性で嫌気性菌が感受性を示す抗菌薬（カナマイシン硫酸塩やメトロニダゾールなど）の手術前日投与はクロストリジウム・ディフィシルを起因菌とする偽膜性大腸炎の誘因になると考えられていたが，抗菌薬の術前投与が術後感染予防に有益であるとする最近の論文があり，今後は再び議論されると思われる。

B 除毛（剃毛）

　皮膚切開を行う部位の体毛は手術操作の妨げになり，創部感染の原因にもなるので，必要最小限の範囲で**除毛**を行う（図3-1）。除毛の方法には，①剃毛，②電気バリカン，③除

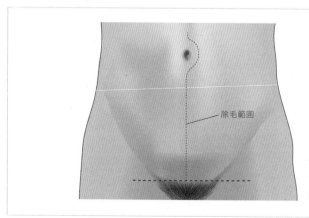

除毛範囲

開腹直腸切除では，さらに
下方1～2cm恥骨側まで
除毛を行っておく。

図3-1 通常の開腹結腸切除術の場合の除毛範囲

第2編 外科編

手術療法の目的と意義

外科診断法

3 外科手術手技・処置の基本

麻酔の知識

手術室の管理

術前・術後管理と術後合併症の管理

外科的侵襲と生体の反応

炎症と外科的感染症

生体の損傷

救急医療とその実際

腫瘍の外科治療

臓器移植

毛クリームの3つがあるが，剃毛は微細な皮膚損傷を起こしやすく創部感染を誘発するとされ，近年では実施されなくなった。除毛クリームは高価であるため，通常は電気バリカンによる除毛が行われる。また，除毛は手術直前に施行したほうがよいとされている。

腹部手術，特に臍部を含む正中切開を行う場合には，臍の垢（いわゆる「臍ゴマ」）の除去は重要で，オリーブ油を染みこませた綿棒で除去しておく。執刀直前に術者による除去を要する場合もある。

C 体位固定

麻酔がかかった状態で手術体位を固定する。仰臥位以外の場合には，体重がかかる部位が固定器具などで圧迫されないようにスポンジやタオルなどを用いる。砕石位の場合には膝関節背面の過度の圧迫による腓骨神経麻痺を予防することが重要で，**レビテーター**（膝関節を浮かせた状態で下肢を支持固定する器具）が使用される。しかし，レビテーターを用いても腓骨神経麻痺が生じることがあるので，下腿背面の圧迫がないように十分注意する。

また，鏡視下手術の症例では術中に頭低位で長時間保持されるため，両肩を固定する器具や**マジックベッド**の使用が推奨される（図3-2）。まれに橈骨神経麻痺をきたすので，肩関節から上腕部についても除圧に注意する。

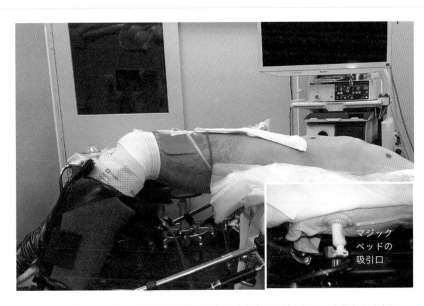

マジックベッドの吸引口に，吸引嘴管（しかん）を十分奥まで差し込んで吸引をかけると，マジックベッドが硬くなる。下肢はレビテーターで固定し，術中操作の妨げにならないように大腿と体幹が水平になる程度まで下げておく。術中は頭低位での手術操作が相当長時間に及ぶので，頭低位にした場合にも圧迫が起きない安定した体位を保てることを消毒前に確認する。

図3-2 腹腔鏡下大腸切除術における体位

D 消毒

手術直前の皮膚消毒は皮膚切開を行う部位を含めて広範囲に行う。ポビドンヨード液またはクロルヘキシジン含有消毒用エタノールが通常使用される。消毒液は十分量を用い，付着した消毒液は拭き取らず乾燥を待つほうが良い。

Ⅱ 術中の手技・処置

この節では主に下部消化管の手術を例に，具体的な術中の手技・処置について説明する。

A 皮膚切開から開腹操作

麻酔導入完了後には予防的な抗菌薬投与を点滴で行う。また執刀直前に，手術に参加する外科医・麻酔科医・看護師全員で患者名，予定術式，皮膚切開の位置，予定手術時間と予想術中出血量，通常と異なる事柄（手術手順や手術リスクなど）を確認する「**タイムアウト**」を行う。

腹壁の皮膚切開は過去には，筋膜に達するまで深く一気に切開する手技を好む術者がいた。皮膚近傍での電気メス使用による皮膚の熱損傷を回避できる利点があったが，出血が多くなりやすく，出血部位を鉗子類でつまんでの電気凝固や，細い結紮糸での結紮操作が必要であった。しかし今日では，電気メスの進歩により，周囲組織への熱損傷は最小限で良好な止血を得ることができるようになった。したがって腹壁の皮膚切開では，皮膚と真皮浅層までのみ通常のメスで切開し，その後は電気メスで深部の切開を進めていく方法が主流となった（図3-3）。皮膚切開そのものを電気メスの切開モードで行う術者もいる。

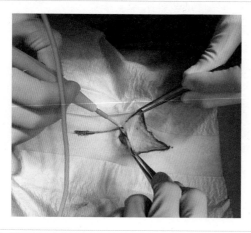

皮膚と真皮のみを通常のメスで切開し，それより深くは電気メスの凝固モードで切開していく方法がしばしば用いられる。

図3-3 皮膚切開の実際

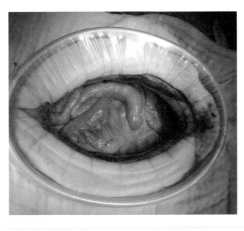

通常の開腹手術では大きなウーンドリトラクターを使用する。金属製の開創器を用いる場合もある。オクトパスリトラクターホルダーやオムニトラクト開創器を用いて腹壁の一部を牽引したり，操作部位以外の腸管を術野から排除することもある。

図3-4 開腹創にウーンドリトラクターを装着した状態

電気メスを用いる腹壁切開は腹膜直前で終了し，腹膜を確認できたら，有鉤鑷子（ゆうこうせっし）などで腹膜の2か所を挙上して，その間の腹膜を通常のメスで切開して開腹する。いったん開腹した後は，腹壁切開部位に腸管などが癒着していないことを確認しながら，電気メスで開腹創を拡大していく。開腹手術の既往がある場合や腸管穿孔（せんこう）やイレウスを伴う場合には，開腹の最初の切開を電気メスで行うと，臓器損傷や，腹腔内や腸管内に貯留した可燃性ガスへの引火など重篤な副損傷のリスクがある。予定範囲の開腹が行われたら，ウーンドリトラクター*や金属製の開創器を装着して開腹創を広げる（図3-4）。さらに，オクトパスリトラクターホルダーやオムニトラクト開創器，ケント牽引（けんいん）開創器などの牽引開創器を用いて，開腹創の一部を牽引したり，手術部位以外の腸管や内臓脂肪を術野外に圧排したりすることもある。

　鏡視下手術の場合には，初めに腹壁に小孔（しょうこう）を開けスコープ用のポートを留置してからスコープを挿入し，気腹下に腹腔内を観察してから，操作用のポートを挿入する。開腹操作はおおむね臓器を摘出する前の手術の後半となり，開腹創の大きさも5cm程度と小さい。

B 剥離操作

　剥離（はくり）操作は，隣接するがもともとは別の組織であったものが癒合（ゆごう）した層で行うことが原

---

* **ウーンドリトラクター〔Alexis®（アレクシス）〕の使用法**：①青色のインナーリングを腹腔内に挿入し，②白色のアウターリングを引き上げ，③必要な創部展開が得られるまで，ビニールのウーンドシースをアウターリングに巻き込む。

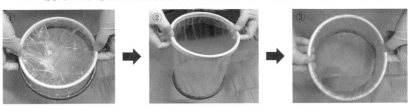

則なので，適切な層で剝離操作が進むと出血は少ない。しかし，腸間膜内や後腹膜などの脂肪組織の中で，もともと1つの組織であった部位を分離する剝離操作を要する場面もある。

1. 鉗子類やはさみ類を用いる方法

ペアン鉗子やケリー鉗子を用いて隣接する組織の間を広げる操作が**鈍的剝離**，クーパー剪刀やメイヨー剪刀で隣接組織の間の線維組織を切開して分離する場合を**鋭的剝離**という。切開用の剪刀の先端は鈍的剝離が可能になっているものが多い。剝離操作中に血管に遭遇した場合，結紮や電気メスを用いた凝固などで止血する。

2. 電気メスを用いる方法

電気メスの先端を用いて層を剝離する方法で，切開モードではなく凝固モードを使用すると，剝離面に現れる細い線維組織や血管はそのまま止血される。しかし，電気メスの先端は他の剝離器具よりも通常は鋭利であること，剝離面を電気凝固する際に両側の組織に熱損傷が及ぶこと，電気メスで止血できる血管の太さには限界があることに注意する。

3. 超音波凝固切開装置などを用いる方法

ハーモニックスカルペルやソノサージシザース，サンダービートなどの超音波凝固切開装置や，LigaSure™（リガシュア）やENSEAL®（エンシール）などのベッセルシーリングシステムの先端部分を用いて剝離を進めることもある。剝離操作中に血管が見えたら，装置の先端ではさんで凝固止血する。径5～7mm程度の血管であれば凝固できるとされている。

C 血管処理

1. 集束結紮を用いる方法

大網など小血管が多数存在する部位を切離していく場合，電気メスなどで血管に遭遇するたびに凝固止血する手技も行われるが，血管そのものは確認しないで，比較的大きな範囲を一括して結紮し（**集束結紮**），結紮部位の間を切離していく手技が時に用いられる。良性疾患に対して手術時間を短縮したい場合に使用される手技である。

2. 血管を露出して切離する方法

悪性疾患に対する手術では，血管の中枢側の分岐部で切離する操作が多い。血管の走行を確認し，分岐部位を確認して，血管だけを結紮またはクリップして切離する手技が用いられる（図3-5）。血管の両側を結紮して間を切離する手技がオーソドックスであるが（図

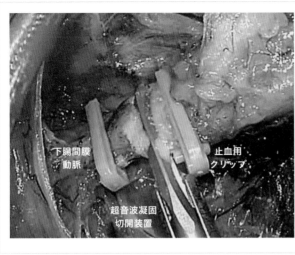

下腸間膜動脈を露出して，中枢側と末梢側にクリップをかけ，その間を超音波凝固切開装置で切離する。

図3-5 腹腔鏡下Ｓ状結腸切除術におけるクリップを用いての血管切離

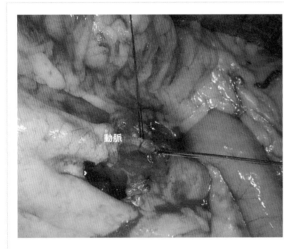

切離したい部位の血管を露出して中枢側と末梢側を結紮し，その間を剪刀で切離する。

図3-6 開腹手術におけるオーソドックスな血管切離

3-6)，開腹手術では，血管の両側または片側を鉗子でつまんでおいて，先に切離してから結紮する手技も状況に応じて用いられる。太い動脈を切離するときには，中枢側は2回結紮する**二重結紮**が時に行われる。

3. 血管を縫合する方法

太い血管では，結紮糸が万一脱落すると大出血を生じ，術中・術後の死に至る可能性のある合併症となる。したがって，血管の断端に結紮糸を刺通して脱落を予防したうえで結紮を行う手技が時に用いられる。また，太い静脈では単に結紮すると周囲の組織を巻き込んで血流低下を生じたり，結紮の間を切離する操作が困難になったりする場合があり，血管の断端を血管縫合糸で縫合する場合もある。

操作中に偶発的に太い血管壁を損傷した場合にも，縫合による止血が必要になることがある。このような場面では大出血を生じていることが多く，血管の走行が十分に確認できていない場合には，縫合（ほうごう）操作により損傷範囲がさらに拡大されることや，重要な血管の閉塞や狭窄（きょうさく）を生じることがあり，手術室全体の緊張感が高まっていることもまれではない。

Ⓓ 腸間膜の切離

腸間膜の脂肪組織には腸管を栄養する血管や腸管に分布する自律神経が存在する。神経や細い血管は電気メスによる凝固止血や，超音波凝固切開装置やベッセルシーリングシステムでの凝固を行いながら切離を進める（図3-7）。ある程度太い血管に遭遇したら結紮切離（鏡視下手術ではクリップ切離）が必要になる。

Ⓔ 腸管内洗浄

悪性腫瘍（しゅよう）の切除手術では，操作中に腫瘍細胞が腸管内腔に剥離脱落することがある。この状態で後述する縫合器や吻合（ふんごう）器を使用して再建を行うと，腸管内のがん細胞が縫合器や吻合器の針とともに腸管壁に打ち込まれて局所再発の原因になることがある。直腸がんや直腸に近いS状結腸の進行がんの切除手術では，肛門側の腸管切離を行える状態になったところで，切離予定部位の口側に腸鉗子をかけて，肛門から0.5〜2Lの生理食塩液を注入して，直腸内に脱落した腫瘍細胞を洗い出す操作を行ってから縫合器を用いて腸管を縫合切離するのが原則となっている（図3-8）。

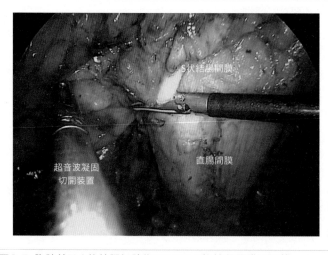

切離したい部位の腸間膜を超音波凝固切開装置を用いて凝固切離しているところ。腸間膜内の血管も同時に凝固止血される。

図3-7 腹腔鏡下S状結腸切除術におけるS状結腸間膜の切離

第2編 外科編

手術療法の目的と意義

外科診断法

3 外科手術手技・処置の基本

麻酔の知識

手術室の管理

術前・術後管理と術後合併症の管理

外科的侵襲と生体の反応

炎症と外科的感染症

生体の損傷

救急医療とその実際

腫瘍の外科治療

臓器移植

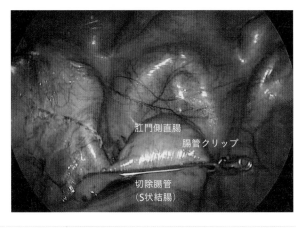

肛門側直腸

腸管クリップ

切除腸管
（S状結腸）

腸管切離予定部位の口側に腸管クリップをかけたうえで，肛門から生理食塩液を注入して直腸洗浄を行い，術中操作中に直腸内に脱落した腫瘍細胞を洗い出す。

図3-8 腹腔鏡下S状結腸切除術における腸管内洗浄

Ｆ 腸管切離・切除

　腸管の多くの部位では，辺縁動静脈とよばれる血管が腸管に平行して走行し，辺縁動静脈から腸管壁に向かって直動静脈とよばれる血管が分布している。腸管切離の操作では，通常は切離予定部位で辺縁動静脈を結紮切離して，近傍の直動静脈を腸管の近くで結紮切離して腸管壁を露出し，切離予定部位の口側と肛門側に鉗子をかけて2本の鉗子の間を切離する。開放された腸管内腔の腸管内容物は綿球などで拭き取り，術野の汚染を防ぐ。自動縫合器を使用して口側と肛門側を縫合閉鎖したうえで切離する手技もしばしば用いられる（図3-9）。

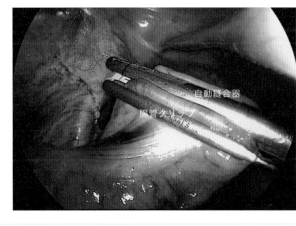

自動縫合器

腸管クリップ

腸管洗浄を目的に装着した腸管クリップの肛門側を自動縫合器で縫合切離する。

図3-9 腹腔鏡下S状結腸切除術における腸管切離

G 腸管吻合（図3-10）

1. 手縫い吻合

▶ 通常部位の手縫い吻合　2か所の腸管を細い糸で縫合してつなぎ合わせる。アルベルト-レンベルト縫合，層々縫合，ギャンビー縫合などの方法があり，糸の結び方の違いでは結節縫合と連続縫合とがある。手縫い吻合では 3-0 または 4-0 の吸収糸を使用する場合が多い。

▶ 経肛門的手縫い吻合　肛門に非常に近い部位で直腸を切離し，口側の腸管を肛門まで引き下ろして吻合を行う場合には，肛門から手縫いで吻合操作を行うことがある（図 3-11）。

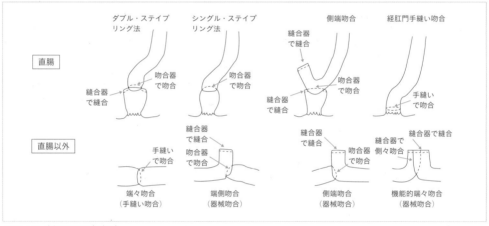

図3-10　種々の再建方法

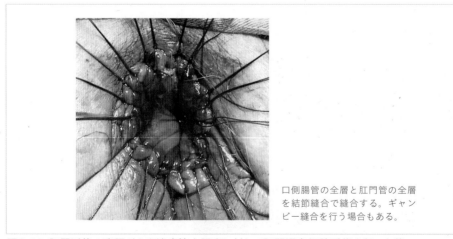

口側腸管の全層と肛門管の全層を結節縫合で縫合する。ギャンビー縫合を行う場合もある。

図3-11　肛門近傍の直腸がんや潰瘍性大腸炎に対して肛門温存切除手術を行った後の経肛門的手縫い吻合

2. 器械吻合

1 ダブル・ステイプリング法（図3-12）

　吻合予定部位の腸管の一方を縫合器で縫合閉鎖する。他方は巾着縫合またはかがり縫合を行い，吻合器のアンビルを装着する。縫合器による縫合線を含むように吻合器本体のセンター・ロッド（吻合器本体から突出してくる芯棒の部分）を貫通させアンビル（吻合器の着脱可能な先端部分）を接合する。吻合器を操作して2つの腸管を接合させ「ファイヤリング」とよばれる操作を行うと，2つの腸管は環状に縫合され，同時に接合した組織の中央部が切り取られ吻合が完成する。接合を少し緩めて吻合器を引き抜く。アンビルと本体を分離し，吻合した腸管の両側から腸管全層がドーナツ状に切り抜かれていることを確認する（図3-13）。ドーナツが不完全であったり，菲薄な場所があったりする場合には縫合不全のリスクが高くなる。

2 シングル・ステイプリング法

　直腸切除を行った後の再建方法の一つで，開腹手術の場合に行うことがある。口側の腸管には巾着縫合またはかがり縫合を行っておく。直腸を摘出した後，肛門側の内腔を開放して付着する残便などを拭き取り，肛門側断端にも巾着縫合またはかがり縫合を行ってお

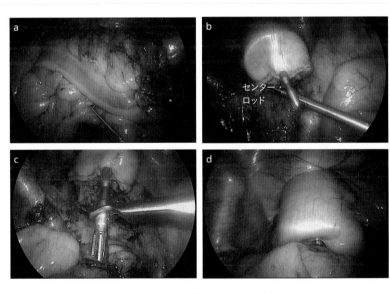

a：小開腹で切除腸管を摘出した後，口側腸管にアンビルを装着する。
b：肛門側の切離線近くに自動吻合器のセンター・ロッドを貫通させる。
c：アンビルとセンター・ロッドを結合する。
d：吻合器本体とアンビルをしっかり接合させて「ファイヤー」すると吻合が完成する。

図3-12　腹腔鏡下S状結腸切除術におけるダブル・ステイプリング法での再建

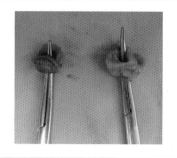

口側（右）と肛門側（左）の両方で，腸管全層がドーナツ状に切除されていることを確認する。肛門側では，腸管切除の際に使用した自動縫合器の縫合線の一部が切除組織に含まれていることが合併症（縫合不全）の予防のために重要である。

図3-13 ダブル・ステイプリング法での吻合における吻合部ドーナツの確認

く。肛門から吻合器本体（アンビルを装着した状態のほうが安全）を挿入して，アンビルを緩めてはずし，かがり縫合をしめつけながら肛門側の腸管をセンター・ロッドに巻き付ける。口側腸管にアンビルを装着し，ダブル・ステイプリング法と同様に口側腸管と肛門側腸管を接合して吻合操作を行う。

3 機能的端々吻合

結腸切除術や小腸切除術でしばしば用いられる吻合法で，口側腸管と肛門側腸管を縫合器で側々吻合し，縫合器を挿入した部分をさらに別の縫合器を用いて縫合切除する。切除腸管を切除しながら行う場合と（図3-14），縫合器を用いて腸管を先に切除しておいてから行う方法とがある。

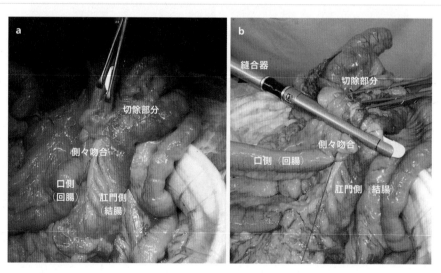

a：切除腸管から離れた部位で口側と肛門側の腸管に小孔を開け，縫合器を挿入して側々吻合を行う。
b：縫合器を挿入した小孔を切除側に含めて縫合器で縫合しながら腸管を切除すると，切除と同時に吻合が完成する。

図3-14 病変部腸管を切除しながら吻合を行う形式での機能的端々吻合

4 | 側端または端側吻合

　腸管を切除するときに口側または肛門側断端の片方にはアンビルを装着しておき，もう一方の断端は内腔を開放した状態で断端から吻合器本体を挿入し，断端から数cm離れた部位の腸管膜対側にセンター・ロッドを貫通させアンビルと接合してファイヤーする。吻合器本体を挿入した腸管断端は，通常は縫合器を用いて縫合しながら切除する。

H 種々の手術における消化管再建

　以下に，消化管の各部位を切除した後の再建方法を解説する。前述した種々の吻合法を適宜使用する。

1. 食道切除術後の再建

　食道を切除した後は，胃の小彎側を切除して胃管を作成し，食道と胃管を吻合することが多い。吻合は頸部または右側胸腔内で行う。頸部食道を切除する場合には，腹部から栄養血管付きの空腸（遊離空腸）を採取して，栄養血管も吻合したうえで，遊離空腸を切除した食道があった部位に置き，口側と肛門側の食道と遊離空腸を吻合することがある。また，胃切除術後などで胃管を作成できない場合には，栄養血管を温存した結腸を頸部まで挙上して食道と吻合することもある。

2. 幽門側胃切除後の再建

　胃がんに対する手術では幽門側の胃を切除する手術が最も多い。残胃と十二指腸または空腸を吻合する。残胃と十二指腸を吻合するのがビルロートＩ法で最も古典的な方法である。通常の開腹手術では手縫い吻合を行うことが多いが，腹腔鏡手術の場合には，小開腹下に手縫いで行う方法のほか，腹腔鏡下に縫合器を用いて行う種々の方法が採用されている。残胃と空腸を吻合する場合はビルロートＩＩ法やルーワイ（Roux-en-Y）法があるが，最近ではルーワイ法を行うことが多く，腹腔鏡下に吻合を行うこともある。

3. 胃全摘後の再建

　食道に近い部位の胃がんの切除術では胃の全部を切除する胃全摘術を要することがあるが，その場合には食道と空腸との間で吻合を行う。ルーワイ法が一般的であるが，胃のあった部位を空腸で置き換える空腸間置法も行われることがある。

4. 小腸切除後の再建

　小腸切除の後には口側と肛門側を吻合するのが原則である。以前は手縫い吻合を行うのが原則であったが，最近は機能的端々吻合が使用される場合も増えている。

5. 結腸切除後の再建

　直腸に比較的近いS状結腸を切除する場合には，この後で述べる直腸切除の場合と同様にダブル・ステイプリング法で再建することが多い。結腸右半切除術や横行結腸切除術，結腸左半切除術の場合には，手縫い吻合や機能的端々吻合で再建する。

6. 直腸切除後の再建

　直腸切除後の再建は，S状結腸または下行結腸と残存直腸との間でダブル・ステイプリング法を用いて行うのが普通であるが，肛門に近い直腸がんに対して肛門を温存する手術を行う場合には経肛門的に手縫いでS状結腸と肛門管を吻合する。

Ⅰ 人工肛門（ストーマ）造設

　ストーマ造設の目的は，①直腸切断術またはハルトマン手術後の便の排泄口の確保，②腸管切除吻合術における吻合部への便流の一時的な遮断，③切除不可能な病変による腸閉塞症状の治療または予防に大別される。

　ストーマには，永久的に使用する**永久的ストーマ**と，将来，閉鎖する手術を行って肛門からの排便を回復する可能性を有する**一時的ストーマ**がある。また，造設する腸管の部位により**小腸ストーマ**と**結腸ストーマ**があり，小腸ストーマでは通常は結腸に近い回腸をストーマとする。さらに，腸管の端をストーマとして挙上する**単孔式ストーマ**と，口側と肛門側の2つの排泄口をもつ**双孔式ストーマ**とがある。

　ストーマ造設では，可能な限り手術前に患者自身がストーマ処置を行いやすい部位にマーキングを行い，ストーマ部位の腸管を腹直筋内を通して腹壁に挙上し，腸管全層と皮膚・皮下とを縫合する。ストーマの頂点や腸管皮膚縫合部が周囲の皮膚面よりも低いとその後のストーマ処置が困難になるので，ストーマ部位の腸管が十分挙上できるように必要な剥離を行っておく。

Ｊ 腹腔内洗浄とドレーン留置

　開腹手術ではドレーンを留置する前に2L程度の温生理食塩液で，手術操作部位を中心に腹腔内を洗浄して出血や凝血塊がないことを確認する。鏡視下手術の場合にも手術操作部位を中心に温生理食塩液で洗浄を行い止血を確認する。

　ドレーンを留置する主な目的は，①術中に腹腔内に貯留した血液や体液の排泄，②術後出血や縫合不全のモニター，③縫合不全が生じた場合の腹膜炎の拡大の予防である。

　ドレーン先端は右横隔膜下，肝下面，右側腹部，左横隔膜下，左側腹部，ダグラス窩，仙骨前面など，仰臥位で体液が貯留しやすい部位に留置する。軽い陰圧で持続吸引にする

場合があり，排液は閉鎖回路で滅菌バッグ内に回収するのが原則である。

K 手術器械とガーゼのカウント

　閉創（開腹手術の場合には閉腹）前に手術器械（縫合針を含む）とガーゼのカウントを行い，術野に手術器具やガーゼの遺残がないことを確認し，閉創後にもカウントを再度実施する。手術器具の損傷や部品の脱落がないことも確認する。術野で使用するガーゼはX線造影糸入りが原則なので，全身麻酔手術の場合には，麻酔から覚醒させる直前にポータブルのX線撮影を行い，手術器械や器械の部品（開創器や縫合器のネジ類に注意），ガーゼの遺残がないことを重ねて確認する。また，実施した術式やドレーン挿入部位を確認するためのタイムアウトを手術終了直前に行う。

L ロボット支援手術

　最近，種々のがんに対してロボット支援手術を行う施設が増えてきた。前立腺がんと腎臓がんの手術が先行して実施されてきたが（保険適用），2018年に肺がん，胃がん，直腸がんなどに対しても保険適用となり，2020年から食道がんや膵臓がんなども保険適用となった。

　手術支援ロボットとして国内では主に da Vinci®（ダ・ヴィンチ）が使用されている。ロボット支援手術は鏡視下手術の一種であるが，da Vinci® の操作中に術者は，患者から離れた場所にある Surgeon console に向かい，モニターに映される3D画像を見ながら器具を操作する。助手は患者の脇にいて，Patient cart に手術器具や内視鏡を接続するのが主な役割で，介助の看護師も手術器具の術中管理が主要な業務となる。剥離操作や血管処理，消化管吻合などは，通常の鏡視下手術と同様の手技で行われる。なお，ロボット支援手術も最終段階では通常の鏡視下手術に移行する。

III 術後の処置・手技

A 閉創

　腹壁の閉創は2層（腹膜/筋膜/筋層と皮下/皮膚）または3層（腹膜と筋層/筋膜と皮下/皮膚）で行う。閉腹操作の前に，癒着防止材料（セプラフィルム®）を腹部内臓と腹壁の間に挿入することもある（図3-15）。腹膜/筋膜/筋層の閉鎖には吸収糸を用い，筋膜/筋層を含む層は太い縫合糸で行う。皮下/皮膚の縫合はナイロン糸やスキンステイプラーを用いて行

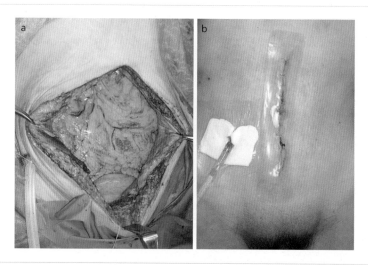

図3-15 閉腹前に癒着防止材料を挿入した状態（a）と手術終了時の開腹創部の外観（b）

う方法や，細めの吸収糸を用いて抜糸が不要な皮下埋没縫合で行う場合がある。手術当日から開腹創も含めて閉鎖式で管理するのが原則である。

B 包帯交換

　従来は手術当日から創部を観察し，縫合部と縫合糸またはスキンステイプラーの付いた部位を消毒し，新規の滅菌ガーゼで創面を被覆することが普通であった。しかしながら，近年では創傷被覆材の進歩により，創面からの少量出血や滲出物は観察のみにとどめ，創傷被覆材を交換する頻度は非常に低くなった。ドレーン挿入部位についても，閉鎖式ドレーンにより出血や滲出物はバッグに回収されるため，ドレーン挿入部位からの出血や滲出物が少量である場合には，創傷被覆材の交換は通常は行わない。創傷被覆材の交換操作は，患者にとって苦痛であるのみならず，交換操作そのものが創部感染のリスクとなるからである。

第 **4** 章

麻酔の知識

I 麻酔とは

麻酔という言葉そのものは，薬物などによって人為的に，かつ可逆的に痛覚をはじめとする感覚をなくすことを意味する。これにより，手術を受けることができ，また，耐え難い苦痛を取り除くことができる。麻酔は通常，局所の感覚のみを失わせる**局所麻酔**と全身に作用する**全身麻酔**がある。全身麻酔を構成する3原則は以下のように規定されている。

①鎮静，②鎮痛，③筋弛緩（無動）

これらを実現し，その結果，手術侵襲に対する「**有害自律神経反射***の抑制」を得ることで手術を安全に遂行させることを可能にする。

1. 麻酔の歴史

麻酔の歴史には，古くはギリシャ神話の頃から，植物などに存在する麻酔効果をもつ物質を用いたという言い伝えがあるようである。

わが国では江戸時代中期に，華岡青洲〔1760（宝暦10）年～1835（天保6）年〕がマンダラゲ（チョウセンアサガオ）の実とトリカブトからの抽出物を主成分とする麻沸散 / 通仙散（経口的全身麻酔薬）を使用して，乳がんの手術153例を全身麻酔下で行ったとの記録がある。これは患者の記録が残っている麻酔の事実としては世界最古で，麻酔の世界史における日本発の重要な貢献である。

現在の麻酔は，麻酔に必要ないくつかの重要なイノベーションによって，形作られている（表4-1）。

2. わが国の近代麻酔科学

わが国の近代麻酔のスタートは，1950（昭和25）年に日米連合医学教育者協議会によるサクラッド（Saklad, M.）博士の講演で，欧米の麻酔法が紹介されたことによる。また欧米に留学した外科医らが，高い手術成功率を得るために麻酔領域の外科からの完全分業の重要性を認識したことにより，急速に発展・普及した。1952（昭和27）年に東京大学医学部

Column　古代における麻酔

　ギリシャの医神アスクレピアスが，鎮痛と催眠作用のあるネペンテという薬を患者に与えて無痛下に手術を行ったとの言い伝えがあるらしい。また，ヒポクラテス（BC460～BC370頃）は，阿片，ヒヨス，マンダラゲなどを海綿に浸して作った催眠海綿を用いて痛みを和らげたとの記録がある。

---

* **有害自律神経反射**：喉頭痙攣（けいれん），気管支痙攣（喘息発作），不整脈，徐脈，狭心症発作などがある。

表4-1 麻酔の歴史

年	事象
1665	静脈注射の発明
1779	デイヴィ（Davy,H.）による笑気（亜酸化窒素）の麻酔作用の発見
1804	華岡青洲による全身麻酔下乳がん手術成功（以後を含めて153例）
1846	モートン（Morton,W.T.G.）らが，エーテルを用いてコントロールされた麻酔のデモンストレーションに成功
1847	クロロホルムの臨床応用開始 エーテル麻酔による無痛分娩 イギリスで最初の麻酔科専門医誕生（Snow,J.）
1880	経口気管挿管の提唱
1885	コカインの注射による神経ブロック法と表面麻酔法を報告 硬膜外麻酔に成功
1899	脊椎麻酔の臨床応用
1934	チオペンタールを用いて麻酔を導入
1942	クラーレの全身麻酔における使用
1943	リドカイン合成 イギリスでマッキントッシュ（Mackintosh）型喉頭鏡の発明
1951	サクシニルコリン臨床応用
1956	ハロタン合成
1965	イソフルラン合成，フェンタニル合成，ケタミン開発
1966	デスフルラン合成
1967	臭化パンクロニウム合成
1971	セボフルランの優れた麻酔作用報告
1973	イギリスでラリンゲルマスクの発明（Brain,A.）
1975	イソフルランの臨床応用
1976	セボフルランの臨床応用 ミダゾラム開発
1979	臭化ベクロニウム臨床応用
1989	プロポフォール臨床使用開始
1997	レミフェンタニル臨床使用開始

に日本最初の麻酔学教室が開設され，日本麻酔科学会が1954（昭和29）年に創設された。

　以後サイエンスとしての麻酔科学は進歩をみせ，新しい麻酔薬，麻酔機器，モニタリング技術・デバイスの進歩もあり，わが国での安全な手術の実施に貢献している。

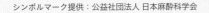

Column　日本麻酔科学会のシンボルマーク

　日本麻酔科学会のシンボルマークには，マンダラゲ（曼陀羅華／別名：チョウセンアサガオ）の花があしらわれている。

シンボルマーク提供：公益社団法人 日本麻酔科学会

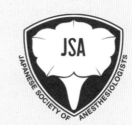

Ⅱ 麻酔の種類

1. 全身麻酔と局所麻酔（部分麻酔）

　麻酔は大きく分けて全身麻酔（general anesthesia）と局所麻酔（regional anesthesia）に分けられる。一般的には，意識がない（寝ている）状態が全身麻酔，意識があるが手術野の痛みはないという状態が局所麻酔とされる。また，麻酔が大脳から延髄にわたる**中枢神経に作用するものが全身麻酔**で，**脊髄以下，末梢神経に作用するものを局所麻酔**と考えることもできる。ただ，鎮静薬による軽い入眠状態は通常全身麻酔と分類されない。意識，呼吸，循環が高度に抑制され，人工呼吸，循環サポートを継続的に行う必要がある深鎮静状態が，臨床的な意味での全身麻酔とされる。局所麻酔は，麻酔薬を作用させる部位に応じて，浸潤麻酔，伝達麻酔，脊髄クモ膜下麻酔などに分類される。

2. 麻酔の安全性

　いわゆる全身麻酔による死亡の発生確率は，全身的リスクのない患者に対しては**10 万～100 万に 1 例程度**とされる。この安全性は，薬剤の進歩によるだけでなく，麻酔管理における安全性に関する知識の蓄積とともに，生体監視モニターの進歩と充実，さらに麻酔科医が常時患者の状態を把握した管理を行う体制を整えることで実現されていると考えられる[1]。麻酔に関連する生命に影響する合併症は，気道に関するトラブルが多い。そのため，気道管理のためのガイドラインが，欧米だけでなく，わが国でも 2014（平成 26）年に発表され，こうした重大な合併症を減らす努力も行われている[2]。

Ⅲ 麻酔科医の任務

　麻酔科医は，手術麻酔時には，患者ごとに異なる手術侵襲や麻酔薬剤に対する感受性に目を光らせ，麻酔の原則（鎮静，鎮痛，筋弛緩）を維持する。また，いわゆる手術麻酔業務だけでなく，手術室での患者ケアチームをまとめて，適切な手術が実行されるよう，中心的役割を担う。

　一方で麻酔科医は，全身管理を行う業務の特徴から呼吸，循環サポートを要する患者を対象とする救急，集中治療領域でも役割を担っている。また術後痛のケアを行える立場から，痛み一般を扱うペインクリニック，さらにはがん治療に並行して痛みや悪心など患者の苦痛の軽減を図る緩和ケア領域でも能力を発揮する。

Ⅳ 術前管理

1. 術前患者評価

　手術的治療は，がんなどの疾患を治療する手段であるが，それ自体が患者に対して新たに侵襲を加えるものである。このため，患者が**侵襲的治療に十分耐え得るか**どうかを評価することは，最終的な患者の手術予後を左右する重要なポイントである。また，術前に血圧や血糖を正常化する，禁煙をするなどの介入を行って**患者の術前状態を改善する**ことで，術中術後の合併症を減らし，より順調な術後回復が望める。

　術前には，気道確保の困難，虚血性心疾患，脳血管障害，腎機能障害，肝機能障害などあらかじめ起こり得る状態を予測して，それに対応できる準備を整える必要がある。ラテックスアレルギーや，麻酔薬をはじめとする特定の薬物に対するアレルギー反応が起きる可能性がないかどうかを確認しておくことも重要である。

　また，臓器別の疾患の既往歴，薬剤のアレルギー，内服薬，運動耐容能の確認を行い，特に合併症につながりやすい内服薬，致死的合併症につながりやすい心血管系の既往歴は注意して確認する必要がある。表4-2 に，術前問診票で確認すべき項目を示す。

表4-2 術前患者問診票で確認すべき項目

```
これまでのこと
❶ 臓器別の既往疾患の確認
　呼吸器，循環器＊，神経系，筋肉・骨格系，内分泌代謝系，自己免疫疾患，消化器，肝胆膵系，腎臓系，眼科系（特に緑内障），その他先天性疾患の有無など
❷ 麻酔の既往，および麻酔上のトラブルの有無
❸ 悪性高熱などの遺伝的素因のある麻酔合併症の確認
❹ 現在の治療薬剤確認（抗凝固薬＊＊，抗血小板薬＊＊，循環作動薬，呼吸器系治療薬，ステロイド，精神疾患治療薬などが重要）
❺ 輸血の既往
❻ 予防接種の確認（手術直前の接種は避けるとされているため）
　＊狭心症のエピソードは見落とせない重要なポイント
　＊＊抗凝固，抗血小板薬剤服用の情報は手術延期につながる重要情報である。

現在の状態
❶ 患者の体格，直近の体重の急激な変化の確認
❷ 現在の健康状態，特に上気道感染の有無
❸ 口腔内の状況
❹ 頸椎不安定性，頸部脊柱管狭窄症の有無確認
❺ 抗凝固，抗血小板薬剤を服用している場合，そのコントロールが適切か確認，また凝固が遷延する疾患の有無（出血性素因がある際には行えない麻酔もある。例：硬膜外麻酔）
❻ 運動耐容能力
❼ 妊娠の有無，妊娠中はそれに伴う体の変化，および，胎児に与える麻酔の影響の有無（経口避妊薬は周術期血栓症リスクを上げるため確認が必要）
❽ その他（手術・麻酔に際し，患者・家族が持つ疑問の有無，など）
```

2. 術前準備

　術前評価の結果，考えられる問題点と術前に状態を改善できることについては介入を行う。具体的には，栄養状態の改善（栄養指導など），未治療の喘息<small>ぜんそく</small>に対する内科的治療の開始，喫煙者に対する強い禁煙指導，高血圧，糖尿病に対する血圧，血糖値の適正化，内服薬の把握と術前休薬が必要な薬剤（抗凝固薬など）の休薬指導などがある。

▶ 術前準備の必要性　合併症を低減させるうえでも重要であることを，患者自身が納得しなければ遵守してもらうことは難しいため，わかりやすい言葉で説明し，理解度を確認するていねいなケアが必要である。さらに，患者本人だけでなく，家族の協力を得ることが必要であることも多い。**患者とその家族の教育，啓発**も重要となる。

▶ 手術への不安の軽減　患者の手術に対する，過剰な恐怖感を軽減するために，手術治療の大まかな流れをわかりやすく説明し，動画などを利用してある程度手術をイメージしやすくすることも有効である。

　以前は，多くの患者に，入室時の不安を軽減して麻酔の導入をスムーズにするため，手術室入室前に鎮静薬を内服あるいは注射することが行われていた。しかし，過鎮静による呼吸，循環抑制の問題や，患者への本人確認，手術内容や部位の確認など医療安全関連の確認作業が，鎮静下では行いづらいことから，現在は一般的に行われていない。

V　全身麻酔

A　全身麻酔の基本

1. 全身麻酔とは

　外科手術は，無麻酔で行うには大変な苦痛を伴う。患者が入眠しており（鎮静），手術に伴う痛みなどのストレスを感じない状態（鎮痛）で，かつ筋肉が弛緩して動かない状態（筋弛緩，無動ともいう）にできれば，過度なストレスを受けることによって起こる有害自律神経反射（喉頭痙攣<small>けいれん</small>，喘息発作，循環虚脱，心筋虚血など）を抑制することができる。

　全身麻酔は，このような安全に手術を実施できる状態を，薬剤を用いて可逆的に実現する手段である。しかし麻酔薬を使用することで，患者自身が自力で生命を維持することが困難な状態になるため，この間，人工的に呼吸を補助しつつ，麻酔科医師が常にそばで全身状態を観察しながら，必要な処置を施す必要がある。

▶ 狭義の全身麻酔　「静脈ラインを確保して，麻酔薬物により，手術侵襲による重大な影響が生じない状態を可逆的に作り出して，手術を受けることができ，苦痛を取り除いている

外科編

第2編

手術療法の目的と意義

外科診断法

外科手術手技・処置の基本

4 麻酔の知識

手術室の管理

術前術後管理と術後合併症の管理

外科的侵襲と生体の反応

炎症と外科的感染症

生体の損傷

救急医療とその実際

腫瘍の外科治療

臓器移植

状態」が狭義の全身麻酔といえる。

2. 全身麻酔で使用する麻酔器

　全身麻酔を行ううえで必要な酸素，麻酔ガスを投与できる装置を麻酔器という。フローメーターと気化器のダイヤルを合わせることで，目的の麻酔薬濃度を実現できる。回路中のバッグを使用して空気を肺へ送り込んだり，内蔵の人工呼吸器で人工呼吸を行ったりすることができる。また酸素濃度計，気道内圧などのモニタリング機器が付属しているものが多い。

　半閉鎖式回路が用いられており，患者からの呼気は蛇管を通り，キャニスター内のソーダライムによって炭酸ガスが除去され，吸気回路へ戻る。また，余剰ガスは排気弁から回路外へ排出されるが，多くの手術室では余剰ガス排気システムに送られる（図4-1）。

3. 全身麻酔で用いる薬剤

　前述した麻酔の3原則①**鎮静**，②**鎮痛**，③**筋弛緩**（無動）を実現するための薬剤があり，目的に応じて使い分ける。いずれも誤って使用すると患者の生命を左右しかねない薬品である（図4-2）。

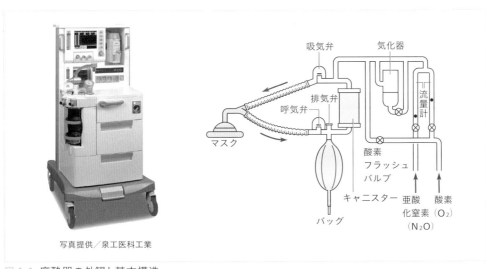

写真提供／泉工医科工業

図4-1　麻酔器の外観と基本構造

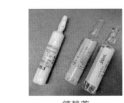
鎮静薬

鎮痛薬（オピオイド）

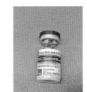
筋弛緩薬

図4-2　麻酔薬剤

1 ｜ 鎮静に用いる薬剤

鎮静に用いる強力で短時間作用型の静脈麻酔薬としてはプロポフォール，チオペンタールナトリウム，チアミラールナトリウムがある。また吸入麻酔薬（イソフルラン，セボフルラン，デスフルランなど）も鎮静に用いる。

2 ｜ 鎮痛に用いる薬剤

鎮痛に用いる薬剤では，オピオイドとよばれる麻薬系鎮痛薬が用いられる。特に手術中は短時間作動性のフェンタニルクエン酸塩，超短時間作動性のレミフェンタニル塩酸塩を用いることが多い。神経ブロックによる無痛を得ることも鎮痛方法の一つである。また笑気・吸入麻酔薬にも鎮痛効果は認められる。

3 ｜ 筋弛緩に用いる薬剤

筋弛緩に用いる薬剤では，一般的に非脱分極性筋弛緩薬であるロクロニウム臭化物，ベクロニウム臭化物が用いられる。脱分極性筋弛緩薬であるスキサメトニウム塩化物も使用することがある。また十分な鎮静，鎮痛が得られていれば，必ずしも筋弛緩薬を使用しなくても患者の無動状態は得られる。

Ⓑ 全身麻酔の導入

まず患者にマスクを通じて酸素を投与し，血液中の酸素濃度を十分高めた状態にする（前酸素化：preoxygenation）。全身麻酔は末梢静脈ラインから，強力で短時間作動型の静脈麻酔薬を投与する，あるいは，マスクから吸入麻酔薬を吸気中に投与して入眠させる。その後，筋弛緩薬を投与して，気管チューブを気管へ挿入（気管挿管）する。

1. 全身麻酔導入時の留意点

患者が意識を消失した後は，自発呼吸が停止し，気道が狭くなりやすいため，バッグ・バルブ・マスク換気によって麻酔科医師が呼吸をサポートしつつ，気管チューブを挿入するところまで操作をスムーズに行う必要がある。気管挿管が完了するまでは，胃内容物が逆流した際，気道防御反射が抑制されているため，内容物が気道へ入り込む，いわゆる誤嚥が起こる危険性が高い。このため術前に**絶飲食**を実施して，胃の内容を空にしておくことが重要である。緊急手術で絶飲食の時間的猶予がないときは，迅速気管挿管（rapid sequence intubation），意識化挿管（awake tracheal intubation）などの適応となる。また，解剖学的な問題などにより，挿管困難が予想される場合も意識下挿管を検討する。

2. 気道確保・気管挿管の必要物品

①気道確保の必要物品は以下のとおりである（図4-3）。

- 枕（患者の頭の位置をいわゆる嗅ぐ姿勢［sniffing position］にする）
- 患者の顔の形状に合わせて密着しやすいマスク（フェイスマスク）
- エアウェイ（経口，経鼻）
- ヘッドストラップなどの換気補助デバイス
- 喉頭マスク〔ラリンジアルマスク（laryngeal mask）〕：ディスポーザブル製品を含め各種販売されている。

②気管挿管時に必要な物品は以下のとおりである（図4-3）。

- 気管チューブ（各種サイズあり）
- スタイレット（曲げやすい金属棒で，気管内チューブの中に挿入して，挿管をやりやすくする）

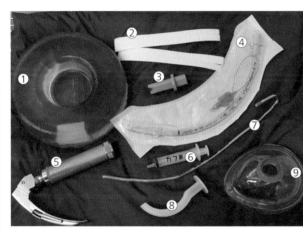

①枕
②気管チューブ固定用絆創膏
③バイトブロック
④気管チューブ
⑤喉頭鏡
　（マッキントッシュ型）
⑥カフシリンジ
　（気管チューブ用）
⑦スタイレット
　（気管チューブ用）
⑧エアウェイ
⑨フェイスマスク

図4-3 気道確保・気管挿管に用いる物品

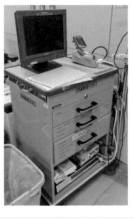

底面に車輪がついた台車。喉頭鏡，気管チューブの他に，緊急気道確保用のビデオ喉頭鏡，ファイバースコープとそのモニターがあらかじめ装備されており，カートごと必要な部屋へ迅速に運び込むことが可能である。

図4-4 困難気道用カート（DAMカート）の例

- カフシリンジ
- 喉頭鏡
- バイトブロック
- ゼリーなど潤滑剤（気管チューブに付ける）
- 気管チューブ固定用絆創膏
- 吸引器具

このほか，挿管困難な事態になったときにファイバースコープ，ビデオ喉頭鏡，外科的気道確保キットなどの定位置を記憶しておき，必要時に直ちに持ち込めるようにしておく。また，困難気道用（difficult airway management：DAM）カートをあらかじめ準備しておき，必要時にいつでも持ち込めるようにしておく（図4-4）。

▌ 3. 気管挿管

気管挿管の手順を以下に示す。

①患者の頭部を適切な位置にする。一般的に「嗅ぐ姿勢」とされる（図4-5）。

②左手で喉頭鏡を持ち，右手で開口させる。

③喉頭鏡ブレードを舌根部付近へ挿入し，喉頭蓋手前の喉頭蓋谷に先端を進める。

④この位置で喉頭鏡を前方（ハンドルの軸の延長線上）に引き上げる（喉頭展開）と，喉頭蓋が持ち上がって，声帯，披裂軟骨からなる声門部が観察できる。

⑤気管チューブを慎重に（声門部を傷つけないように）進めて気管内に挿入する。

⑥気管内に正しくチューブが挿入されたかどうかは，回路を接続して空気を送り込んだときの胸郭の動き，呼気時の回路の曇り，さらに回路内の呼気時炭酸ガス濃度上昇（カプノグラムで確認できる），および胸部聴診による呼吸音で確認を行う。

これらの手順で挿管が成功しない場合は，原因を直ちに判断し，必要な方法を講じなければならない。ガイドラインをはじめ一般的には同じ方法や，同じ手技者による気道確保操作は2回までとし，いたずらに繰り返すことは推奨していない。

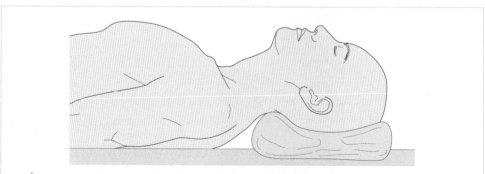

嗅ぐ姿勢：枕で頭を高くすることにより，口腔・咽頭・喉頭の軸が一致して声門部が観察しやすくなり，チューブを確実に挿管することができる。

図4-5 スニッフィングポジション（sniffing position）

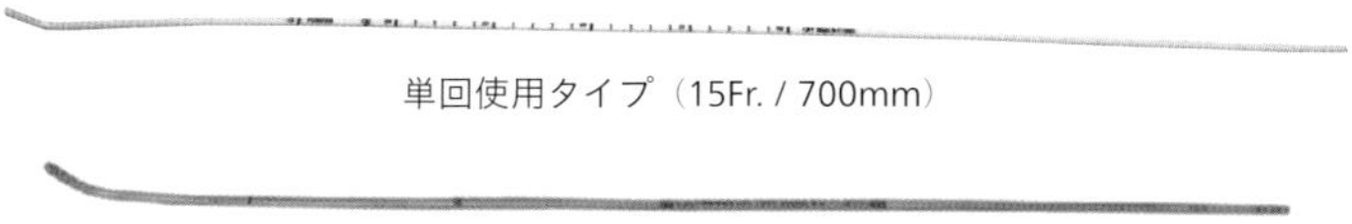

単回使用タイプ（15Fr. / 700mm）

再使用可能タイプ（15Fr. / 600mm）

挿管が困難なときに，気管内にチューブより先に挿入して使う，
先端が湾曲した器具（気管チューブイントロデューサ）

写真提供／スミスメディカル・ジャパン

図4-6　ガムエラスティックブジー（GEB）

気道管理に習熟した同僚医師に助けを求めること，ビデオ喉頭鏡，ガムエラスティックブジー（gum-elastic bougie；GEB）（図4-6），気管支ファイバースコープ，外科的気道確保キットなど必要な物品を直ちにそろえることが重要である。

C 全身麻酔の維持・覚醒

1. 全身麻酔の維持

手術中は，麻酔の3原則を維持しながら，手術侵襲の変化に対応する。手術侵襲と投与している麻酔薬の濃度のバランスで，麻酔の浅い，深いは評価される。大きな侵襲には十分量の麻酔薬が必要となるが，侵襲が少ないときには麻酔薬による循環抑制が表面化する。また，心電図，パルスオキシメーター，血圧，尿量，体温などのモニターを常に観察し，必要に応じて循環作動薬，冠拡張薬の投与，さらに輸液，輸血，加温など必要な手立てを講ずる。

2. 全身麻酔からの覚醒

手術が終了したら，通常全身麻酔から覚醒させ，人工呼吸から離脱させる。投与していた麻酔薬剤の投与を中止すると，不活性ガスであり，体内で代謝分解されることが少ない吸入麻酔薬は呼気を通じて排出される一方，静脈投与薬剤は大半が肝臓で代謝され，尿中に排出される。

患者の意識が回復し，自発呼吸が十分量得られており，筋弛緩薬の効果が術後呼吸状態に影響しないレベルまで減弱していることを確認後に，気管チューブを抜管する。必要に応じてスガマデクスナトリウムなどの筋弛緩拮抗薬を投与する。

喉頭 / 咽頭反射，上気道維持能力などは，全身麻酔からの覚醒直後は低下しているため，**術後の気道狭窄**（きょうさく），**閉塞**，**誤嚥**（ごえん）などを起こさないように十分観察をする。

外科編

第2編

手術療法の目的と意義

外科診断法

外科手術手技・処置の基本

4 麻酔の知識

手術室の管理

術前・術後管理と術後合併症の管理

外科的侵襲と生体の反応

炎症と外科的感染症

生体の損傷

救急医療とその実際

腫瘍の外科治療

臓器移植

Ⅵ 局所麻酔

1. 局所麻酔の方法

1 脊髄クモ膜下麻酔

　これは脊椎麻酔，腰椎麻酔とよばれているものである。腰部脊髄を取り巻く脳脊髄液中に，局所麻酔薬を投与することで，交感神経，運動神経，知覚神経を可逆的に遮断し，からだの一部に痛みを感じない部分（無痛域）を作り出す（図4-7）。

　患者は側臥位，または座位で行う（図4-8）。脊椎の棘突起は背部皮膚上から触ることができる。一般的には第2腰椎〜第1仙椎の間から穿刺できる。

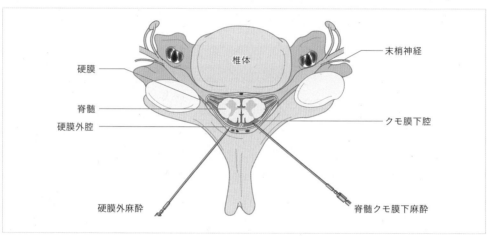

図4-7　脊髄の横断図：クモ膜下腔と硬膜外腔などの様子

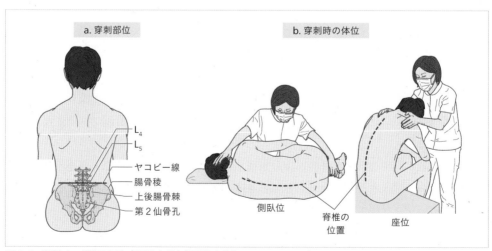

図4-8　脊髄クモ膜下麻酔（脊髄麻酔）（腰椎穿刺）

穿刺針がクモ膜下腔へ到達すると，無色透明の脳脊髄液が針から流出してくる。局所麻酔薬を投与して，必要なレベルまでの無痛域を作る。通常は下肢，下腹部（鼠径_{けい}ヘルニア，泌尿器科系，婦人科系）手術が適応となる。適切な麻酔状態が得られれば，患者は意識下で手術を実施することが可能である。

低血圧，徐脈などが起きる可能性があり，モニタリングが必須である。また適正な麻酔状態が得られない（手術領域をカバーできていない，あるいは麻酔の範囲が頭側に広がり過ぎる）場合は全身麻酔に移行するなど，直ちに対応する必要がある。

2 硬膜外麻酔

脊髄と脳脊髄液を収納している"袋"である硬膜の外側を硬膜外腔という（図4-7 参照）。そこに針の先端を留めて局所麻酔薬を投与する方法を硬膜外麻酔とよぶ。臨床的には胸椎〜仙椎の間が対象となる。カテーテルを留置して，繰り返し投与，あるいは持続投与で鎮痛状態を維持することができる。開腹手術で，全身麻酔と併用して行うことが多く，術後患者の鎮痛手段として有効である。

3 伝達麻酔

いわゆる神経ブロックといわれる麻酔方法で，末梢神経の通っている神経鞘_{しょう}に麻酔薬を投与して，神経支配域の無痛を得る方法である。透視ガイド下，あるいは超音波画像ガイド下で行うことで安全性，確実性が期待される。腕神経叢，大腿神経，坐骨神経などが対象となる。

4 浸潤麻酔，表面麻酔

切開，穿刺などの操作を行う部位に直接局所麻酔薬を浸潤させ，無痛を得る方法である。

2. 局所麻酔中の合併症

局所麻酔中の合併症としては，局所麻酔薬中毒がある。これは局所麻酔薬の血中濃度の上昇によって引き起こされる。このため，浸潤麻酔としては許容範囲内でも，血中に誤って注入すると起こることがある。

▶ 症状　初期には患者が不安，悪心を訴え，興奮状態となることもある。さらに嘔吐，呼吸困難，血圧上昇，痙攣_{けいれん}などを起こし，重症の場合はチアノーゼ，血圧低下，昏睡_{こんすい}，呼吸停止，心停止に至ることもある。

▶ 治療　中毒症状が認められたら，直ちに局所麻酔薬の注入を中止して，酸素吸入，痙攣の抑制（ジアゼパム，ミダゾラムなどの投与）を行い，呼吸，循環のサポートを行う。心停止などに対しては，直ちに心肺蘇生を行う。20%脂肪乳剤が，治療薬として推奨されている。

VII 手術室，麻酔における事故，エラーとその防止

麻酔における**危機的偶発症**は，気道に関するもの（換気不適切，導入時気道確保操作不適切，麻酔維持中の気道管理不適切，誤嚥）が最も多く，次いで主麻酔薬過量投与，輸液・輸血管理の不適切，薬物過量・不適切な使用が続く。事前の患者評価，導入前の準備が重要であることをうかがわせる。回避のためには，患者のリスクの情報共有と，問題が生じたときの第2，第3の方法についての情報もチームとして共有し，臨機に適切に対処することで回避できる可能性がある。

そのほかに手術室におけるエラーとしては，患者，部位の間違い，異物残存がある。これらのエラーは，患者の生命予後に重大な影響を与える，取り返しのつかないことであり，世界中で防止法を検討している。世界保健機関（WHO）が，「安全な手術が患者を救う；Safe Surgery Saves Lives」というキャンペーンを実施しており，「**手術安全チェックリスト**（Surgical Safety Checklist）」の手術部での使用を推奨している（図 4-9）。

これは，術前の具体的なエラー防止のチェックだけでなく，チームとして起こり得る問題点を共有することで，いざ問題が発生したときにチームとして迅速に対応する準備ができること，チーム内での意思の疎通をしやすくすることで問題を未然に発見しやすくすることをねらっているものである。

Column 局所麻酔薬による中毒症状（中枢神経症状，心血管系症状）の改善

局所麻酔薬の投与後に意識消失や徐脈・低血圧などを伴い，生命に危険がある場合は，まず advanced cardiac life support（ACLS）に示された手順に従って救急蘇生を行い，呼吸・循環状態の十分な観察のもとで，なるべく早期に次の順で 20%脂肪乳剤を投与する。

① 20% 製剤 1.5mL/kg を短時間で静注し（体重 70 kg なら 100 mL），続いて 0.25 mL/kg/ 分で持続投与を開始する。
② 5 分おきに 2 回まで（計 3 回まで），上記①で示した短時間での静注を繰り返す。
③ 持続投与開始 20 分後にも症状が持続している場合は，持続投与速度を 2 倍の 0.5 mL/kg/ 分に増やす。

局所麻酔薬で手術を行う場合は，患者の意識がある状態で行うことが多く，気道が確保されていないので，致死的な副作用や合併症が発生した時は，特に迅速な対応が必要である。

出典／公益社団法人 日本麻酔科学会：麻酔薬および麻酔関連薬使用ガイドライン，改訂第 3 版，VII 輸液・電解質液 脂肪乳剤，2015，p.171（一部改変）．

麻酔導入前	皮膚切開前	手術室退室前
（少なくとも，看護師と麻酔科医で）	（看護師，麻酔科医，外科医で）	（看護師，麻酔科医，外科医で）

麻酔導入前（少なくとも，看護師と麻酔科医で）

患者本人に間違いのないこと，部位，術式，手術の同意の確認はしたか？
- □ はい

手術部位のマーキングは？
- □ はい
- □ 適応でない

麻酔器と薬剤のチェックは済んでいるか？
- □ はい

パルスオキシメータが患者に装着され作動しているか？
- □ はい

患者には：

アレルギーは？
- □ ない
- □ ある

気道確保が困難あるいは誤嚥のリスクは？
- □ ない
- □ ある。器具/介助者の準備がある

500ml（小児では7ml/kg）以上の出血のリスクは？
- □ ない
- □ ある。2本の静脈路/中心静脈と輸液計画

皮膚切開前（看護師，麻酔科医，外科医で）

- □ チームメンバー全員が氏名と役割を自己紹介をしたことを確認する。
- □ 患者の氏名，術式と皮膚切開がどこに加えられるかを確認する。

抗菌薬の予防的投与が直前60分以内に行われたか？
- □ はい
- □ 適応でない

予想される重大なイベント

外科医に：
- □ 極めて重要あるいは通常と異なる手順があるか？
- □ 手術時間は？
- □ 予想出血量は？

麻酔科医に：
- □ 患者に特有な問題点は？

看護チームに：
- □ 滅菌（インジケータ結果を含む）は確認したか？
- □ 器材の問題あるいは何か気になることがあるか？

必要な画像は提示されているか？
- □ はい
- □ 適応でない

手術室退室前（看護師，麻酔科医，外科医で）

看護師が口頭で確認する：
- □ 術式名
- □ 器具，ガーゼ（スポンジ）と針のカウントの完了
- □ 摘出標本ラベル付け（患者氏名を含め，標本ラベルを声に出して読む）
- □ 対処すべき器材の問題があるか？

外科医，麻酔科医，看護師に：
- □ この患者の回復と術後管理における重要な問題点は何か？

【日本麻酔科学会ワーキンググループ，訳】

このチェックリストには，すべてのものを含むことを意図していない。施設の実情に応じた追加・改変が推奨される。

出典／日本麻酔科学会訳：WHO 安全な手術のためのガイドライン 2009.

図4-9 WHOによる「手術安全チェックリスト」（2009年改訂版）

VIII 疼痛への対応（ペインクリニック）

1. 術後急性疼痛

　手術後，痛みが存在すると，患者は咳嗽による喀痰排泄や，体動が制限され，離床が進まない事態に陥る。喀痰排泄がうまくいかないと肺炎をはじめとする呼吸器合併症の原因となり，また離床が遅れると，骨格筋の廃用性萎縮から入院前の活動性に復帰するまでの時間がかかることになり，深部静脈血栓症のリスクも高くなる。このため，適切な術後鎮

痛を行うことは，患者の予後改善にとって大変重要である。

1 | 薬物による鎮痛

オピオイド（フェンタニルクエン酸塩，モルヒネ塩酸塩，ペンタゾシンなど）の間欠的／持続的全身投与は，強力な鎮痛法である。フェンタニルクエン酸塩など比較的半減期の短い薬剤は，持続投与で調節性もある。しかし，呼吸抑制や舌根沈下などの副作用もあるため，使用中は呼吸状態の観察が必須である。

そのほかにも，アセトアミノフェン製剤，非ステロイド性消炎鎮痛薬（NSAIDs）も有効であるが，腎機能障害，肝機能障害患者などでは使用に慎重を要する。

2 | 神経ブロックによる鎮痛

硬膜外腔や末梢神経鞘にカテーテルを留置して，局所麻酔薬を間欠的／持続的に投与する鎮痛手段は，痛みのある場所にのみ鎮痛を施すうえで有効である。前述の局所麻酔中毒や神経ブロックに伴う副作用（尿閉など）に注意が必要である。また硬膜外カテーテル留置時に術後抗凝固療法を実施する際には，出血性合併症の発生に注意する必要がある。

2. 慢性疼痛

疾患の治療に要すると予想される期間を超えて持続する痛みをいい，痛みそのものが，患者の活動性や，生活の質に影響を与えている状態が治療の対象と考えられる。

ペインクリニックで対象とする慢性疼痛の部位は全身に及ぶが，腰痛，肩痛，膝痛という運動器に関係するものが上位を占める。それ以外にも，帯状疱疹後神経痛や，骨折治癒後の慢性痛もあり，様々な治療法が試みられている。心因性の要素が症状の悪化にかかわっている場合も多く，認知行動療法や，中枢神経に作用する薬物療法が効果をみせることもある。

IX 麻酔に伴う看護

手術室での診療は，短時間で急激に患者の状態が変化する可能性があり，その都度迅速で適切な対応が求められる。使用する器具も，使用法を誤れば重大事故につながりかねないため，それらに対する使用上の注意点など，正確に業務を遂行するために勉強すべきことは多い。さらに，全身麻酔下では患者は異常を自ら訴えることができないので，ささいなトラブルが重大なことにつながる可能性もある。このため患者の状態については，特に意識を向けておく必要がある。

また一方で，患者が大変な不安を抱えて手術室へ入ってくることに注意を向けることも重要である。

以下に，外回り看護師として留意すべきポイントを述べる。

・麻酔科医と患者の状態に対する事前の打ち合わせを行って，状況を理解し，必要物品を直ちに準備できるようにしておくことが重要である。

・病棟から患者を受け付ける際は，患者の本人確認，部位確認を行い，病棟看護師から，処方，指示の実施内容，絶飲食，輸液内容，術前内服薬などの必要情報を確実に受け取る。

・医療行為の介助を行う際は，それぞれの気をつけるべきポイントを，担当者と話をして理解することが重要である（例：硬膜外麻酔，脊髄クモ膜下麻酔穿刺時の体位）。

・術中は患者のバイタルサインを麻酔科医とともに注意して観察し，異常と感じたら報告を躊躇しない。

・外回り看護師は，タイムアウト時のチェックリストの読み上げ，記録を行う役割を担うこともある。医療事故防止のため，医療チームの潤滑油としての働きが求められることを意識することが重要である。

文献
1) 日本麻酔科学会：安全な麻酔のためのモニター指針，https://anesth.or.jp/files/pdf/monitor3_20190509.pdf（最終アクセス日：2022/8/30）
2) 日本麻酔科学会：麻酔導入時の日本麻酔科学会（JSA）気道管理アルゴリズム（JSA-AMA），https://anesth.or.jp/files/pdf/20150427-2zukei.pdf（最終アクセス日：2022/8/30）

第2編　外科編

手術療法の目的と意義

外科診断法

外科手術手技・処置の基本

4 麻酔の知識

手術室の管理

術前・術後管理と術後合併症の管理

外科的侵襲と生体の反応

炎症と外科的感染症

生体の損傷

救急医療とその実際

腫瘍の外科治療

臓器移植

第 **5** 章

手術室の管理

この章では

- 手術室の運営を理解する。
- 手術室の構造と設備，備品について理解する。
- 洗浄，滅菌と消毒の方法を理解する。

I 手術室の運営

1. 手術室・手術部の目的

　手術室もしくは手術部の規模や目的は，その病院の専門性や地域性により違いがある。総合病院，救急医療機関，単科の診療科の病院・医院でも運用は大きく異なる。手術は**定期手術**と**緊急手術**（臨時手術）に大きく分けられる。前もって予定されて準備が可能な定期手術では，人員の配置や手術に使用する鋼製小物や医療材料の準備を，予定をもって行うことが可能である。しかし，救急外来などからの緊急手術では特殊な器材などの準備が難しいこともある。

　多くの場合，定期手術と同様に基本セットが準備され，緊急手術でも器材や機器の流用がなされる。たとえば，救命救急センターをもつ本院では年間 7500 件の手術のうち，定期手術が 70％，臨時手術が 30％の比率となっている。

2. 効率の良い手術室の稼働

　限られた数の手術室を効率よく使うことが求められている。そのためには現状の手術室の稼働状況を把握し，曜日による手術室利用の差をなくすようにしたり，人員の配置，特に麻酔科医やスタッフの配置を細かくプランしなければならない。看護師の配置については師長，副師長が配置プランを立てる。また手術室の有効活用のために，1 例目の手術と 2 例目の手術の間の時間，すなわち 1 例目の手術終了後から，次の手術の患者が入室するまでの手術の準備にかかる時間（ターンアラウンドタイム）の短縮が求められる（図 5-1）。

　この**ターンアラウンドタイム**の短縮には，清掃時間の短縮，設備・機器の準備時間の短縮，手術器材の準備時間の短縮，手術材料のセット化などが求められる。また，定期手術において 2 例目からは，短時間手術の場合はオンコールによる次の患者の受け入れを行っている施設が増加している。

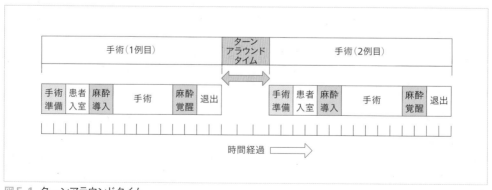

図5-1　ターンアラウンドタイム

　手術件数の多い総合病院や大学病院では午前早くから手術を開始するが，中小規模では午後からの開始になる施設もある。少なくとも定期手術に関してはでき得る限り，日勤帯で手術を終えられるように努力すべきである。

3. 職員と手術器具の管理

　手術件数の増加に対応するために，手術室の新築や改築が検討されるが高額な予算がかかる。たとえ一部の改築工事をする場合でも，工事中はほかの手術室への環境的な影響は大きく一時的にも閉鎖をしなければならない。その場合，施設課などの事務や施工業者による話し合いだけではなく，実際に使用する医師，看護師，臨床工学技士などの各職種による検討が必須である。

▶ **職員の必要人員**　麻酔科医の数も手術件数の規定因子となる。また看護師も1手術に対し，直接介助看護師（器械出し）1名，外回り看護師1名だけということにはならない。平均して手術室が10室の場合，1手術室当たり4.4名の看護師が必要であると報告されている[1]。

▶ **手術器具の確保**　手術器具（鋼製小物，器材）は材料部（中材）との連携が重要である。手術に使用した器材の洗浄，再セット化，滅菌にかかる時間や1日の各セットの利用状況の把握が重要である[2]。また，特殊な手術では医療材料など執刀医と手術内容を共有し，準備しなければならない。一時的に業者貸し出し手術機器（ローンインスツルメント）を使用する場合は，使用施設で改めて洗浄滅菌を行うことが，より滅菌保証を確実にする[3]。

▶ **手術室の管理者**　手術室を管理する立場の者は，専門的なマネジメントの知識と技能が求められる。業務に関連した法令，規則，基準なども熟知していなければならない。また医療安全，感染対策に関する教育もスタッフに行わなければならない[4], [5]。

Ⅱ　手術室の構造と設備，備品

　1つの手術室で行われる手術は年間500〜550件といわれている。年間6000件の手術をする施設では最低12部屋は必要となる。近年，多くの分野で患者に対する低侵襲治療が求められ，**内視鏡下手術**，**ロボット支援手術**，**ハイブリッド手術***の割合が急激に増加してきている。脳神経外科，耳鼻咽喉科，整形外科などでは**医療用ナビゲーションシステム**を導入した手術も活発に行われている。多種多様な手術をするうえで，手術室には共通の施設や設備以外に，特殊な構造や設備も求められるようになってきた。

---

*　**ハイブリッド手術**：手術台と心血管X線撮影装置を備えた手術室（ハイブリッドアンギオ手術室）で実施する手術のこと。

1. 手術室のゾーニング

基本構造として，清潔な環境を求められる手術室のゾーニングは，高度清潔区域（バイオクリーンルーム）の清浄度クラスⅠ，清潔区域（一般手術室）の清浄度クラスⅡと[6]となっている（表5-1）。

そのクリーン度を維持する装置が空調であり，**HEPA フィルター**（high efficiency particulate air filter）を介した層流を維持することでクリーン度を保っている。一般的な手術室の空気の流れは，天井面より吹き出したきれいな空気で術野および医療従事者の周りを包み込み，気流に乗せて速やかに手術台下に流れ，その空気は部屋の四隅にある壁面に設置されたリターンガラリ*より吸い込まれる構造となっている。この構造で手術台上のクリーン度が保たれている。

表5-1 病院内の清浄度クラス（白枠内は手術関係）

清浄度クラス	清浄区名称	該当室（代表例）	室内圧
Ⅰ	高度清潔区域	バイオクリーン手術室	陽圧
		易感染患者用病室	陽圧
Ⅱ	清潔区域	一般手術室	陽圧
Ⅲ	準清潔区域	未熟児室	陽圧
		膀胱鏡・血管造影室	陽圧
		手術手洗いコーナー	陽圧
		NICU，ICU，CCU	陽圧
		分娩室	陽圧
Ⅳ	一般清潔区域	一般病室	等圧
		通常新生児室	陽圧
		人工透析室	等圧
		診察室，待合室，X線撮影室	等圧
		救急外来（処置・診察）	等圧
		内視鏡室（消化器）	等圧
		理学療法室，一般検査室	等圧
		材料部，調剤・製剤室	等圧
		手術部周辺区域（回復室）	等圧
Ⅴ	汚染管理区域	RI管理区域諸室	陰圧
		細菌検査室，病理検査室	陰圧
		隔離診察室，空気感染隔離病室	陰圧
		内視鏡室（気管支）	陰圧
		解剖室	陰圧
		使用済みリネン室	陰圧
		汚物処理室，霊安室	陰圧

* **リターンガラリ**：ブラインドの桟（サン）を固定して目隠しをした空気の吸込口。

2. 手術室の設備

共通の設備として，手術室には専用の**手術台**，術野を照らす**無影灯**がある。無影灯にはいろいろなタイプがあり，その設置位置も術式によって考えなければならない。ランニングコストや熱感を下げた LED を用いた無影灯も設置されてきている。

最近は低侵襲手術の発達もあり，皮膚の術創もより小さくなり，術者が頭にヘッドランプをつけて手術をすることも多くなった。内視鏡下手術も増加し，術野の画像をモニターに映し出して行われる。術野の明るさも大きく価値観が変わろうとしている。一方で内視鏡手術の機器（画像録画装置，光源装置，気腹装置*，専用の凝固止血装置など）やロボット手術支援装置も増加し，それらの設置面積も広く確保しなければならないが，それら器材を保管するスペースが不足していることが多くの施設での共通の問題となっている。

3. 手術部内の構造

手術部内の構造として，鋼製小物や医療材料を搬送するルート，器材庫の面積，ごみの廃棄ルートも重要である。人，物，ごみの動線を考えなければ効率的な運用はできない。患者の動きとしての回復室や ICU との動線，術前診察室などの設置なども考慮されてきている。

III 手術の準備

1. 器械準備

手術に際し，手術室には**直接介助看護師**（器械出し）と**外回り看護師**が配置される。スタッフは手術術式に合わせた器械を用意する。定型的でない手術の場合，術式に合わせた器械，器材は医師から別途オーダーが出る。手術台，麻酔器，器械台などは，術式に合わせた配置を考えた準備が必要である。使用する機器や器材については臨床工学技士や放射線技師，材料部との連携も必要となる。看護師は手術術式だけではなく，術前の患者個々の状態や既往歴など，診療録や看護記録に目を向けておく必要がある。また術後の合併症の可能性についても知識をもっていなければならない（図 5-2）。

これらの情報は WHO の「**手術安全チェックリスト**」（p.261 図 4-9 参照）を用いた，職種を超えた安全チェックの場面で再確認することが重要である。確認のタイミングは麻酔導入前・皮膚切開前・手術室退室前に行われることが多い。すでに全国の国立大学病院では，全施設で導入されている[7]。

---

* **気腹装置**：腹腔内に炭酸ガスを送り込み，腹腔内を膨らませて手術空間を確保する装置。

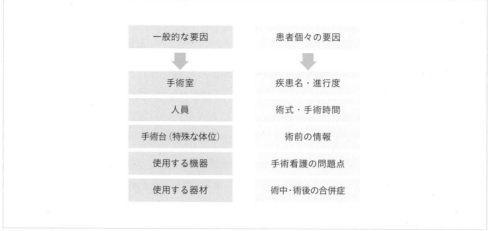

一般的な要因	患者個々の要因
↓	↓
手術室	疾患名・進行度
人員	術式・手術時間
手術台（特殊な体位）	術前の情報
使用する機器	手術看護の問題点
使用する器材	術中・術後の合併症

図5-2 手術の準備には患者に合わせた要因がある

▶ 器械名称の理解　看護師はその手術に使用する器械の名称と用途を理解し，準備をしなければならない。たとえば術中に医師から「ハサミ」と言われたとき，多くの種類の「ハサミ」があり，一般外科で使用するハサミにも，クーパー，長クーパー，メイヨー，メッツェンなど様々な種類がある。その用途により術者に渡すハサミは異なる。手術が迅速に，安全に進行することを念頭に置いた機器の準備をしなければならない。使用する前には器械の滅菌状態や滅菌期限，準備した器械の数も確認しなければならない。

▶ 外回り看護師の役割　出血量のカウント，使用した鋼製小物やガーゼのカウント，患者の体位変換や保温状態の確認，術野を見ながらの無影灯の調節，不足しそうな薬剤や器械類の補充，輸血の準備，手術中の記録などを行う。すなわち外回り看護師はその手術室全体のマネジメントをする。直接介助看護師から求められる器械の追加準備，麻酔科医の業務を介助しなければならない。

▶ 直接介助看護師の役割　手術が始まる際に手術の進行に合わせた器械展開をする。術野もしくは術野画像を確認し，先を予測した器械の準備も必要となる。出血が多くなりそうな場面や操作している場所が深いなどの状況に合わせた対応が求められる。

▶ 器材個数の確認　体内異物遺残や針刺しなどにも最大限に注意しなければならない。手術に際し大切な仕事の一つに，手術で使用する鋼製小物やガーゼなど体内で使用する器材の個数の確認がある。手術終了時にその数が合わなければ体内遺残を考え，その予防のためにも手術が始まる前にそれらの数を間違いなくカウントしておかなければならない。

┃ 2. 医療機器の配置

　手術前の準備段階で注意が必要なこととしては，手術室内のベッドサイドモニターや電気メスなどの複数の医療機器の配置を考えなければならない。配線などが複雑にならず，患者，術者や看護師の動きに対し，邪魔にならず，転倒の心配がないように，臨床工学技

外科編

手術療法の目的と意義

外科診断法

外科手術手技・処置の基本

麻酔の知識

5 手術室の管理

術前・術後管理と術後合併症の管理

生体の侵襲と生体の反応

炎症と外科的感染症

生体の損傷

救急医療とその実際

腫瘍の外科治療

臓器移植

士ともども協力して医療機器を配置する必要がある。

3. 手術室内の環境設定

室温・湿度，手術台の温度管理など環境の設定にも注意が必要である。患者の低体温は，術後合併症の発症率を高くすると報告されている[8]。また，手術室はチーム医療の最も代表とされる職場であり，多くのルール（マニュアル）を作成していくうえで，院内で定期的に勉強会を開き，手術室以外の部署の医師や薬剤師，臨床工学技士，ICU や病棟の看護師と意見交換を行うことも大切である。

IV 洗浄, 滅菌と消毒

1. 洗浄方法

手術で使用した器械は次の手術のために洗浄，滅菌，消毒をしなければならない。対象の材質により，洗浄方法も異なる。まず第一歩として汚れ（たんぱく質）の除去が重要である。汚れが残ったままでは，その後の滅菌，消毒も意味のないものになってしまう。洗浄には**用手洗浄**と**機械洗浄**があるが，均一な質が求められる手術用器材では機械洗浄が第一選択となる。ウォッシャーディスインフェクターや超音波洗浄装置などがあり，それでも効果のない場合は用手洗浄も併用される。洗浄にはアルカリ性洗剤，中性洗剤および酸性洗剤があり，各用途に応じ選択しなければならない。内視鏡下手術やロボット支援手術などで用いられる細径の器材は特に細かい構造であり，その洗浄にはまだまだ開発の必要性がある。

2. 滅菌方法

滅菌はすべての微生物を殺滅または除去する行為であり，微生物の存在する確率が 10^{-6}（100万分の1）以下に達したときと定義されている。医療で用いられる滅菌法には**加熱滅菌**として高圧蒸気滅菌があり，**ガス滅菌**としては酸化エチレンガス（ethylene oxide gas；EOG）滅菌，化学滅菌（過酸化水素低温プラズマ滅菌，過酸化水素ガス滅菌）による滅菌などがある。

▶ 高圧蒸気滅菌　高圧蒸気滅菌は最も安全で信頼性の高い滅菌法である。滅菌される物が熱に強く，湿気にも強い場合に適応する。金属，ガラス，紙，繊維製品などに用いられる。その条件は 135℃, 圧 3.2kgf/cm² で 20 分が一般的である。この滅菌は芽胞にも強い。

▶ **EOG 滅菌**　EOG 滅菌は熱に弱い物の滅菌に有用である。耐熱性の少ないゴム製品，プラスチック類，光学器械類などの滅菌に用いられる。滅菌時の缶内温度は約 60℃ と比較的低温であるが，滅菌処理に要するコストや時間がかかる。また，滅菌後の残存ガス

の除去などに注意を要する。発がん性や大気汚染の問題があるので，なるべく最小限の使用とすべきである。

▶ **過酸化水素低温プラズマ滅菌**　過酸化水素低温プラズマ滅菌も熱や湿度に弱い医療機器を滅菌できる。過酸化水素（H_2O_2）は，滅菌後，安定した水と酸素に分解され，人にも環境にも優しい。内視鏡，超音波プローブなど EOG 滅菌を行っていた物も，過酸化水素低温プラズマ滅菌で滅菌するようになってきている。

▶ **インジケーター**　これらの滅菌が確実に行われているかどうかの滅菌保証はインジケーターを用いて行う。インジケーターには化学的インジケーター（chemical indicator：CI）と生物学的インジケーター（biological indicator：BI）がある。化学的インジケーターは，滅菌物が滅菌工程に曝<ruby>曝<rt>さら</rt></ruby>されたか否かを区別するための物であり，外から見えるよう各包装の外部に貼付し，併せて，状況により包装内部に入れる。包装内部に置かれた化学的インジケーターは，滅菌物の滅菌後の無菌性は保証しないが，その部位まで熱などの滅菌効果が到達したことを示す。生物学的インジケーターの使用は滅菌効果を確認するために最も信頼性の高い試験方法であり，無菌性の保証が可能である。各滅菌法に対して抵抗性を有する細胞芽胞<ruby>芽胞<rt>がほう</rt></ruby>を指標として使用する。

3. 単回使用器材

近年，内視鏡下手術などでよく用いられる単回使用器材（single use devices：SUDs）は 1 回使用の目的で作られた器材であり，洗浄，滅菌して再使用すべきではない。アメリカ食品医薬品局（Food and Drug Administration：FDA）のような国の機関が，再生処理の条件がきちんと整っている場合は可能としているところもあるが，一病院レベルでその基準を立てることはかなり厳しいと考えられる。最近はロボット支援手術で使用する鉗子のように，複数回再使用できる器械も用いられることが多くなってきた。

V　入室者専用ユニフォーム・帽子・マスク

手術室は，空調により洗浄度の高い環境を維持し，術後感染を回避した手術ができる空間をつくっている。そのためには，手術室に入室する人はユニフォーム，帽子とマスクを着けなければならない。**専用のユニフォーム**は病院で用意され，日々，使用後は洗濯される。血液や体液などは感染物質なので，それを手術部外や家庭に持ち込まないための方策である。また髪や頭皮が術野に落ちる危険があるので，**手術用の帽子**（サージカルキャップ）は必ず着ける。いろいろなタイプがあり，最近は使い捨ての物を使用する施設が多い。

手術用のマスク（サージカルマスク）も着ける。マスクには眼を体液，血液による汚染から防護する透明フィルム（フェイスシールド）を備えた物や，血液の付着をわかりやすくするなどのため色が付いている物がある。サージカルマスクは，術野に唾液が飛散しないよう

外科編

第2編

手術療法の目的と意義

外科診断法

外科手術手技・処置の基本

麻酔の知識

5 手術室の管理

術前・術後管理と術後合併症の管理

外科的侵襲と生体の反応

炎症と外科的感染症

生体の損傷

救急医療とその実際

腫瘍の外科治療

臓器移植

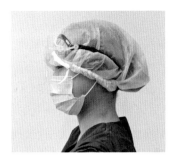

直接介助看護師は，帽子とマスク（フェイスシールド付きもある）を装着して，血液や体液からの曝露を避ける。　※ゴーグルを着けることもある。

図5-3 手術用の帽子・マスクなどの着用

にすると同時に，血液・体液の飛散，飛沫から医療従事者を守る役目もしている。眼に血液が入らないように，**ゴーグル**を着用することもある（図5-3）。

VI 手洗いとガウンテクニック

1. 手洗い方法

手指に存在する微生物（細菌叢）には，表皮ブドウ球菌などのコアグラーゼ陰性ブドウ球菌（CNS）を含む**皮膚常在菌**が存在する。加えて，大腸菌などのグラム陰性菌，黄色ブドウ球菌などのグラム陽性菌を含む**皮膚通過菌**が存在する（表5-2）。

皮膚常在菌は消毒薬でも除去しきれないが，皮膚通過菌に関しては，抗菌薬を含まない石けんと流水でほとんど除去される。皮膚通過菌はしっかり洗い落とし，皮膚常在菌についても手術などの侵襲的操作を行う場合は，しっかり菌数を減少させておかなければならない。手洗いは時代により，その方法と石けんや製剤は変わっている。

手洗い法による手指の菌数の差の報告はあるが，手術時の手洗いにおける**スクラブ法**と**ラビング法**による手術部位感染（surgical site infection：SSI）発生率の検討が行われ，両者間において有意差は認められていない[9]。

表5-2 手指の皮膚に存在する細菌

皮膚常在菌（定住フローラ：resident skin flora）	皮脂膜，皮膚のひだなどの深部に常在する。表皮ブドウ球菌などのコアグラーゼ陰性ブドウ球菌（coagulase-negative *staphylococci*：CNS）が含まれる。	消毒薬でも除去しきれない。
皮膚通過菌（一過性フローラ：transient skin flora）	皮膚表面，爪などに周囲の環境より付着したもの。大腸菌などのグラム陰性菌，黄色ブドウ球菌などのグラム陽性菌が含まれる。	石けんと流水でほとんど除去可能

▶ **アルコール擦式製剤の導入**　手術時手洗いにかかる時間が短縮できるようになり，滅菌タオルを使用する必要がなくなるため，除菌効果がほぼ同等であった場合は経済的理由での導入がなされている。以前はスクラブ法が多くの病院で主流であったが，ブラシ使用による皮膚損傷から院内感染の問題が指摘され，現在は皮膚を損傷させず，かつ滅菌効果や持続的な殺菌効果があることから，0.5 ～ 1% のクロルヘキシジングルコン酸塩配合のアルコール製剤によるラビング法に変遷してきている。

▶ **手術用手袋の損傷**　手術用手袋を交換することは一般的であるが，長時間手術では本人も気づかないうちに小さな穴，すなわち microperforation（ピンホール）が発生していることがあると報告されている [10) 〜 12)]。整形外科以外には脳神経外科，循環器外科，泌尿器科，外科でのピンホール発生が多い。手袋の交換時期については，手術開始後 3 時間以内に行うことを勧める報告がある [13), 14)]。手袋の穿孔に関しては，ラテックス手袋を二重にした場合と一重の場合では，最外側の手袋の穿孔に有意差はなく，最内側の手袋で有意に，一重より二重の手袋のほうが穿孔が少ないと報告されている [15)]。

▌2. ガウンテクニック

　ガウンテクニックとは滅菌ガウンの正しい着用法である。現在はディスポーザブル（使い捨て）のガウンを用いている施設が多い。着用した際に外側になる面には素手では触れな

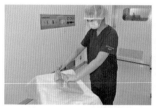
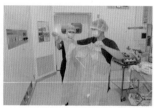
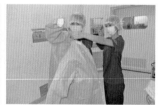

1. 着用した際，外側になる面には素手では触れないようにガウンを広げることが基本である。

2. ガウンの肩から首に近い部を持ち，介助者にその部に付いているひもを渡し，順に片方ずつ上肢を袖に通す。

3. 両上肢を通した後は上肢を下げないようにする。

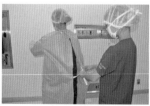
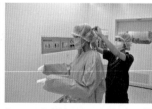
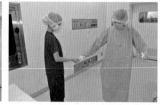

4. 介助者は肩ひもを結び，ガウンの外側に触れないように腰の部分のひもを内側で結ぶ。

5. マスクが付いているガウンの場合はマスクのひもを介助者に渡し，結んでもらう。

6. ガウンの外側を結ぶひもをはずし，介助者にタッグを渡す。介助者はそのタッグを受け取り，背部を回して結ぶ。

図 5-4　ガウンテクニック

いようにガウンを広げることが基本である。滅菌されたガウンは製造会社によりその畳み方や着用法が若干異なる。一般的なガウニングの手順を図 5-4 に示す。

　ガウンは手術にかかわらない科や部署でも着なければならない場面がある。ガウンテクニックは医療者の基本手技であり，確実に習得すべき手技である。

VII 感染症の取り扱い，感染防御のためのスタンダードプリコーション

1. 感染症の取り扱い

　術前に感染症の有無をチェックすることは，患者への対応とスタッフへの二次感染防止の目的で行われている。定期手術では患者の B 型・C 型肝炎，梅毒の術前検査をしている施設が多い。体液，血液などがすべて感染物質であると判断し，後述するスタンダードプリコーションをきちんと理解し守っていれば，検査の必要性はないと考える施設もある。ヒト免疫不全ウイルス（human immunodeficiency virus：HIV）については手術前に検査を行う施設と行わない施設がある。手術のための HIV の検査は保険適用外の検査と判断され，その費用は現在のところ，各病院が負担している。

　術前の感染症検査をしている施設では，スタッフや医師の針刺し事故などが起きた場合，その対応がその後の判断の一助となると考え検査している施設が多い。結核については術前診断がついている場合は結核専門病院へ移送し手術を行う。やむを得ず手術を行う場合は，陰圧空調設備のある手術室で行い，時間的な余裕があれば，その日の最後の手術とする。

2. 感染防御のためのスタンダードプリコーション

　感染防御の一般的予防措置を励行し，これらを日常的に実施することが重要である。

　1996 年にアメリカ疾病管理予防センター（Centers for Disease Control and Prevention：CDC）が発行した隔離予防策ガイドラインにより提唱された「感染症の有無にかかわらずすべての患者に適用する疾患非特異的な予防策」のことを**スタンダードプリコーション**という。これは，患者とともに医療従事者を感染事故から守るための策である[16]。具体的には，手洗い，手袋やガウンの正しい着用，器具や器材の正しい取り扱い，患者の隔離などがある。手術室におけるその主な留意点は以下のとおりである。

❶ 血液，体液，排泄物は感染物質であるという認識をもつ。

❷ 粘膜，傷のある皮膚，血液，体液などに触れるときに手袋（グローブ）を着用し，非汚染物やほかの患者に触れるときや退室するときにははずす。

❸ 入退室や患者に接触する前後，血液，体液などに触れた後，一処置ごとに手洗い，または速乾性擦式アルコールで手指消毒を励行する。

❹ 清潔部門に入るときには帽子，マスクを着用する。帽子は髪が出ないように，マスクは顔に密着させ，口と鼻を完全に覆うように着用する。

❺ 手術が行われている部屋への入室および滅菌物が展開されているときは，マスク，シールド付きマスク・ゴーグルを装着する。

❻ 汚染した物は，血液や骨片など目に見える付着物を洗浄除去してから噴射型洗浄（ウォッシャーディスインフェクター）で洗浄することが重要である。高温高湿による洗浄が不可能なゴム・プラスチック製品，光学器械などは，除菌洗浄剤や酵素配合中性洗剤によるブラッシングや浸漬洗浄をした後，オートクレーブ滅菌やEOG（エチレンオキサイドガス）滅菌，ステラッド®（過酸化水素低温プラズマ）滅菌をする。

❼ 医療廃棄物の処理：血液が付着した物や注射針，メスなど鋭利な物は感染性廃棄物容器に入れて破棄する。

❽ 患者が感染している可能性が高い場合，接触感染・飛沫感染・空気感染の3つの感染経路それぞれに応じた対策をとることが重要である。病原体の感染経路を無視した過剰な対策は，非科学的であるうえに資源の浪費，コストの浪費につながる。

Ⅷ 回復室の構造・設備と運用

　手術室の効率的な運用を目的として回復室を設置している施設もある。全身麻酔手術直後の患者は，麻酔からの覚醒が不十分であり，呼吸・循環動態が安定していないので，一般病棟に戻る前に注意深い観察が必要である。また，**デイサージェリー**（日帰り手術）*で麻酔を確実に覚ますため，回復室に行き，家族と帰宅までの間を過ごす場合に利用することもある。

　回復室は手術室に併設された部屋で，呼吸循環的なバイタルを集中的に管理する。患者の管理は麻酔科医と術直後の患者の管理に慣れた看護師を配置していることが多い。各種モニターを設置し，呼吸，循環，中枢神経機能を一定間隔で測定記録し，患者の状態が安定して帰室可能になると退出する。日帰り手術の場合も，手術後帰宅可能と判断されるまで回復室を利用する。

　設備としては，ベッド周囲に心電図などのバイタルを診るモニター，酸素投与するための設備，喀痰吸引のための吸引器，パルスオキシメーター，CO_2モニターなどを設置する。薬品は状態の変化に対応できる救急対応のセットが常備されていることが多い。

---

*　**デイサージェリー**（**日帰り手術**）：手術当日に来院し，手術後，その日あるいはその翌日に帰宅する方法。鼠径ヘルニア，下肢静脈瘤，痔核，白内障，翼状片，膝関節鏡視下手術などの良性疾患の手術が低侵襲で行われている。

文献

1) 堀田哲夫：手術部看護師の適正数に対する理論値，手術医学，31（3）：196-199，2010.
2) 平田哲：データに基づく手術部運営システムの構築と実践　旭川医科大学研究フォーラム，11：14-20，2010.
3) 日本医療機器学会編：医療現場における滅菌保証のガイドライン，2015.
4) 大久保憲，平田哲：最新！手術室看護師が知っておくべき感染領域ガイドライン情報，オペナーシング，25（12）：1349-1361，2010.
5) 日本手術医学会：手術医療の実践ガイドライン［改訂版］，日本手術医学会誌，34，別冊，2013.
6) 日本医療福祉設備協会：病院空調設備の設計・管理指針；病院設備設計ガイドライン，空調設備編，2013.
7) 国立大学附属病院長会議常置委員会：令和元年度 医療安全・質向上のための相互チェック報告書，http://nuhc.jp/Portals/0/images/activity/report/sgst_category/safety/sougocheck_result2019.pdf（最終アクセス日 2021 年 10 月 18 日）
8) 山蔭道明編：周術期の体温管理，克誠堂，2011.
9) 深田民人：手術時手洗い法に対するラビング法とスクラビング法による手術部位感染発生率の比較，日本外科感染症学会雑誌，3（4）：515-519，2006.
10) 佐藤直樹，他：手袋のバリアー性は術中に破綻する，手術医学，26（3）：64-67，2005.
11) Kojima, Y., et al.：Unnoticed glove perforation during thoracoscopic and open thoracic surgery. Ann Thorac Surg，80：1078-1080，2005.
12) Gunasekera P.C., et al.：Glove failure；an occupational hazard of surgeons in a developing country. J R Coll Surg Edinb，42：95-97，1997.
13) Mangram A.J., et al.：Guideline for Prevention of Surgical Site Infection. 1999. Centers for Disease Control and Prevention（CDC）Hospital Infection Control Practice Advisory Committee. Am J Infect Control，27：97-132，1999.
14) 木下恵実，村瀬妙子：手術開始後 3 時間以内の術中手袋交換定着への取り組み，手術医学，33（4）：458-460，2012.
15) Korniewicz DM：Intelligently selecting gloves. Surgical Services Management，3（2）：13-15，1997.
16) 向野賢次訳，小林寛伊監訳：病院における隔離予防策のための CDC 最新ガイドライン；Infection Control　別冊，メディカ出版，1996.

第2編

手術療法の目的と意義

外科診断法

外科手術手技・処置の基本

麻酔の知識

5 手術室の管理

術前・術後管理と術後合併症の管理

外科的侵襲と生体の反応

炎症と外科的感染症

生体の損傷

救急医療とその実際

腫瘍の外科治療

臓器移植

第 6 章

術前・術後管理と
術後合併症の管理

この章では

● 術前の患者の状態の把握と評価を理解する。
● 術後の患者の評価を理解する。
● 術後疼痛管理を理解する。
● 術後合併症のしくみと対処を理解する。

外科は，手術治療によって疾患に対処する治療法である。手術治療は，すべてからだにとって侵襲的である。侵襲的とは，何かしらのダメージ，負荷をからだに与えるということである。それらの侵襲に対して，からだの負担を最小限にとどめ，手術後の回復を図らなければならない。そのために，術前・術後の管理が必須であり，起こり得る病態や合併症を知って対処しなければならない。

術前・術後の管理には，**術前管理**（pre-operative management），**術後管理**（postoperative management）という言葉を使う。術前と術後を併せて，**周術期管理**（peri-operative management）という言葉も使われ，術前と術後を一連の経過として理解すべきと考えられる。

患者の状況は，一人ひとり異なっている。年齢，性別，体格，併存疾患，既往疾患，手術歴，社会的背景，対処すべき疾患の状況，それぞれが個別であるが，共通する事柄も多い。患者の状況を，患者に接して把握すること，その変化を感知すること，それに対する対処を知っていることが大切である。最終目的は，患者の順調な術後経過であり，退院とその後までの円滑な経過である。

I 術前管理

1. 患者の状態の把握

手術は，その患者に身体的にも，精神的にも，社会的にも多大な影響を与える。まず，把握すべきは患者全体の状況である。患者に関する情報は種々あり，情報が不足しているよりは多いほうが望ましいであろう。しかし，そのなかで周術期管理に関して，優先順序を整理して把握すべきである。

患者が元気であるか，暦年齢と比較して身体的年齢はどうか，体格・体型はどうか，理解力はどうかなど，一見して把握し得る事柄も大事な情報である。また，既往歴，他疾患の治療歴，内服薬の把握も必要である。喫煙状況，飲酒状況についても聴取は必須である。さらに客観化できる事柄は，検査を行い，その結果に基づいて評価することとなる。

2. 術前の患者評価

手術前の患者についての客観的な評価を行うこととなる。種々の術前検査を実施し，評価する。手術患者に共通する一般的検査，個々の患者の状態によって必要な追加検査，専門科への術前コンサルトなどについて考える。

1 術前の検査評価

一般的な検査としては，採血採尿検体による**血液型検査**，肝炎を含めた**感染症検査**，末

梢血液一般検査（血算），**血液生化学的検査**，**出血凝固検査**，**尿検査**は必須である。生理学的検査として**心電図検査**と**呼吸機能検査**（必要に応じて），画像検査として**胸部・腹部Ｘ線検査**は必須の検査である。

　採血検査では，既往歴などを参考にして，糖尿病や脂質代謝異常症（高脂血症）の項目も追加すべきである。悪性疾患では，その疾患に特異的な腫瘍マーカーの測定も必要となる。生理学的検査に関して，呼吸機能に問題があり，術後に呼吸器合併症をきたすことが心配される場合は，血液ガス分析を行っておくべきである。循環器併存症が疑われる場合は，負荷心電図が追加となる。

　以上の諸検査により，客観的なデータとして患者情報が得られる。異常データに関しては，その原因を考察するとともに，専門科への相談が必要かどうかを判断する。

2　併存症の把握，専門科へのコンサルトなど

　近年，代謝系の疾患をもっている患者は多い。また高齢化に伴い循環器系の疾患についても注意を要し，専門科へのコンサルトが必要である。

　代謝系疾患，特に糖尿病については，状態の把握と十分な血糖コントロールが術前から必要である。高血糖の持続は，術後の感染，創傷治癒などに影響してくると，合併症の誘因ともなり得る。**空腹時血糖値とHbA1c**（ヘモグロビンA1c）**の測定**は必須であり，代謝内科へのコンサルトも必須である。血糖コントロールがなされていなかった場合は，血糖コントロールのための術前入院も必要となる。脂質代謝異常症については，それほど厳密なコントロールは要求されていない。

　循環器疾患のチェックが入ることがあり得る。心電図異常としては，虚血性の心電図変化，リズム異常（心房細動，心室性期外性収縮），ブロックなどの伝導系異常，頻脈，徐脈などがあり得る。循環器系併存症は，術中，術後の致命的ないし重篤な合併症を起こし得る疾患である。循環器専門医へのコンサルトは必須である。**負荷心電図**（マスターダブル，マスタートリプル，トレッドミル）がスクリーニング検査として行われ，さらに**心筋シンチグラム**や**心臓カテーテル検査**が追加される場合がある。結果によっては，循環器の治療を優先することがあり得る。

3　内服薬，内服状況の把握，理解度の把握，術前リハビリテーションの可能性など

　近年，併存症をもっている患者は増えている。既往歴のチェックとともに，併存症に対する内服治療の有無，内服薬の内容，服薬状況の把握が必要である。

　高血圧症，慢性心房細動，虚血性心疾患，糖尿病，脂質代謝異常症（高脂血症），気管支喘息などの治療はないかどうか，特に，手術前後で中止ないしほかの薬物への変更を要するものがないかどうかを，確認しなければならない。中止すべき薬を継続していると，手術中止もあり得るので，詳細な聴取を要する。

　喫煙，飲酒の状況は必ず聴取するが，原則として禁煙が要求される。飲酒についても，

過度の飲酒に対する制限を指導する。年齢，喫煙状況から判断して，術前の呼吸訓練が必要となる。患者自身に十分に理解してもらうことが重要である。

　そのときに，患者とのやり取りによってわかることとして，**患者本人の理解度の把握**も必要である。医療者側の説明や指示をきちんと理解できるか，それに従うことができるか，あるいは何らかの問題があるか。これらの情報については，主治医のみならず看護師やほかの医療者と情報を共有すべきである。術後管理が支障なく進むための対処が必要になることもあり得る。

　手術は患者の生活に大きく介入するため，患者の日常のペースは崩され，いつものことが，いつものようにできなくなることがあり得る。臥床状態での呼吸機能の低下，禁食による嚥下機能の低下，ベッド生活のための運動能力の低下などが，生活の維持に支障をきたし得る危険性がある。高齢や何らかのハンディをもっているなどの場合は，術後の状況を見通して，術前から各種のリハビリテーションを始めておくという考え方もある。そのための専門の設備や理学療法士のそろった態勢が理想的であるが，この点は，病棟で接する医療者の意識としても大事なことである。

3. 術前麻酔科コンサルト

　以上のような経過で患者の術前の状態が把握できたら，併存疾患などの問題点を含めて**術前麻酔科コンサルト**が必要となる。麻酔科からは手術中の麻酔を安全に行うため，周術期の患者管理の注意点についても助言があるはずである。

　術中予想出血量などから，術前の輸血準備，術中の使用条件などについても，情報共有が必要である。循環器系，呼吸器系のリスクが高いときには，安全を第一として手術の延期ないし中止もあり得る。

4. 手術前日の管理，準備

　手術を翌日に控えた患者にどう接するかについては，十分に配慮すべきである。患者へ手術についての説明がなされ，理解が得られているか，術後の経過についても説明と理解がなされているかは大事なことである。術後の順調な経過は，患者と医療者の共同作業である。

　手術によっては，手術部位の剃毛，除毛が必要となる。皮膚への障害を最小限にして細菌感染を予防する観点から，当日術直前に必要な範囲のみ電気バリカンで除毛するようになってきている。

　全身麻酔手術では，術前の禁飲食が必須である。麻酔導入時の嘔吐，誤嚥などを起こさないためである。消化管手術の場合は，禁飲食に加えて，術前の腸管処置を行うことが多い（ただし，現在は腸管処置に関しては不要との意見も多い）。

　手術前夜は，必要であれば入眠剤の投与も考慮すべきである。

5. 当日，手術室入室まで

当日手術直前には，不安の緩和に努めながら，身体的にも精神的にも患者が落ち着いているかを確認する。バイタルサイン（体温・脈拍・呼吸・血圧）の確認により，発熱が認められたときは手術の中止もあり得る。禁忌事項が守られていることも再確認する。

Ⅱ　術中管理

本章では，主に術前と術後の管理を取り扱う。そのため術中管理についての詳細は，第3〜5章などを参考にされたい。術中管理では，①麻酔，②体位，③体温，④出血量，⑤尿量，⑥覚醒度合いが重要となる。

Ⅲ　術後管理（手術直後から）

1. 術後の患者評価

手術室から帰室した患者に対してまず大事なことは，麻酔からの覚醒状態を含めた**意識状態とバイタルサイン**（体温・脈拍・呼吸・血圧）**のチェック**である。患者の全身状態の安全を確認することが術後管理の始まりである。よびかけに反応するか，四肢の麻痺などはないか，麻酔からの覚醒を確認するとともに，術中体位による損傷やほかの障害がないかどうかをみておく。

体温・脈拍・呼吸・血圧のバイタルサインの測定と確認に加えて，手術直後は**酸素飽和濃度の測定**もすべきである。これにより酸素投与の適応が判断される。体温の確認も大事である。低体温は，術後回復を妨げることになる。適宜，保温を行う。

膀胱内留置バルーンカテーテルが挿入されていれば，尿の流出は問題ないか，性状は問題ないか（血尿など），尿量は確保されているかをみておく。

ドレーンが付属してくることが多いので，ドレーン挿入部位（体表），留置先（腹腔や胸腔内のどこに）の確認をする。ドレナージされるべきものを考えて，ドレナージされているものの性状をチェックする，特に出血はないか，胆汁など消化管内容の流出はないかを瞬時に観察する。さらに，ドレーンの固定部位などをチェックして，ドレーンの事故抜去（自己抜去を含む）などがないように注意する。

2. 術後疼痛管理

手術では，からだのどこかに切開が加わっている。このため当然，術後疼痛をきたす。

術後疼痛は，主に体性疼痛である。知覚神経が刺激されて，疼痛が認識される。疼痛刺激は，生体に様々な影響を及ぼす。その影響は，生体に不利益をきたすことがほとんどである。よって，術後には**適切な疼痛コントロール**が必須である。

術後の疼痛の負の影響として，疼痛による体動の自制による離床の遅延，呼吸機能の抑制，消化管蠕動回復の遅延，静脈血栓形成の危険性などがある。また，交感神経緊張による頻脈・血圧上昇や不整脈などがあげられる。疼痛による不眠，不安や恐怖心などの精神的なストレスも看過できない。患者の疼痛の有無，その程度を適切に把握しなければならない。

術後の疼痛については，必要にして十分なコントロールが必要であり，鎮痛薬は使っているが，患者が痛みを感じている場合には，コントロール不良ということになる。

鎮痛薬の適切な使用が原則である。術直後は経口摂取が制限されていることが多いので，鎮痛薬の投与は，経静脈的，経硬膜外，筋肉注射，肛門内投与で行われる。術中に創部局所に，長時間作用の局所麻酔の注射を行うこともある。

近年は，患者自身が疼痛を感じたら自ら鎮痛薬投与が可能な**自己調節鎮痛**（patient-controlled analgesia：PCA）が行われることが多くなっている。患者自身がボタンを押すことで，1回量の鎮痛薬が投与され，追加は一定のインターバルがないと行えないように安全が確保されている。投与経路は，持続硬膜外法か，経静脈法が行われている。効果を期待できる良い方法であるが，投与内容や投与経路の確認など安全確保が大事である。

▌3. 創傷管理，ドレーン管理，輸液ライン管理（動脈ラインを含む）

手術直後の患者には，輸液ライン，留置されたドレーンなど，いくつかの付属物が付いてくる。それらのルートの確認と事故抜去などを防止するための安全確保が不可欠である。何が付いているのか，どこに入っているのか（行く先，通る経路），何のために入っているのか，内容はどんなものなのか，固定は安全であるかなどをチェックする。

手術創部のチェックは必須である。どのように創が閉鎖されているのか，出血はないか，今後に特別な処置を要する創部なのか，今後に感染の危険性は高いのかどうかなどを把握する。創部消毒処置については，必要最小限の処置にすべきである。創感染は，術中に細菌汚染がコントロールされているかどうかに依存して，術後の消毒の有無には関係しない。閉創時に，またそれ以前の細菌汚染からの創面保護に努めるべきである。創感染は，術中にその原因がある。

輸液ラインは，その全長にわたって問題がないことを確認する。屈曲の有無，はさみ込みのないこと，三方活栓の向きの確認，輸液内容が指示と相違ないこと，ラインの固定の確実性の確認もする。

ドレーンに関しては，経時的なドレナージ量と性状のチェックが重要であるから，帰室時にまず，どのような状況であったかを記録すべきである。ドレーンの管理について，ドレーンの抜去時期に関しては，医師の判断によるが，位置のずれのないこと，刺入部の異

常の有無について確認する。ドレナージ内容の急な変化があった場合は，医師に報告して，必ず確認してもらう。後述する合併症を未然に防ぐ機会となることもあり得る。

4. 術後の安静度

　手術直後は，必然的にベッド上安静となる。術後1日目には，特別の理由（人工呼吸器の装着，循環状態の不安定さ，胸腔ドレーン留置，ドレーン管理上の理由など）がない場合には，通常，年齢を問わず，離床を促すこととなる。自力歩行ができれば理想的であるが，そうでなくとも，ベッド上での座位，ベッドサイドでの起立，立位維持を試みるべきである。

　早期離床は，活動性を早期から回復することを目指し，心理的精神面での意欲だけではなく，呼吸器合併症の予防，腸管機能の早期の回復，下肢などの筋力低下の防止を期待することとなる。

　術前から生体の通常状態からの逸脱を減じて，術後の腸管機能回復を含めて，早期の術後回復を目指す **ERAS**（イーラス）（enhanced recovery after surgery）という概念も，臨床に応用されてきている。さらに，術後リハビリテーションの考え方も入るようになってきている。

5. 食物摂取と排泄

　消化管の術後に腸管吻合（ふんごう）がある場合は，吻合部の安静を保つために**術後の禁飲食**が必要とされる。術後は腸管麻痺もあり得るので，吻合部の安全と腸管機能の回復を待って，経口摂取を再開することとなる。具体的には，排ガスの確認，便通の確認，腹部所見（腹部膨満がないこと，正常な腸雑音の聴取など），食事への意欲の確認などである。水分の摂取から始めて，嚥下機能に問題のないことを確認して，固形物の摂取へと進めていく。食事再開のタイミングは医師の判断によるが，患者の状態の把握は現場医療者すべての責務である。

　高齢者の禁食後や，長期の禁食からの食事再開は，**誤嚥の危険性**があるので，嚥下機能に十分に注意を要する。誤嚥性肺炎の発生は，術後回復を遅らせるばかりでなく，死に至る危険性もあり得る。これからは嚥下機能を訓練するため，術前からのリハビリテーションの導入も視野に入れるべきである。

6. 心理的動揺とその回復

　手術という一大事件は患者に対して，精神的緊張，麻酔という自分の時間の途絶などの様々な影響を与える。術後の不穏，せん妄（もう），不眠，認知機能の低下などをきたすこともあり得る。一過性のことが多いが，必要な鎮静薬の投与や精神科医へのコンサルトなども含めて適切な対処が必要である。まずは，術後管理が安全になされるように考え，術後の回復が速やかであるように管理する。ささいなことであっても，患者の変化，通常からの逸脱を見過ごさないようにする。

Ⅳ 術後合併症の管理

1. 術後合併症とは

術後合併症（post-operative complication）は，手術治療に伴ってある確率で不可避的に生じる。最大限の注意を払って手術を行っても，ある確率で起こってしまう病態である。

原因（誘因）はすべて，手術という生体への侵襲である。手術という侵襲がなければ，起こり得ない現象である。手術そのものにも，患者の状態にも依存する事柄である。確率が低くても起こり得る術後のトラブルと考えてもよい。起こらないように，その誘因をつくらないようにすることに留意すべきである。起こってしまったときには，その状態から可及的早期に回復することを目指すことが一番大事である。そして，その原因を検討して，今後の診療に生かすことが大事である。

術後合併症に対処するには，どのようなことが，いつ頃，どのようにして起こり得るかを理解しておき，早期に発見して対処することが必要である。

2. 起こり得る合併症の理由としくみ，起こる時期への対処

1 考え方

手術治療に伴ってある確率で不可避的に生じる病態としての術後合併症について，いくつかの因子に分けて考えてみると理解しやすい。

▶ **手術操作に起因する合併症** 初めに，手術操作に起因する合併症がある。手術内容そのものに特異的なものである。手術操作が，どこに及ぶのか，どのような操作が加えられるのかは，個々の手術によって異なってくる。扱われる臓器，血管処理の部位，腸管切離の部位とその部位の血流の具合に加えて，腸管が開放される場合には，起こり得る細菌汚染の程度などが考えられる。

▶ **手術侵襲そのものに起因する合併症** 2番目に，手術侵襲そのものに起因する合併症がある。手術という生体へのダメージそのものが原因となるものである。体表の手術（甲状腺，乳腺）と体腔内（胸腔，腹腔）にアプローチする手術では，侵襲の程度は異なってくる。手術時間，術中の出血量，輸液バランスなども手術侵襲に影響してくる。

▶ **麻酔に関係する合併症** 3番目に，麻酔に関係する合併症がある。麻酔の操作，麻酔薬によるもの，麻酔によって生じる変化などによるものである。挿管時の影響，挿管による呼吸器への影響，麻酔薬による中枢神経系への影響，低体温に起因するもの，低血圧によるもの，末梢循環不全に関係するものなどが考えられる。

▶ **術後管理に関係する合併症** 4番目に，術後管理に関係する合併症がある。併存症がある場合，適切な管理がなされないときに生じ得るものである。中枢神経系の虚血や血栓に

よるもの，心臓・循環器併存症があるときの心不全，心筋梗塞，肺動脈血栓塞栓がある。一方，肝障害があるときの肝不全，呼吸機能低下があるときの肺炎や無気肺，腎機能低下があるときの腎不全，糖尿病があるときの高血糖や易感染性がある。これらは，術後管理が適切になされれば回避し得るものである。

2 起こる時期からみた合併症

合併症は，それが出現する時期に特異性がある。そのタイミングを知ることが大事である。タイミングを知れば，合併症を予想して予防することにつながり，起こってしまったときには，早期に対処することにつながる。術後の時間経過に沿って考えると理解しやすい。手術直後，術後48時間（1〜2日），術後3〜4日，術後1週間前後（5〜10日），術後1か月，それ以降の術後晩期に分けて，主だった合併症を表6-1に記す。

どの時期に，どのような合併症が生じ得るかを知っていれば，術後の時期に応じて観察しチェックすべき要点が，おのずから予測されてくる。術後合併症の早期発見につながるので，大事な事柄である。

3 臓器別にみた合併症

臓器別に，合併症を循環器系，呼吸器系，肝臓，腎臓，腸管，皮膚に分けて考えてみる（表6-2）。

臓器別の観点は，合併症を全身的状況のなかで把握するのに役立つ。その際は外科的な

表6-1 合併症が出現する時期と各々の特異性

術直後	後出血，麻酔に関連する合併症（覚醒不良，換気不足など），循環器系〔循環不全（ショック），不整脈など〕，呼吸器系（無気肺，酸素化不良など），代謝系（高血糖など）など
術後48時間（1〜2日）	後出血，呼吸器系（無気肺，肺炎など），循環器系（不整脈，心筋梗塞など），深部静脈血栓症，初回離床時の肺動脈血栓塞栓，精神面（術後せん妄，不隠など），代謝系（高血糖など），疼痛など
術後3〜4日	麻痺性イレウス（腸閉塞），呼吸器系（肺炎，肺水腫など），循環器系（肺水腫，心不全など），ストレス性潰瘍 など
術後1週間前後（5〜10日）	創部感染などのSSI（手術部位感染症）の顕在化，縫合不全，ストレス性潰瘍，器械的（癒着性）イレウス，消化管再建後の通過障害 など
術後1か月	器械的（癒着性）イレウス など
術後晩期	器械的イレウス など

表6-2 臓器別にみた合併症

循環器系	不整脈，心不全，心筋梗塞などの虚血性心疾患，循環不全 など
呼吸器系	無気肺，換気不全，肺炎，肺動脈血栓塞栓 など
肝臓	肝機能異常（薬剤性肝障害，胆汁うっ滞性肝障害など），肝不全（肝硬変などの併存症の場合），出血傾向 など
腎臓	乏尿，腎不全（腎前性，腎臓原性，腎後性）など
腸管	麻痺性イレウス（腸閉塞），器械的（癒着性）イレウス，通過障害 など
皮膚	薬疹，アレルギー反応，外傷性損傷，皮膚のトラブル，褥瘡 など
精神神経系	意識障害，術後せん妄，術後不隠，認知機能低下，術後うつ状態 など

表6-3 手術に特異的な合併症

胃がん術後	腹腔内細菌感染，胃がん術後の縫合不全からの腹腔内感染，感染からの血管破綻，出血 など
膵臓術後	膵液瘻から出血，膵臓術後の膵空腸吻合部の縫合不全，それに誘発される血管破綻からの出血 など
結腸・直腸術後	細菌感染，結腸・直腸術後の縫合不全（特に直腸術後），それに続く腹膜炎状態，一時的人工肛門の必要性 など
肝臓術後	肝実質内の胆管の損傷，胆汁漏出，胆汁流出路の狭窄や閉塞 など

知識だけではなく，内科的な知識をもつことも要求されてくる。

4 | 個々の手術からみた合併症

　個々の手術は，それぞれに操作が加わる臓器も異なり，操作が加わる脈管，切離される脈管も異なる。切除される臓器の量も異なり，再建方法によっては，合併症をきたしやすい吻合などがあり得る。よって，個々の手術に特異的な合併症の発生があり得る。いくつかの事例を表6-3 にあげている。

　手術後には，種々の合併症が時期を追って起こり得ると知っていること，この点を踏まえて観察を密にすることが要求される。まずは，術後の1週間〜10日間を，合併症がなく，あるいは合併症が少なく乗り越えることが，患者の順調な術後回復に結びついてくる。

第 **7** 章

外科的侵襲と生体の反応

I 手術侵襲と生体反応

1. 外科的侵襲とは

　ヒトは寒冷にさらされると，震えなどを誘発して体内の熱産生を増加させ，体温を一定に保つ。また，食後に血液中の糖が増えればインスリンを分泌して血糖を一定値まで下降させる。このように，生物には，からだの内部や外部の環境変化にかかわらず，内部環境を常に一定に保つようなしくみが備わっている。これは**ホメオスタシス**（恒常性の維持）とよばれ，生物が生物たる重要な要件であり，健康であることの最も重要な要素である。

　この生体の恒常性を破綻させる可能性がある有害刺激を**侵襲**（ストレス）という。**外科的侵襲**とは，外科手術，外傷，熱傷，放射線照射，およびこれらに関連する出血，阻血，疼痛，感染などを指す。

2. 生体反応とは

　生体は侵襲に対して内部環境を守り，恒常性を維持するために，様々な防御反応を発動させる。これが**生体反応**である。生体反応は，一般に侵襲の種類とは無関係に起こる共通の全身的な反応であり，その代表的なものが発熱，心拍数の増加，白血球数の増多などである。すなわち，無菌的に行われる外科手術でも，細菌感染でも，基本的には同じ全身反応を惹起する。この点をよく理解しておく必要がある（表7-1）。

　このような生体反応を惹起し制御するためには，生体内における様々な情報伝達機構が必要であり，その一つが古くから知られている神経内分泌反応である。さらに近年，サイトカインをはじめとする様々なメディエーターによる情報伝達機構が明らかとなっている。これらの情報伝達の結果，侵襲後に呼吸，循環，代謝，免疫，神経，内分泌系に大きな変化が生じる。生体反応は生体防御のために必須の重要な反応であるが，過剰となると自らの組織・臓器を障害することも明らかとなっている。

II 侵襲と生体反応の研究の歴史

　ベルナール（Bernard, C., フランスの生理学者，1813〜1878年）は，生体の特徴を，外の状況（外部環境）が変わっても体内の状態（内部環境＝血液）が維持されることであるととらえ，"**内部環境の維持**"という概念を打ち立てた。この考え方はその後，アメリカのキャノン（Cannon, W.B., 1871〜1945年）のホメオスタシスという概念に受け継がれる。キャノンは交感神経系の反応を動物が敵に遭遇したときの反応になぞらえ，戦うか逃げるか（fight or flight）と表現したことでも有名である（敵と遭遇した動物は，生命の危険に対して戦うか逃げ

表7-1 手術侵襲と主たる生体反応

手術侵襲に対する生体反応	概要
発熱	• TNF（腫瘍壊死因子）や IL-1（インターロイキン-1）などのサイトカインは，古くは内因性の発熱物質とよばれており，発熱中枢の血管内皮に作用し，PGE₂産生を介して体温を上昇させる。 • 手術後はこれらのサイトカインの産生が亢進するため，感染がなくとも発熱がみられる。
循環系（水分・電解質）	• 心収縮性および心拍出量が増加する。 • 手術後 2〜4 日にかけては ADH（抗利尿ホルモン），アルドステロンの分泌が増加し，尿量，尿中 Na 排泄が減少し，水分・Na は体内に貯留傾向となる。 • Na の細胞内移動が起こるため，低 Na 血症がみられる。 • K は損傷部の細胞あるいは骨格筋の崩壊に伴い放出されて増加し，尿中排泄が増える。 • ADH，アルドステロンの増加は心房性ナトリウム利尿ペプチド（atrial natriuretic peptide；ANP）の分泌を促進し，ANP がこれらのホルモン分泌を抑制するという負のフィードバック機構が働く。 • 通常術後 3〜4 日頃には水分・Na の排泄が増加する利尿期に入る。
エネルギー代謝	• エネルギー消費量が亢進するが，これは侵襲の程度と相関する。
糖代謝	• ストレスホルモンの分泌増加は，まず肝，そして筋のグリコーゲン分解を促進し，糖新生を促進する。 • 肝のグリコーゲン蓄積量は少なく約半日で枯渇するので，その後は骨格筋たんぱくや脂肪組織の崩壊（異化）が主体となって糖新生が行われる。 • 血糖値は上昇するが，これには糖新生促進と，インスリン感受性低下（インスリン抵抗性）による末梢組織でのブドウ糖利用低下がかかわっている。 • 外科手術後に耐糖能が低下することを外科的糖尿病とよぶ。
たんぱく代謝 （急性相たんぱく）	• サイトカインやストレスホルモンの分泌促進によって体たんぱく（主に骨格筋）の崩壊が促進し，グルタミンやアラニンなどのアミノ酸が血中に供給される。 • アミノ酸は肝へ運ばれて糖新生の基質になるとともに，急性相たんぱくの合成や創傷治癒に使われる。 • 異化が同化を上回るため，尿素窒素，クレアチニンなど窒素代謝産物の尿中排泄が増加し，窒素平衡は負となる。 • 除脂肪体重（lean body mass; LBM）は減少する。 • 栄養を補給してもこれらの異化反応を完全に阻止することはできないが，バランスの良い熱量とアミノ酸の投与によって同化が促進され窒素平衡が改善する。 • 同化相になるとたんぱく崩壊の減少と同化の亢進で筋たんぱくは増加する。 • 急性相たんぱくとは，CRP（C-reactive protein；C 反応性たんぱく），フィブリノーゲンなど生体防御や創傷治癒にとって必要とされるたんぱくである。 • 生体に侵襲が加わると，急性相たんぱくの合成が促進される。 • IL-6（インターロイキン-6）は肝の急性相たんぱく合成を促進する。 • IL-6 分泌のピークから 2〜3 日後に CRP 合成が最大となる。通常術後の CRP 値のピークが第 3 病日前後になるのはそのためである。
脂質代謝	• 脂肪組織中のトリグリセライドの加水分解が促進されて遊離脂肪酸とグリセロールの血中放出が亢進する。 • グリセロールは糖新生に利用され，遊離脂肪酸は肝および末梢組織でアセチル CoA を生成し（β酸化），これが TCA サイクル（tricarboxylic acid cycle；クエン酸回路）に入り，エネルギー源として利用される。 • 肝の糖新生に必要なエネルギーの大部分は脂肪酸化でまかなわれている。 • 糖質やインスリンが不足すると，アセチル CoA は肝で円滑に代謝されずケトン体として血中に放出され，末梢組織のエネルギー源になるほか，尿中や呼気中に排泄される。 • このような脂肪異化は術後 2〜3 週間にわたって続くことが多い。

るかの臨戦態勢となり，心拍数の増加や血圧の上昇，瞳孔散大，血糖の上昇などが生じる）。

　またハンガリー系カナダ人の生理学者セリエ（Selye, H., 1907〜1982 年）は，ストレス学説を唱え，ホメオスタシスを攪乱させるものを**ストレッサー**（侵襲）と定義した。これにより引き起こされる反応を**ストレス反応**とよび，ストレスの種類に関係なく非特異的反応（汎適応症候群；general adaptation syndrome）が生じると考えた。**汎適応症候群**はストレスに対する生体防御反応であるが，この反応が過剰となると，逆にホメオスタシスを破綻させ，

表7-2 侵襲に対する生体反応のまとめ

特徴となる代謝亢進と異化亢進
❶ 酸素消費量増大 ❷ 糖新生増大と耐糖能低下（インスリン抵抗性） ❸ 脂肪分解促進と遊離脂肪酸増加 ❹ たんぱく分解の亢進

生体の維持ができなくなるとした。

　外科領域において，侵襲に対する生体反応を初めて体系づけたのは，カスバートソン（Cuthbertson, D. P., スコットランドの外科医，1900～1989年）とムーア（Moore, F. D., アメリカの外科医，1913～2001年）である。

　1942年，カスバートソンは外傷後の反応を**干潮期**（ebb phase）と**満潮期**（flow phase）に分けて説明した。干潮期は侵襲直後のショック状態の時期で，熱産生と酸素消費の低下を特徴とする。満潮期はショックを脱した後の代謝亢進，異化亢進の時期で，彼はこの時期の反応を traumatic inflammation（外傷性炎症）と表現した。

　ムーアは外科手術後の病態を，1. **侵襲期**，2. **転換期**，3. **同化期**，4. **脂肪蓄積期**の4相に分類し，それぞれの生体反応の特徴を，主に生理機能や検査値の観点から説明した。第1，2期は**異化相**，第3，4期は**同化相**で，異化相は著しい内分泌系，代謝系の変動によって体たんぱくの崩壊や脂肪の分解が生じ，同化相では失われた体組織の修復が行われる。

　外科病棟や集中治療室（intensive care unit：ICU）でみられる術後患者は，多くが満潮期あるいは異化相にあり代謝亢進，異化亢進の状態にある（表7-1）。

Ⅲ　主な生体反応とは

1. 神経内分泌反応

　古典的な生体反応の経路である。生体に侵襲が加わると，その刺激は各種受容体を介して中枢神経に伝達され，視床下部-下垂体-副腎皮質系を中心とした内分泌系と，傍脳室諸核から交感神経-副腎髄質系を介する自律神経の反応が惹起される（図7-1）。

　このようにして，各種のストレスホルモンの分泌が増加すると，代謝の亢進，糖新生の増加と耐糖能低下，脂肪分解亢進と遊離脂肪酸の増加，異化の亢進（たんぱく分解亢進）などの反応が起こる。これらの代謝の変化は，糖をエネルギー基質とする中枢神経系の細胞や白血球に十分なエネルギーを供給し，創傷治癒や感染防御能を高めるうえで都合が良い。また，筋や脂肪組織などの末梢組織におけるインスリン感受性は低下し（インスリン抵抗性），これらの組織への糖の取り込みが抑制され，必要とする部位へ優先的に糖を供給することを可能にする。

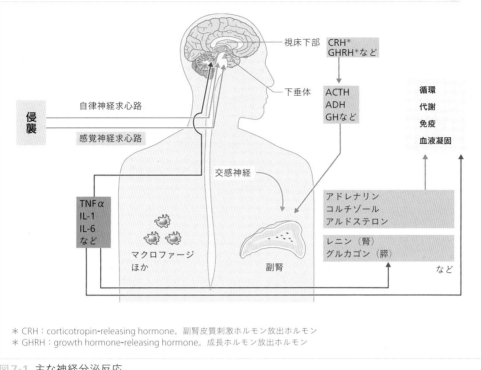

* CRH：corticotropin-releasing hormone。副腎皮質刺激ホルモン放出ホルモン
* GHRH：growth hormone-releasing hormone。成長ホルモン放出ホルモン

図7-1　主な神経分泌反応

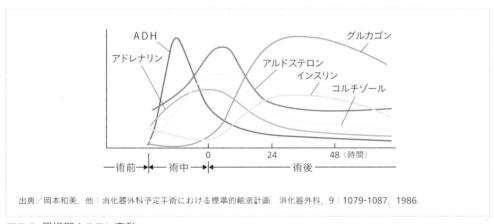

出典／岡本和美, 他：消化器外科予定手術における標準的輸液計画. 消化器外科, 9：1079-1087, 1986.

図7-2　周術期ホルモン変動

分泌が亢進する主なホルモンは，副腎皮質刺激ホルモン（adrenocorticotropic hormone：ACTH），抗利尿ホルモン（antidiuretic hormone：ADH），成長ホルモン（growth hormone：GH），アドレナリン，コルチゾール，アルドステロン，レニン，グルカゴンなどである（図7-1，2）。

2. サイトカイン

組織の損傷や病原体の侵入などの侵襲が加わると，マクロファージなどの免疫系細胞や

そのほかの細胞は，局所で直接的に刺激され，種々の**メディエーター**（伝達物質）の産生を高める。このようなメディエーターとしてはサイトカインが有名であるが，ほかにもプロスタグランジン，活性酸素種，白血球プロテアーゼ，キニン，ヒスタミン，一酸化窒素など多くが知られている。これらのメディエーターは，互いに影響し合い，精巧なネットワークやカスケードを形成して生体反応を発動し制御しているが，以下でメディエーターの代表格である**サイトカイン**を中心に解説する。

　サイトカインの多くは糖たんぱくであり，極めて微量で多彩な生物活性を示す物質である。ホルモンが特定の臓器で産生され特定の標的臓器をもつ物質であるのに対して，サイトカインは白血球，血管内皮細胞，線維芽細胞など様々な細胞で産生される。一つのサイトカインが数多くの多彩な作用を示す一方で，異なるサイトカインがしばしば同じ作用を示す。通常は局所でパラクライン*あるいはオートクライン*に働くが，多量に産生されるとホルモンと同じように血流に乗って運ばれ全身に作用する（エンドクライン*作用）。

　サイトカインは，炎症反応，細胞の分化や増殖，免疫応答，代謝反応など極めて多彩な生体反応をコントロールしているが，なかでも重要な役割が**炎症反応**である。組織損傷や感染などの侵襲が加わると，まず腫瘍壊死因子（tumor necrosis factor：TNF）やインターロイキン（interleukin：IL）-1 が産生され炎症反応を惹起する。引き続き様々なサイトカインが誘導され，複雑なカスケード，あるいはネットワークが構築される。

　たとえば動物にエンドトキシンを投与すると，まず炎症反応を高める炎症性サイトカイン（TNF，IL-1 など）が産生される。これに引き続き，炎症性サイトカイン（IL-6，IL-8）のさらなる産生と，炎症反応を制御する抗炎症性サイトカイン（IL-4，IL-10 など）や炎症性サイトカインの阻害物質（IL-1ra など）の産生増加が認められる（図 7-1 参照，図 7-3）。

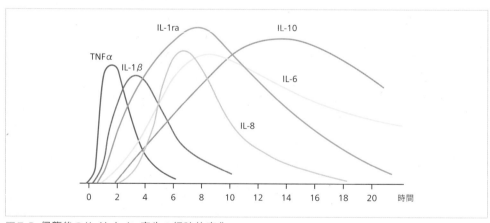

図7-3 侵襲後のサイトカイン産生の経時的変化

＊ **パラクライン**（paracrine）[近傍（きんぼう）分泌]：分泌された物質が拡散して，近接する標的細胞に作用すること。
＊ **オートクライン**（autocrine）[自己分泌]：分泌された物質がそれを分泌した細胞自体に作用すること。
＊ **エンドクライン**（endocrine）[内分泌]：分泌された物質が血流にのって，遠くにある標的細胞に作用すること。
以上，いずれも細胞間の情報伝達メカニズム。

3. SIRSとCARS

炎症反応は，侵襲から身を守るための必須の反応であるが，これが過剰になると自らの臓器が損傷され，臓器障害が発生する〔**多臓器機能障害症候群**（multiple organ dysfunction syndrome：MODS）〕。

炎症を惹起する炎症性サイトカインの働きが非常に強い状態は**全身性炎症反応症候群**（systemic inflammatory response syndrome：**SIRS**）とよばれる（表7-3）。逆に，炎症を抑制する抗炎症性サイトカインの働きが相対的に強くなる状態を**代償性抗炎症反応症候群**（compensated anti-inflammatory response syndrome：**CARS**）という（図7-4）。CARSは免疫不全状態で，重症感染症などを合併する危険が生じる。

したがって，侵襲から順調に回復するためには炎症性サイトカインと抗炎症性サイトカインのバランスが重要となる。なお，SIRSとCARSが混在するMARS（mixed antagonistic response syndrome）という概念も提唱されているが，臨床的にSIRSとCARSを鑑別することは難しい。

4. 手術侵襲の評価法

手術は生体に物理的損傷を与え，さらに出血や阻血などが加わると直接切開した部位以外でも組織や細胞の破壊が生じる。このような手術における侵襲の大きさは，手術部位，切開創の大きさ，切除臓器の量や範囲，出血量，手術時間などの総体として規定される。

一般に2cmの皮下腫瘤を切除するより，胃を全摘するほうが，はるかに手術侵襲が大きいことは容易に推定でき，経験的に術式によって手術侵襲の大きさを相対的に評価する

表7-3 SIRSの診断基準

❶ 体温　 > 38℃ or <36℃
❷ 脈拍　 > 90/分
❸ 呼吸数　 > 20/分 or $PaCO_2$ < 32torr
❹ 白血球　 > 12000/mm³ or <4000/mm³ or > 10%未熟型
のうち2つ以上を満たす場合

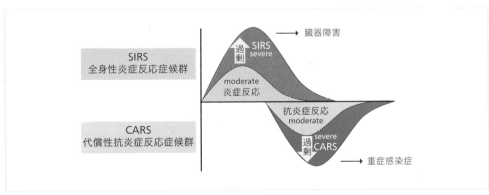

図7-4 SIRSとCARSの関係

ことはある程度可能である。さらに出血量（輸血量）や手術時間などの客観的指標も侵襲の評価に用いられてきた。しかし、併存症の有無や手術を受ける側の個体差、あるいは術者の技量をどのように評価するか、また切開創の大きさや切除臓器、出血量、手術時間といった異なる要素をどのように統合して、総合的に評価するかは難しい問題である。

　同じ胃切除でも多量に出血した場合や長時間を要した場合に侵襲は大きくなり、逆に腹壁の切開創を小さくした腹腔鏡手術では侵襲は小さくなると考えられる。それでは腹腔鏡手術で長時間手術となった場合はどうか（一般に腹腔鏡手術は手術時間が長い）、大量出血した場合は、などと考えると、侵襲の評価は複雑である。複数の要素を統合して侵襲を定量化するPOSSUM*、E-PASS*、APACHE*などのスコアリングシステムが提唱されているが、いまだ解決すべき点は少なくない。

　一方、侵襲の大きさを生体反応の程度から推測することも行われている。侵襲によって惹起される生体反応は、一般に侵襲が大きければそれに伴って大きくなると考えられるため、ホルモンやサイトカインなどのメディエーターの定量や、循環や代謝の変化を定量化することで、手術侵襲の客観的な評価が試みられている。

　外科手術では様々なサイトカインの産生亢進が認められるが、臨床的に安定して血中濃度を測定できるのはIL-6である。TNFやIL-1は局所で産生され半減期が短いため、臨床症例で血中より検出されることはまれである。敗血症症例で検出されたとの報告はあるが、外科手術症例では通常検出できない。IL-6は通常手術直後から1日目にかけて最高血中濃度を示し、その後急速に低下する。この値は一般に高侵襲と考えられている術式で高くなり、また手術時間や出血量と相関があることが知られており、手術侵襲の評価に使用できると考えられている。

Ⅳ 近年の手術の動向と手術侵襲

1. 腫瘍外科手術

　腫瘍<ruby>腫瘍<rt>しゅよう</rt></ruby>外科の分野では、従来、再発させないように腫瘍をいかに広範に切除するか、転移（の可能性）があるリンパ節をいかに広範囲に郭清<ruby>郭清<rt>かくせい</rt></ruby>（切除）するかなど、拡大手術に心血が注がれてきた。

---

* **POSSUM**（Physiological and Operative Severity Score for the enUmeration of Mortality and morbidity）：イギリスで考案された手術リスク評価方法で、生理学的スコアと手術スコアから計算する。
* **E-PASS**（Estimation of Physiologic Ability and Surgical Stress）：1999（平成11）年にわが国で考案された手術リスク評価法で、術前リスクスコアと手術侵襲スコアを組み合わせて計算する。
* **APACHE**（Acute Physiology and Chronic Health Evaluation）：ICU患者の重症度評価に用いられているシステム。改良が加えられ1985年にAPACHE II、1991年にAPACHE IIIが導入されている。

しかし近年，腫瘍の根治だけでなく，術後の生活の質（quality of life：QOL）や機能温存に配慮したバランスの良い手術が推進されるようになったことや，各種抗腫瘍薬の進歩などと相まって，進行例でも拡大手術一辺倒ではなく，外科手術，化学療法，放射線療法などを組み合わせた集学的治療が推進されるようになってきている。したがって，外科手術に限るとその侵襲は低くなる傾向にある。しかし，術前に化学（＋放射線）療法が行われたような場合は，術前治療も考慮した手術侵襲を考えなくてはならない。

2. 内視鏡下手術, ロボット支援手術

腹腔鏡や胸腔鏡などを用いた**内視鏡下手術**が近年急速に普及している。また，**ロボット支援手術**も多くの分野で保険適用となった。これらの手術の最大の特徴は，手術創を小さくすることであり，整容性に優れるとともに創の縮小や腹腔内臓器が外気に触れにくいという点で手術侵襲の低減につながると考えられている。

しかし，創の大きさは手術侵襲の一部にすぎず，切開創が全体の手術侵襲に占める割合は術式により大きく異なる。内視鏡下手術であればすべてイコール低侵襲手術であるといったような，誤解を招く論調も散見されるが，手術侵襲は総合的に正しく判断する必要がある。実際，腹腔鏡手術では開腹手術に比べて術後の血中 IL-6 濃度が有意に低いとの報告がある一方，IL-6 濃度は腹腔鏡手術か開腹手術かよりも，手術時間と関連していたとする報告もある。

また，内視鏡下手術では拡大視効果が得られるので緻密な手術が可能となる利点がある一方，臓器に近接した位置でのエネルギーデバイス（電気メスや超音波メスなど）を用いた手術操作が容易になると，近接臓器の熱損傷といった新たな侵襲が問題となることもある。

3. 術後早期回復プログラム

最近 Fast track surgery あるいは **ERAS**（イーラス）（Enhanced Recovery After Surgery）**プロトコル**とよばれる周術期管理プログラムが，手術侵襲を低減し早期回復を図る周術期管理法として普及しつつある。これは北欧で提唱され，当初大腸手術患者を対象に導入された。早期回復，早期退院を目指して複数の要素（elements）で構成されている（図7-5）。それぞれエビデンスのある各種管理方法（elements）を集学的に実施することで，手術侵襲の低減，回復力強化，安全性向上，術後合併症減少，入院期間短縮，および経費節減を目指している。

患者が退院できない主な理由は，"痛い，動けない，食事ができない"ことであるとの認識のもとに，十分な鎮痛，早期離床，経口摂取を制限しない（禁食にしない）ことを一貫したコンセプトとしている。術前，術中，術後にわたる様々な方策（elements）はエビデンスに基づいているが，これまでの外科医の常識，慣習を大きく覆すものが多く含まれているのも注目されるところである。このプログラムを実践すると，実際に術後合併症が減少したことや，在院日数が短縮したことなどが種々報告され，今日では大腸手術以外の分

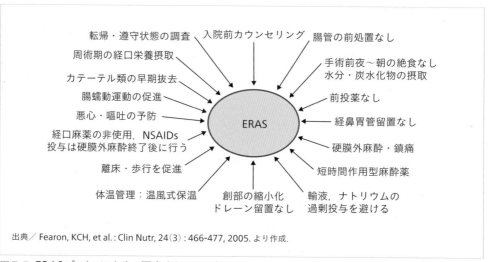

出典／ Fearon, KCH, et al. : Clin Nutr, 24（3）: 466-477, 2005. より作成.

図7-5 ERASプロトコルとその要素（elements）

野で広く施行されるようになっている。

　ERAS の elements は図7-5 のように多数あり，国や施設の状況で必ずしもすべてが実行できない場合もあり，実情に即して実践が勧められている。わが国には，ERAS を実態に合わせて改良した日本外科代謝栄養学会の ESSENSE（エッセンス）（ESsential Strategy for Early Normalization after Surgery with patient's Excellent satisfaction）プロジェクトがある。

第 **8** 章

炎症と外科的感染症

この章では

- 炎症と外科的感染症
- 感染症の分類を理解する。
- 感染症発症のメカニズムを理解する。
- 周術期感染症の対策と治療を学ぶ。
- 主な外科的感染症を理解する。

I 炎症と感染症の定義と分類

　炎症（inflammation）は、症状として**発熱**（fever）、**疼痛**（pain）、**発赤**（redness）、**腫脹**（swelling）を伴うが、これらはいずれも生体に加わる各種の刺激に対する生体の防御反応である。炎症の原因となる外的刺激として、細菌やウイルスの感染、酸やアルカリなどの化学物質、外傷などの物理的刺激、放射線や紫外線、やけどを起こす熱などがある。これらの刺激が加わったときに、からだに対する不利な刺激を排除し、刺激による組織障害を修復・再生し、臓器の機能を元に戻そうとする生体の防御反応が炎症である。

　炎症のなかで、細菌やウイルスをはじめとする病原微生物による外的刺激に対する炎症反応が**感染症**である。感染症に対して、生体は**自然免疫**（受動免疫）と**獲得免疫**（能動免疫）の2種類の免疫反応によって防御する。

II 外科的感染症とは

　本章では、感染症として主に**外科的感染症**を取り上げる。外科的感染症とは、一般的に「創傷処置や手術などの外科的治療を必要とする感染症」のことであるが、「手術に関連して周術期に問題となる感染症」との考えもある。後者の周術期に問題となる感染症は、①手術侵襲の及んだ部位に発生する感染（**手術部位感染** surgical site infection：**SSI**）と②手術部位以外に発生する感染（**遠隔部位感染** remote infection：**RI**）に分かれる。

III 感染症の分類

　感染症は、原因となる微生物により 表8-1 のように分類される。

1. 細菌感染症

　細菌（バクテリア，bacteria）は、細胞壁を有する単細胞の原核微生物で、細胞分裂により増殖する。外科領域で問題となる感染症はほとんどが細菌による感染症である。感染症の原因となる細菌は、グラム染色により菌体が青紫色に染色される**グラム陽性菌**と、赤からピンク色に染色される**グラム陰性菌**に分けられる（表8-2）。グラム陽性菌は菌体が球形をしているものが多く（グラム陽性球菌）、グラム陰性菌は細長い形状のものが多い（グラム陰性桿菌）。また、エネルギーを得るための酸素の必要度によって、**好気性菌**と**嫌気性菌**に分けられる。

表8-1 感染症の病原体の分類

細菌 (bacteria)	臨床的に重要で最も頻度が高い感染症。多くは抗菌薬で治療可能であるが,薬剤に耐性を示す菌も少なくない。
真菌 (fungus)	カンジダ,アスペルギルスなど。健常な宿主に重篤な感染症を起こすことは比較的まれである。一部の真菌には治療薬がある。
ウイルス (virus)	新型コロナウイルス感染症,インフルエンザ,かぜ症候群,急性・慢性肝炎,AIDS*,成人T細胞白血病などの原因となる。
原虫 (protozoa)	マラリア,トキソプラズマ,赤痢アメーバなど。
寄生虫 (parasite)	回虫,吸虫(内部寄生虫),ノミ,シラミ(外部寄生虫)など。

＊AIDS : acquired immunodeficiency syndrome。後天性免疫不全症候群

表8-2 細菌の分類

	グラム陽性菌	グラム陰性菌
球菌	黄色ブドウ球菌 レンサ球菌属 肺炎球菌 腸球菌族	髄膜炎菌 淋菌(りんきん)
桿菌	炭疽菌 ジフテリア菌	大腸菌,エンテロバクター,緑膿菌,インフルエンザ菌,クレブシエラ属,バクテロイデス属,サルモネラ菌,赤痢菌,コレラ菌,ヘリコバクター
好気性菌		
嫌気性菌	クロストリジウム 破傷風菌	

2. 真菌感染症

　真菌(fungus)は,元来カビや酵母といった原始的植物あるいは原生生物の一種であるが,人に対する病原性をもつものも少数ながらある。外科領域での真菌感染症で,手術治療の対象となる真菌感染症はまれである。しかし,最近は抗菌薬の長期投与などによる日和見感染,カテーテルなどの長期留置によるデバイス関連感染,あるいは高齢者や移植後の免疫抑制剤の使用による易感染患者の感染において,真菌感染症の治療が重要になっている。

3. ウイルス感染症

　ウイルスは,光学顕微鏡では見ることのできない,また培地では培養できず生きた細胞内でのみ成長や増殖が可能な感染因子である。ウイルス感染症に対して外科治療が行われることは極めてまれである。B型肝炎,C型肝炎,ヒト免疫不全ウイルスに感染した患者の手術では,交差感染や医療従事者への感染など,院内感染の防止に厳重な注意が必要である。

4. 原虫感染症

　人体に感染する**原虫**(protozoa)にはマラリア,トキソプラズマ,赤痢アメーバなどがある。外科的感染症として扱うことは少ない。

5. 寄生虫感染症

　人体に感染する**寄生虫**（parasite）には回虫，吸虫（内部寄生虫），ノミ，シラミ（外部寄生虫）などがある。日本住血吸虫は肝硬変をきたし食道静脈瘤の原因となることがあるので，外科的感染症の原因ともなる。

6. その他の感染症

　そのほかの病原体としてリケッチア，クラミジア，スピロヘータ，プリオンなどがある。

Ⅳ　感染症発症のメカニズム

1. 宿主と微生物

　病原性のある微生物が生体内（宿主）に侵入すると，その局所で**生体防御反応**が起こる。感染症の発症は宿主と微生物の相互関係で決まる。すなわち，細菌数が少なく，宿主が健康体であれば，生体防御反応によって細菌は死滅し感染症には至らない。しかし，宿主が免疫不全状態や衰弱した状態では，少ない菌量でも容易に感染が成立する。一方，細菌数が多かったり，少数でも強毒菌であれば，健康な生体でも感染が成立する。このように宿主側と微生物側の両者の相関関係によって感染は発症する。

2. 感染臓器と病原菌

　感染症の原因となる菌を**病原菌**（または原因菌，起炎菌）とよぶ。病原菌と感染臓器の間には比較的特異的な組み合わせがある。図8-1に代表的な感染症の感染臓器と病原菌を示す。

Ⅴ　感染症による炎症

1. 急性炎症と慢性炎症

　感染した細菌の種類，量，病原性とそれに対する生体の抵抗力によって，炎症の発症・経過に違いができ，**急性炎症**と**慢性炎症**に分けられる。

　急性炎症とは3〜4週間以内に治癒する炎症をいい，慢性炎症は1か月以上持続する炎症をいう。化膿菌による感染の多くは急性炎症であり，一方，結核，梅毒，真菌感染症は慢性の経過をとることが多い。急性期には，障害を受けた部位で毛細血管の透過性が亢進し，滲出液が出現し，好中球の浸潤がみられる。慢性炎症となって長期化すると，リン

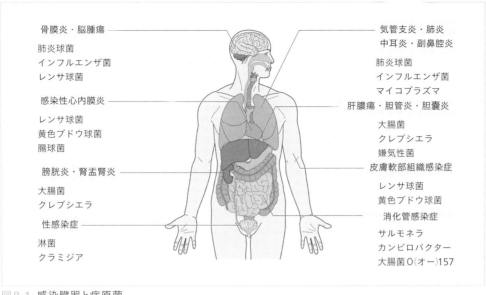

図8-1 感染臓器と病原菌

パ球，マクロファージが主体となって，線維芽細胞や線維の増殖がみられる。

2. 炎症の局所的変化

炎症では，障害を受けた局所に最初にまず細胞・組織の変性，壊死が起こる。その後，これらの部位の毛細血管の透過性が亢進し，血管から滲出液が出てくる。そして好中球の浸潤がみられる。やがて炎症反応が治まると，主にマクロファージによって障害組織が貪食，除去され，線維芽細胞の増殖と線維の産生によって，欠損した組織を埋めて組織が修復される。

3. 炎症による全身的変化

炎症によってからだの局所には発赤，浮腫，疼痛などが起こるが，病原体が血液中に浮遊する**菌血症**（bacteremia）などの状況になると，全身症状として高熱やCRP（C-reactive protein，C反応性たんぱく質）高値，白血球増加，心拍数増加，血圧上昇などの全身性炎症反応（systemic inflammatory response）を伴う。これらの変化は感染や免疫反応によって異常に産生されたサイトカイン（TNF〔tumor necrosis factor：腫瘍壊死因子〕，IL〔interleukin：インターロイキン〕-1，IL-6など）による。そして，表7-3（p.295参照）の診断基準を満たせば，**全身性炎症反応症候群**（systemic inflammatory response syndrome：**SIRS**）と診断される。

従来，SIRSの患者のなかで，感染が原因で重篤な全身症状を呈する場合を**敗血症**（**セプシス，sepsis**）と診断してきた。しかし2016年からはSIRSとは関係なく，感染症患者のなかで，呼吸数増加，意識障害，血圧低下などを一定基準（SOFA〔sequential organ failure assesment〕の分類）にて判断し，重症の臓器障害を伴うと診断される場合を敗血症（セプシ

ス，sepsis）とするように変更された。敗血症では，血圧低下（septic shock）や播種性血管内凝固症候群（disseminated intravascular coagulopathy：DIC）で死亡に至ることがある。

VI 周術期感染症

1. 周術期感染症の分類

周術期感染症は大きく**術野感染症**と**術野外感染症**の2つに分けられる。術野感染症は創感染や腹腔内・胸腔内感染など，手術操作を直接加えた部位に発生する感染症で，手術部位感染（SSI）と同義である。術野外感染症は肺炎，尿路感染，血流感染，抗菌薬関連腸炎などを指し，遠隔部位感染（RI）ともよばれる。

これら2つは原因が異なり，SSIの原因は基本的に術中の術野の細菌汚染であり，その起因菌のほとんどは術野の皮膚常在菌や腸管内細菌（消化器手術の場合）であるのに対して，RIの原因は病院内汚染菌の交差感染であり，医療スタッフの手を介して感染する場合が多い。したがって，SSIの防止には術中の汚染を防ぐための外科医や手術に関与するスタッフの役割が重要であるのに対して，RIの防止にはスタッフ全員の手指消毒と手袋着用を含めた標準予防策の遵守が重要である（表8-3）。

2. 手術の汚染度と周術期感染症

手術の汚染度，すなわち手術中に術野が細菌で汚染されるリスクは**手術創分類**（**Wound**

表8-3 周術期感染症の分類と原因菌

周術期感染症の分類	原因菌
術野感染＝手術部位感染（SSI） 　創感染や腹腔内膿瘍，膿胸など手術部位，臓器における感染症	皮膚の常在菌 消化管内の常在菌 　＝内因性感染（術中の術野の細菌汚染が原因）
術野外感染＝遠隔部位感染（RI） 　肺炎，腸炎，尿路感染，カテーテル感染など直接手術侵襲が及ばなかった部位に生じた術後の感染症	病院環境の汚染菌 　＝外因性感染（交差感染が原因）

表8-4 手術の汚染度の評価（手術創分類，Wound Class）

Class1（清潔，clean）
　まったく汚染・感染がなく，呼吸器，消化器，生殖器，尿路系に手を加えない手術
　（整形外科，心臓血管外科，脳外科の通常の手術など）
Class2（準清潔，clean-contaminated）
　呼吸器，消化器，生殖器，尿路系に手術操作を行い，著しい術中汚染のない手術
　（消化器外科，呼吸器外科，婦人科，泌尿器科の通常の手術など）
Class3（汚染，contaminated）
　術中に消化管の内容が多量に漏出した場合など，無菌的手術に破綻があった手術
Class4（感染，dirty or infected）
　消化管穿孔など，すでに臨床的感染のある手術

外科編

第2編

手術療法の目的と意義

外科診断法

外科手術手技・処置の基本

麻酔の知識

手術室の管理

術前・術後管理と術後合併症の管理

外科的侵襲と生体の反応

8 炎症と外科的感染症

生体の損傷

救急医療とその実際

腫瘍の外科治療

臓器移植

Class）で表現される。表8-4のようにClass1：清潔，Class2：準清潔，Class3：汚染，Class4：感染の4つに分類され，Classが上がるごとにSSIの発生するリスクは高くなる。

　清潔創の手術は心臓手術，脳外科手術，整形外科手術など，皮膚以外には細菌の存在する臓器に手術操作が及ばない手術である。清潔手術において術野を汚染する細菌は，皮膚の常在菌・通過菌，手術スタッフからの伝播，手術室の落下細菌，医療器械・器具の汚染などがあげられるが，ほとんどは皮膚由来の菌と考えられる。

　準清潔創の手術は消化器，呼吸器，尿路，生殖器など細菌の存在する臓器に手術操作を加える手術である。したがって，準清潔創の手術で術野を汚染する細菌には，清潔創の手術での菌に加えて，消化管内，気道内，尿路内，生殖器内などの細菌があげられる。

Ⅶ 周術期感染症の対策と治療

1. 手術部位感染（SSI）対策

1 手術部位感染（SSI）の定義と原因

　手術部位感染（SSI）は，術中の細菌汚染を原因として，術後30日以内に，手術操作を直接加えた部位に発生する感染症と定義される。その発生部位（深さ）により**表層切開創SSI，深部切開創SSI，臓器/体腔SSI**に分類される（図8-2）。炎症所見，培養結果，画像診断を組み合わせた判定基準が定められている。

　SSIの原因は前述のように，基本的に術中の細菌汚染である。手術中に術野の細菌汚染が起こると，生体防御能の担い手である好中球が動員され，貪食にて細菌の増殖を抑えようと働く。抗菌薬は好中球の貪食の強力な援軍となる。術野に多少の細菌汚染があっても，

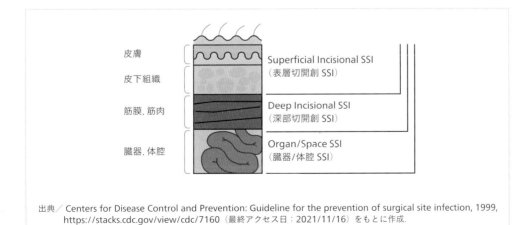

出典／Centers for Disease Control and Prevention: Guideline for the prevention of surgical site infection, 1999, https://stacks.cdc.gov/view/cdc/7160（最終アクセス日：2021/11/16）をもとに作成.

図8-2 手術部位感染（SSI）の定義

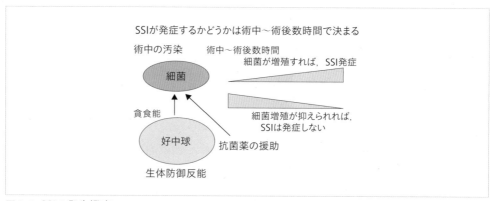

図8-3 SSIの発生機序

好中球の働きにより最初の段階で細菌増殖が抑えられると，SSI は発症しない。一方，この時期に細菌増殖が抑えられないと，数日後に炎症所見が明らかとなり，臨床的に SSI が発症する。すなわち SSI が発症するかどうかは術中から術後数時間の間に決まることになる（図8-3）。

2 │ SSI防止のためのガイドライン

　1999 年にアメリカ疾病予防管理センター（Centers for Disease Control and Prevention：CDC）から発表された**SSI防止のためのガイドライン**は，わが国での SSI 対策にも多大な影響を与えた。CDC ガイドラインのエビデンスに基づいた対策には説得力があったため，多くの対策が日本でも積極的に導入された。それまで通常の術前準備として行われていた剃毛は廃止され，必要な場合のみクリッパーによる除毛を行うこと，予防的抗菌薬の投与が術前からの投与に変更されたこと，抜糸までの創消毒とガーゼ交換が行われなくなったことなどが大きな変化としてあげられる。

　SSI の原因は基本的に術中の細菌汚染なので，①術中の汚染が起こりにくいように術前に準備する対策，②実際に術中の汚染が起こりにくいように手術環境を整え，手技に細心の注意と工夫を行う対策，③多少の汚染があったとしても患者の抵抗力を高めて，感染症が発症しないようにする対策がそれぞれ重要である（表8-5）。

表8-5 SSI防止対策（手術中の汚染が原因）

- 手術中に汚染が起こりにくいように術前に準備する
  感染症治療，除毛，入浴，入院期間，腸管前処理
- 手術中の術野の汚染を防ぐ（減少させる）
  手術時手洗い，ガウン，リネン，手術室環境，術野消毒，インサイズドレープ，創縁保護ドレープ，手袋交換，二重手袋，縫合糸，止血，異物，死腔，ドレーン，皮下洗浄，創閉鎖法
- 多少の汚染があっても，SSI が発症しないように，患者の抵抗力を高める
  予防的抗菌薬，禁煙，血糖値コントロール，体温管理，栄養管理，免疫強化栄養，周術期高濃度酸素投与

2. 遠隔部位感染(RI)対策

遠隔部位感染（RI）の原因は前述のように病院内汚染菌の交差感染であり，医療スタッフの手を介して感染する場合が多い。したがって，RI の防止にはスタッフ全員の手指消毒と手袋着用を含めた**標準予防策**（スタンダードプリコーション）の遵守が重要である。

標準予防策とは，患者の血液，体液（唾液，胸水，腹水，心囊液，脳脊髄液など，すべての体液），分泌物（汗は除く），排泄物，あるいは傷のある皮膚や，粘膜を感染のリスクのある物質とみなして対応することで，患者と医療従事者双方の医療現場での感染リスクを減少させるための予防策である。

標準予防策の基本は，手洗い / 手指衛生の励行，個人防護具（手袋，マスク，ゴーグルやフェイスシールド，ガウンや防護服，キャップ）の適切な使用，患者に使用する器具や物品の管理，リネンや洗濯物の管理，食器の管理，環境整備（清掃）である。

特に，**手指消毒の励行**は重要であり，世界保健機関（World Health Organization；WHO）は手指消毒が必要な 5 つのタイミングとして，①患者に触れる前，②清潔 / 無菌操作の前，③体液に曝露された可能性のある後，④患者に触れた後，⑤患者周囲の環境に触れた後をあげている。手指消毒の実施率を上げることにより，病院内の代表的な汚染菌であるメチシリン耐性黄色ブドウ球菌（methicillin-resistant *Staphylococcus aureus*；MRSA）感染症の発生率が減少することが確認されている。

3. 抗菌薬の適切な投与法

1　手術の汚染度に応じた予防的抗菌薬投与と治療的抗菌薬投与

術野汚染の少ない手術創分類 Class1，2 および 3 の一部までは**予防的抗菌薬**投与の対象となる。術野汚染の高度な Class3 の一部および感染症のすでに起こっている Class4 では**治療的抗菌薬**の適応となる。

2　予防的抗菌薬投与

予防的抗菌薬投与は，SSI 減少を目的としており，原則として，手術部位の常在細菌叢に抗菌活性を有する薬剤を選択する。手術が始まる時点で適正な血中濃度，組織中濃度が必要であり，皮膚切開前の 1 時間以内に投与を開始する。手術時間の長い場合には，3 〜 4 時間ごとに追加投与する。投与期間としては術後 24 時間以内の投与継続が推奨されている（心臓手術では 48 時間以内）。

3　治療的抗菌薬投与

感染症の治療には抗菌薬投与が重要である。治療の初期段階では広域スペクトラムの抗菌薬を用いるが，培養結果が得られたら，その感受性試験の結果に基づいて，de-escalation（より狭いスペクトラムの抗菌薬に変更すること）を行う。

外科的感染症には抗菌薬投与だけでは治療困難な病態もあり，手術や超音波診断装置，コンピューター断層撮影（computed tomography：CT）スキャンを用いたドレナージ（排膿）が必要となる場合がある。

4. 呼吸・循環管理を中心とした全身管理

一般に術後には，意識状態，呼吸数，脈拍数，血圧，体温，尿量などのバイタルサインをチェックして，患者の状態を把握しつつ，経過を観察する。

菌血症（血液培養にて細菌が検出される病態）に伴う血圧低下や血液酸素飽和度の低下が認められる場合には，集中治療室（intensive care unit：ICU）において，抗菌薬治療とともに，人工呼吸器による呼吸管理や各種薬剤を使用した循環管理などの全身管理が必要となる場合がある。

5. エンドトキシン，サイトカイン，ケミカルメディエーターの除去などの血液浄化法

感染症に伴った血圧低下や肺機能（血液ガス分析）の悪化は，細菌から放出されるエンドトキシンや過剰反応によって放出される多量のサイトカインやケミカルメディエーターなどによって引き起こされる。敗血症性ショックでは適切な治療を行わないと多臓器不全（multiple organ failure：MOF）に陥り，死亡のリスクもあるので，積極的に血液浄化法〔**透析，持続血液濾過透析**（continuous hemodiafiltration：**CHDF**），**エンドトキシン吸着**〕を用いて，それらの有害物質を取り除く治療法が進歩している。

Ⅷ 医療関連感染（院内感染）

感染症が発症するには，原因微生物の存在，生体の感染しやすい部位の存在，感染症を発症させるのに十分な菌量，感染経路の成立のすべての条件が満たされることが必要である。感染制御とはこれらの諸条件の少なくとも1つを満たさないようにして，感染症の発生を事前に防止すること（prevention）および発生した感染症をさらに広げないこと（control）を意味する。

以前は，病院内で患者に付着した病原体によって引き起こされる感染症を病院感染（院内感染）とよび，退院後に発症しても，入院中に付着した病原体による感染症であれば，病院感染（院内感染）としていた。逆に，入院中に発症した感染症であっても，病院外で付着した病原体による感染症であれば，市井感染としていた。

近年，急性期病院，長期療養施設，外来クリニック，透析センターや在宅など医療サービスが多様化したこと，また病原体への曝露・感染場所の特定が難しいことが考慮され，

アメリカCDCから公表されたガイドラインでは「nosocomial infection（院内感染）」から「healthcare-associated infection（医療関連感染）」という用語へと変更された。

この変更以降，わが国においても「病院感染（院内感染）」にかわり「**医療関連感染**」という用語が広く使用されるようになった。患者への医療関連感染のみならず，B型肝炎ウイルス（hepatitis B virus：HBV），C型肝炎ウイルス（hepatitis C virus：HCV），ヒト免疫不全ウイルス（human immunodeficiency virus：HIV）や結核菌などが病院内で医療従事者に感染した**職業感染**も医療関連感染に含まれる。

1. 感染経路

手術部位感染（SSI）は患者自身のもっている皮膚や消化管内の細菌が原因菌となる**内因性感染**が主たる原因であるが，術野外感染では病院環境の汚染菌が原因で，多くは医療スタッフの手を介して患者に付着する交差感染が原因の**外因性感染**である。感染経路は接触感染，飛沫感染，空気感染に分類され，それぞれに応じた感染対策が行われる。

2. 院内感染対策

急性期病院では，感染対策チームを設置することが求められている。感染対策チームは，院内感染対策マニュアルを整備して，院内ラウンドを行い，標準予防策（スタンダードプリコーション）の徹底を図るなど感染対策の向上を図る日常活動を行う。また**医療関連感染症集団発生（アウトブレイク）**時にはその治療や感染制御の中心となって働く。

3. 手術部位感染（SSI）サーベイランス

手術部位感染（SSI）サーベイランスはSSIの発生を常時監視し，その情報を手術に関係するスタッフで共有して，SSI発生予防対策に役立てる感染対策の活動である。

SSIサーベイランスを行うことにより，初めてSSI発生率と問題点が明らかとなり，必要な対策を考案することが可能となる。また，各施設で導入したSSI対策の効果はSSIサーベイランスによるSSI発生率の変化で，評価されることになる。このようにSSIサーベイ

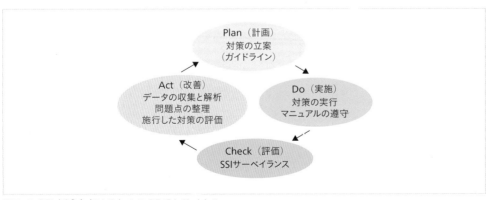

図8-4 SSIを減少させるためのPDCAサイクル

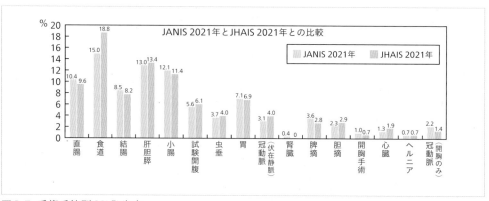

図8-5 手術手技別SSI発生率

ランスの実施はSSI発生率減少のために必要不可欠のものと考えられる（図8-4）。

　なお，各施設でのSSI発生率が明らかとなった場合，その値をわが国の標準値と比較して，高いか低いかを評価して，その施設でのSSI対策の優先順位を決めることになる。参照できるわが国の標準値としては，厚生労働省 院内感染対策サーベイランス（Japan Nosocomial Infections Surveillance：JANIS）事業，日本環境感染学会（Japanese Society for Infection Prevention and Control）の JHAIS（Japanese Healthcare Associated Infections Surveillance）委員会による集計があげられる（図8-5）。

IX 主な外科的感染症

1. 毛包炎

　毛包炎（sycosis）は毛囊に限局した急性の化膿性の炎症で，ほとんどがブドウ球菌による。毛囊炎ともいう。毛根に一致した小膿点を形成し，その中心を1本の毛が貫いている（図8-6）。眼瞼にできた毛包炎を麦粒腫（いわゆる「ものもらい」）という。

2. 蜂巣炎

　蜂巣炎（蜂窩織炎，phlegmon）とは，疎性結合組織の中を急性の化膿性炎症が，壊死をさほど伴うことなく，び漫性に拡大進行する場合の炎症である（図8-7）。レンサ球菌やブドウ球菌が原因となることが多い。

　症状としては，局所のび漫性腫脹・発赤・熱感・疼痛とともに，全身の悪寒戦慄を伴う高熱がある。膿瘍のように触診で波動が触れないが，内部が緊満した状態では鑑別が難しい。超音波検査で容易に鑑別できる。治療は，局所の冷湿布と抗菌薬投与である。四肢末梢の蜂巣炎で血行障害を伴う場合には減張切開手術を行うこともある。

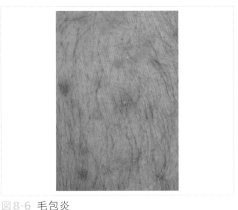

図8-6 毛包炎

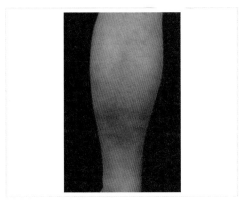

図8-7 蜂巣炎（下腿後面）

3. 癤と癰

1 | 癤

　癤（せつ）（furuncle）とは，毛嚢や皮脂腺に細菌が侵入し，毛嚢を中心に周囲の皮下組織にまで及ぶ限局性の急性化膿性炎症。原因はブドウ球菌が多く，まれにレンサ球菌によることもある。衣服によって機械的な刺激を受けやすい部位，湿疹・瘻孔（ろうこう）の周囲に発生しやすい。からだの部位では，顔面・頸部・背部・腰部（ようぶ）・殿部（でんぶ）・大腿（だいたい）・下腿（かたい）に多い*（図8-8）。

　症状は，毛嚢を中心に発赤，疼痛を伴い，2〜3日で小膿点をつくり，毛嚢と皮脂腺は壊死に陥り，膿栓を形成し，やがて炎症が限局化されて軟化し，小膿瘍を形成する。膿栓が脱落して排膿されて治癒する。抗菌薬の投与で治療するが，膿瘍に至れば切開し排膿する。

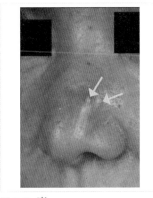

図8-8 癤

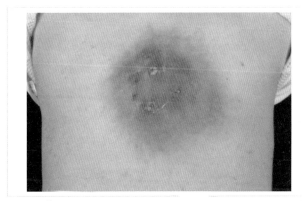

図8-9 癰

＊ざ瘡（ざそう，acne）：顔面，胸背部などの皮脂が多く分泌される部位の毛孔に起きる毛包部の慢性の炎症。いわゆるニキビ。面皰（めんぽう）ともいう。

多発性に癤が発生する，あるいは一つの毛囊の癤が周囲の毛囊に広がり大きな炎症性浸潤を伴うと**癰**（carbuncle）とよぶ。原因はブドウ球菌が多く，まれにレンサ球菌によることもある。

症状は癤より重篤で，発熱を伴うことが多い。局所では各毛囊に一致して膿栓ができ，硬い浸潤が拡大する。特に頸部・背部の癰は大きくなり，皮膚は広範な壊死に陥る（図8-9）。治療としては，十字切開を加え，壊死組織を切除し，抗菌薬を投与する。

4. 膿瘍

膿が限局性に貯留したものを**膿瘍**（abscess）という（図8-10）。原発性膿瘍は血腫や体内異物に細菌感染が起こった場合で，2次性膿瘍は癤，丹毒（p.315を参照），蜂巣炎，リンパ管炎，筋炎が限局化した場合である。膿瘍の治療は抗菌薬の投与と排膿が原則であり，外科の術後に感染巣が膿瘍化したときは，CT検査で膿瘍の位置を確認し，超音波ガイドのもとに膿瘍腔を穿刺して，ドレナージすることはよく行われる。

5. 瘭疽

瘭疽（panaritium）とは指趾の急性化膿性炎症をいう。指趾は皮膚が厚く，可動性に乏しく，炎症が発生しても腫脹の余地がなく，容易に組織内圧が高まり，神経・血管を侵し，皮膚壊死や炎症が進行し，骨の破壊を伴うこともある。発赤・腫脹・発熱に加えて拍動性の激しい疼痛が特徴である（図8-11）。

治療は，指先を温水に浸して血流改善を図り，抗菌薬を投与して膿瘍化を防ぐ。膿瘍となったら切開排膿する。切開は指腹正中の縦切開が原則である。爪の下の瘭疽（爪下瘭疽）では抜爪が良い。

6. リンパ管炎

リンパ管炎（lymphangitis）とは，感染巣から細菌がリンパ管内に侵入し，リンパ管壁お

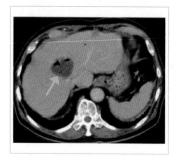

図8-10 肝膿瘍

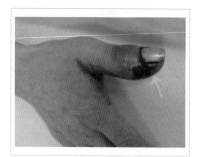

図8-11 瘭疽

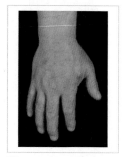

図8-12 リンパ管炎

よびその周囲に炎症を起こしたものをいう（図8-12）。急性と慢性に分けられる。

1 │ 急性リンパ管炎

リンパ管の走行に沿って線状の発赤があり，圧痛のある索状物を触れる。原因となる感染巣の治療とともに，局所の挙上・安静・冷湿布などの方策をとる。

2 │ 慢性リンパ管炎

急性リンパ管炎が慢性化したもので，急性リンパ管炎の症状に加えてリンパ管のうっ滞から象皮症となる。治療は原因となる感染巣の治療に加えて，マッサージ，弾性包帯によりリンパ灌流の促進を図る。

▌7. 静脈炎

静脈炎（phlebitis）は，感染巣からの炎症が静脈壁に波及したもの。しばしば血栓を形成して，血栓性静脈炎となる。中耳炎からの海綿静脈洞炎，産褥・長期臥床による腸骨静脈炎，足の感染症からの下腿静脈炎，虫垂炎や腹膜炎による腸間膜静脈炎などがある。

静脈点滴刺入部位の感染による静脈炎は，急速に重症の敗血症に至ることがあるので，刺入部位に沿った静脈の発赤・疼痛に注意する（図8-13）。

▌8. 筋炎

筋炎（myositis）は主として，ほかの部位の感染巣から2次的に血行性に感染が広がって発症することが多い。筋肉の部位に一致して硬結と圧痛があり，体動により可動痛を伴う。炎症性に収縮が起こるので，機能障害が出る。好発部位は大きな筋肉で，上腕・大腿・腰部が多い。

治療は原発巣の治療とともに，患部の安静，湿布などで，膿瘍が形成されれば，筋肉の

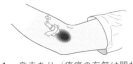

1　発赤あり（疼痛の有無は問わない）

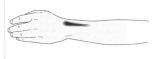

3　「発赤及び/もしくは腫脹」を伴う疼痛あり。赤い索条，索条硬結が触知可能

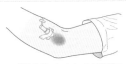

2　「発赤及び/もしくは腫脹」を伴う疼痛あり（発赤がなくとも，腫脹を伴う疼痛があれば2+）

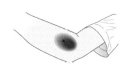

4　「発赤及び/もしくは腫脹」を伴う疼痛あり，赤い索条，長さ1インチ（2.54cm）以上の索条硬結が触知可能

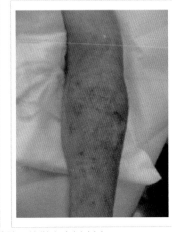

図8-13 静脈炎のスケール（左）／点滴後の静脈炎が重症化した前腕の蜂巣炎症例（右）

手術療法の目的と意義

外科診断法

外科手術手技・処置の基本

麻酔の知識

手術室の管理

術前・術後管理と術後合併症の管理

外科的侵襲と生体の反応

8 炎症と外科的感染症

生体の損傷

救急医療とその実際

腫瘍の外科

治療

臓器移植

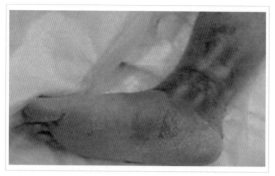

図8-14 壊死性筋膜炎

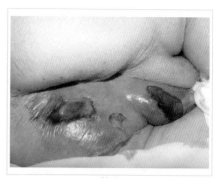

図8-15 ガス壊疽（殿部）

走行に沿って切開して排膿する。

9. 壊死性筋膜炎

壊死性筋膜炎（necrotizing fasciitis）は，皮下脂肪組織と筋肉を包む深筋膜との間の疎な線維性組織（浅筋膜）に細菌感染が及び，広く周囲に波及した急性軟部組織感染症である（図8-14）。蜂巣炎と異なり，組織壊死・融解を伴う。原因菌は溶血性レンサ球菌，黄色ブドウ球菌，グラム陰性桿菌，嫌気性菌で，これらの菌が複合して感染することがある。壊死性筋膜炎のなかで，クロストリジウムなどのガス産生菌による感染の場合をガス壊疽といい，病変部をつかむと泡をつぶすような捻髪音がする（図8-15）。

下肢に好発し，全身倦怠感，発熱，疼痛などとともに境界不鮮明な紅斑と腫脹を呈する。会陰部の嫌気性菌感染から後腹膜へ広がると，敗血症となり急速に重篤化して**フルニエ**（Fournier）**壊死**とよばれるが，迅速な治療が必要である。

10. 骨髄炎

1 急性化膿性骨髄炎

化膿性骨髄炎（suppurative osteomyelitis）は，外傷が誘因となって小児の長管状骨骨端に好発する骨髄の炎症。ブドウ球菌の血行性感染が多い。慢性化すると難治性となり，骨の成長障害，関節の拘縮，病的骨折を伴う。腐骨が形成されたら手術で摘出する。

2 ブロディ膿瘍

ブロディ（Brodie）**膿瘍**は，慢性の化膿性骨髄炎の特殊型で，弱毒菌感染による。数年間の無症状の後に局所の軽い自発痛・圧痛・腫脹を認める。

11. カンジダ症

カンジダ症（candidiasis）はカンジダによる真菌感染症で，菌交代現象の結果発症するこ

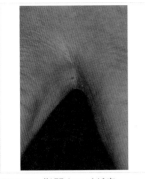
図8-16 指間カンジダ症

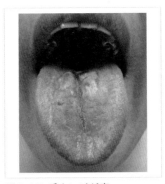
図8-17 舌カンジダ症

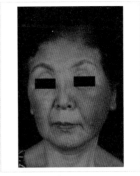
図8-18 丹毒

とが多い。皮膚炎・口内炎・肺炎・尿路感染症などがあり（図8-16, 17），中心静脈栄養（intravenous hyperalimentation：IVH）のカテーテル感染にみられることも多い。局所感染には抗真菌薬の局所塗布を行うが，全身感染症や敗血症には全身投与が必要となる。

12. 放線菌症

放線菌症（actinomycosis）は慢性進行性の炎症で，広範な肉芽組織と結合組織の増殖をきたす。初期の病巣は板状硬であるが，やがて膿瘍が形成され，自壊して難治性瘻孔を形成する。顔面・頭部・肺に好発し，一般的に症状は軽微で，治療は切開・排膿と化学療法である。

13. 丹毒

丹毒（erysipelas）とは，皮膚や粘膜の表層の急性漿液性炎症である。創傷から侵入した溶血性レンサ球菌による場合が多い。頭部，顔面，特に眼・鼻腔周囲，下肢，外陰部に多い。境界明瞭で，鮮紅色，浮腫状の発疹で，灼熱感・疼痛・圧痛・接触痛がある。悪寒・戦慄を伴う発熱，全身倦怠感，時に意識障害を呈する（図8-18）。局所の安静と冷湿布，抗菌薬投与で軽快することが多く，予後は良好である。

14. 破傷風

破傷風（tetanus）は破傷風菌の感染による。破傷風菌は土壌に常在しているので，嫌気状態となりやすい古釘，木片などの刺創による閉鎖創に発症する。症状は時期により以下のように分けられる。潜伏期は24時間から6日で，短いものほど予後は不良である。

- 第1期：全身違和感・不安・不眠・発汗などの前駆症状の後に，創傷部付近の筋肉に硬直が起こり，顔面では牙関緊急（開口障害）が現れる。
- 第2期：開口障害・発語障害・嚥下障害・痙笑・破傷風様顔貌などの症状とともに，38℃前後の発熱がある。この期間は通常数日から7日間程度である。
- 第3期：症状の極期。後弓反張（全身が弓なりに反り返る筋の硬直）などが主体で，音や光の刺激で硬直が誘発される。意識は清明である。

第2編　外科編

手術療法の目的と意義

外科診断法

外科手術手技・処置の基本

麻酔の知識

手術室の管理

術前・術後管理と術後合併症の管理

外科的侵襲と生体の反応

8 炎症と外科的感染症

生体の損傷

救急医療とその実際

腫瘍の外科治療

臓器移植

• 第 4 期：回復期。

*

　感染のおそれがある外傷を受けた場合は，創部の新鮮化（デブリードマン）と破傷風トキソイドの注射投与を行う。通常は三種混合ワクチンで能動免疫を獲得していることが多いので，10 年以内に免疫療法を受けていれば不要。受けていなければ受傷後と 4 〜 8 週後にトキソイド注射を行う。

▎ 15. 結核

　結核菌による感染症。結核菌は主に気道を介して感染する（飛沫感染と空気感染）ので，肺に病巣をつくることが多い（肺結核症）。外科治療の対象となる**結核**は，肺，腎，消化管，骨，関節の結核や頸部リンパ節の結核である。

　結核性の膿瘍は冷膿瘍とよばれ，発赤・発熱・疼痛・腫脹の炎症の 4 主徴に欠ける。膿は病巣周囲にとどまらず，筋肉と骨膜の間を流れて離れた部位に膿瘍を形成するので，流注膿瘍とよばれる。治療は抗結核薬を 6 か月以上投与する。

▎ 16. ハンセン病

　ハンセン病（Hansen's disease, leprosy）は，抗酸菌の一種であるらい菌（*Mycobacterium leprae*）によって起こる慢性感染症である。主に皮膚と末梢神経と眼が侵される。早期発見と抗菌薬多剤併用で治癒する。皮疹が少なく神経症状が強い**少菌型**と，皮疹が強く神経症状が軽度な**多菌型**に分けられる。知覚障害から創傷や熱傷を繰り返すことが多い。皮疹の増強，末梢神経の肥厚・疼痛，視力障害が増強すれば，失明に至ることがあるので，服薬治療を確実に受けるように指導する。

▎ 17. 梅毒

　梅毒（syphilis）は梅毒スピロヘータによる特異的感染症で，性感染症の代表的疾患。外科的には，梅毒末期にみられる梅毒性大動脈瘤がある。

写真提供
・五十嵐敦之（NTT 東日本関東病院 皮膚科部長）：図 8-6 〜 12，14，15
・黒須一見（国立感染症研究所 薬剤耐性研究センター）：図 8-13

第 9 章

生体の損傷

I 損傷の定義

　損傷とは，生体が外部から物理的あるいは化学的作用を受けた結果生じる正常組織や臓器の形態的・機能的変化と定義される。臨床的には，組織，臓器の語尾に付記して使用されることが多く，脳損傷，眼球損傷，腸管損傷，歯牙損傷などのように，診断名として使用されることも多い。

　一方，似たような用語に**外傷**という言葉がある。外傷とは機械的外力によって生じる損傷の一形態をいう。したがって外傷は，機械的外力ではないもの（異常温度，電気，化学物質，放射線など）の外因的要素によって生じる損傷とは区別して使用される。

II 損傷の分類

1. 原因による分類

　損傷は，**機械的損傷**（いわゆる外傷），**非機械的損傷，動物・植物などそのほかの原因による損傷，**の3つに大別される（表9-1）。

2. 深さによる分類

　損傷の発生する深さによって，**表在性損傷**と**深在性損傷**に分類される。表在性損傷は主に皮膚・皮下組織に発生する損傷であり，深在性損傷は，皮下にとどまらず，筋膜より深部に達する損傷で，筋膜，筋肉，腱，血管，神経，骨，内臓などに損傷が起きる場合を指す。本章では，主に表在性損傷について記載する。

表9-1　原因による損傷の分類

機械的損傷	いわゆる外傷
非機械的損傷	熱傷 凍傷 電撃傷 化学的損傷 放射線障害
動物・植物など そのほかの原因	動物による咬傷 植物による刺傷

手術療法の目的と意義

外科診断法

外科手術手技・処置の基本

麻酔の知識

手術室の管理

術前・術後管理と術後合併症の管理

外科的侵襲と生体の反応

炎症と外科的感染症

9 生体の損傷

救急医療とその実際

腫瘍の外科治療

臓器移植

III 機械的損傷（外傷）

1. 外傷の分類

外傷は，損傷の形態，外力の種類，受傷機転（外傷を負った原因や経緯），損傷の部位・数などで様々に分類される（表9-2）。

1 開放性外傷と非開放性外傷

皮膚は人体最大の臓器であり，外界から人体を守る強力な防御壁となっている。たとえば，皮膚の連続性が断たれると外界に存在する細菌などが容易に体内に侵入し，感染症を引き起こす。特に，外傷によって外界と体腔*が交通する場合には，しばしば重篤な感染症を引き起こし，致命的になることがある（表9-3）。したがって，両者の区別は極めて重要である。

▶ 開放性外傷　外力により体表面，すなわち皮膚の連続性が断たれ，皮下組織や体腔が外界と交通した状態にあるものをいう。ただし，頭部外傷における頭蓋底骨折の場合のよう

表9-2　外傷の分類

外傷が開放性か否かによる分類	開放性外傷
	非開放性外傷（閉鎖性外傷）
成傷器の種類による分類	鈍的外傷
	鋭的外傷
受傷機転からみた外傷の特徴	交通事故 ①歩行者の外傷，②四輪車の運転者・同乗者の外傷，③二輪車の外傷
	日常生活での事故
	自損や傷害
	労災事故
	スポーツ外傷
	災害事故
部位による分類	頭部外傷，脊椎・脊髄外傷　顔面外傷，胸部外傷，腹部外傷，四肢・骨盤外傷，表在性外傷（皮膚軟部組織損傷）
損傷部位の数による分類	単独外傷
	多発外傷

表9-3　各部位における開放性外傷と合併する感染症

部位	重要な膜	体腔	合併する感染症
頭部	硬膜	頭蓋腔	髄膜炎
胸部	胸膜	胸腔	胸膜炎
腹部	腹膜	腹腔	腹膜炎

＊ **体腔**：人体の内部には膜に包まれた閉鎖空間がある。これを体腔という。代表的なものは，頭蓋腔，胸腔，腹腔〔後（こう）腹膜腔，骨盤腔を含む〕である。

に，必ずしも皮膚の開放創を伴わないことがある。

▶ 非開放性外傷　特に，鈍的な外力が加わった場合のように，皮膚に損傷を与えず深部の組織や臓器のみに損傷が及ぶものを指す。

2 ｜ 鈍的外傷と鋭的外傷

鈍的外傷と鋭的外傷とでは損傷形態が大きく異なる。そのため両者の区別は重要である。ただし，両者を厳密に区別できない場合もある。

▶ 鈍的外傷　鈍器または鈍的な形状をした物体によって生じる外傷を指し，受傷機転としては交通事故，転落・墜落事故*などがある。一般に非開放性外傷の形態をとるが，外力が大きいため内臓損傷を引き起こすことがある。このため，体表面からのみでは重症度を過小評価する危険性がある。ただし，鈍的外傷は必ずしも非開放性外傷の形をとるとは限らない〔轢過（車両が人をひくこと）による四肢の開放性骨折など〕。

▶ 鋭的外傷　刃物のような先端が鋭利な物体あるいは銃器などの成傷器によって生じる外傷を指し，開放性外傷となる。傷害事件，自損行為の際にみられることが多い。鋭的外傷では一般に刺入路に沿った臓器損傷しか生じないため，鈍的外傷に比し軽症の場合が多いが，時に，心臓や大血管に達し致命的になることがある。

▌ 2. 創傷の分類

一般に皮膚，軟部組織の損傷を**創傷**とよぶ。創も傷も訓読みでは「きず」であるが，両者は区別して使用される。すなわち，皮膚の連続性が断たれた状態を**創**といい，保たれた状態を**傷**という。昔から「傷にキズなく，創にキズあり」といわれるように，創は皮膚，粘膜の離断を伴った開放創に対して用いられ，傷は非開放性の損傷に対して用いられる。

1 ｜ 創の名称

創の形態は，外力の種類や大きさ，受傷部位などによって様々に異なる。創の形態を表現するために，**創口**，**創縁**，**創角**（創端），**創洞**（創管，創腔），**創面**（創壁），**創底**という6つの名称が用いられる（図9-1）。そして，創の形態の観察によって，成傷器の種類や鋭利度，外力の作用した方向などが推定できる。ただし，必ずしも，成傷器の形状と一致しないこともある。

2 ｜ 鈍的外力による創傷

創傷の形態から次のように分類される。

▶ 皮下出血　皮膚表面に離開はないが，皮下の毛細血管が破れて皮下組織に出血した状態をいう。血液固有の色に皮膚の色が加味され，普通，青紫色から紫赤色に見える。

---

* **転落と墜落の違い**：両者とも高所から「落ちる」点では同じであるが，墜落は高所からの自由落下の場合を指し，転落は文字どおり階段などを転がって落ちる場合に使う。

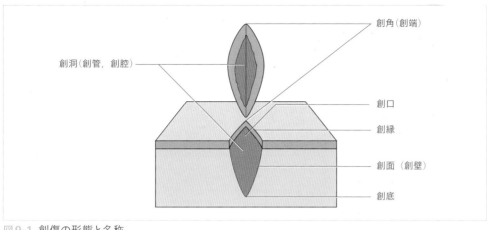

図9-1 創傷の形態と名称

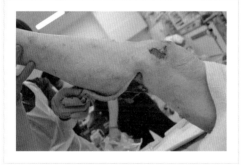

図9-2 剝皮創（皮膚剝脱創）

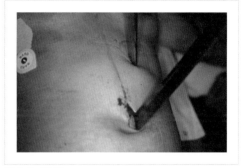

図9-3 刺創

▶ 擦過傷（表皮剝脱）　一般に「すり傷」や「かすり傷」とよばれるもので，摩擦により表皮が局所的に剝離して真皮が露出した状態をいう。表皮剝脱が深い場合には，真皮の毛細血管が破れて小出血を伴う。

▶ 挫創　鈍的外力が作用した結果生じる皮膚および皮下組織の挫滅をいう。一般に創縁および創面は凹凸不整であり，周囲組織や創底は広範に挫滅されており，ほとんどの場合，創縁のどこかに擦過傷を伴う。

▶ 裂創　皮膚および皮下組織がその伸展能力を超えて伸展あるいは牽引され裂けたときにできる創をいう。外力の加わった場所の近くに生じ，創縁は不規則であるが，周囲組織の挫滅，壊死などは挫創に比べてはるかに軽微である。

▶ 剝皮創（皮膚剝脱創）　回転中のローラーや車輪，ベルトなどに巻き込まれ，強い牽引力が作用することにより頭皮や四肢の皮膚が皮下組織を含めて剝脱するものをいう（図9-2）。

3　鋭的外力による創傷

創傷の形態から以下のように分類される。

▶ 刺創　包丁，刃物，きり，ナイフなど先端がとがっているもので皮膚を刺したときに生

手術療法の目的と意義

外科診断法

外科手術手技・処置の基本

麻酔の知識

手術室の管理

術前・術後管理と術後合併症の管理

外科的侵襲と生体の反応

炎症と外科的感染症

9 生体の損傷

救急医療とその実際

腫瘍の外科治療

臓器移植

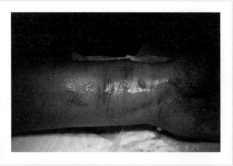

図9-4 ためらい傷

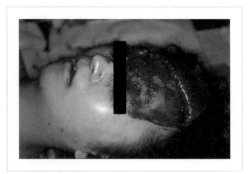

図9-5 割創

表9-4 射創（銃創）の分類

貫通銃創	弾丸が突き抜けたもの
盲管（もうかん）銃創	弾丸が身体内部に止まっているもの
擦過（さっか）銃創	弾丸が身体の外表をかすったもの
溝状銃創	弾丸が身体の外表に溝状の損傷をつけたもの
反跳（はんちょう）銃創	跳ね返った弾丸による損傷で，弾丸の速度が著しく衰えているため，人体に衝突しても射入せず，わずかな表皮剥脱や皮下出血を作る

じる創をいう（図9-3）。一般に創の刺入口は小さく，奥行きが深い。刺出口のあるものを**貫通刺創**，ないものを**盲管刺創**とよぶ。盲管刺創であることが多い。

▶ **切創**　ナイフ，包丁，ガラス片など鋭利な刃物で，刃の長軸方向に引いたり押したりして切られるときに生じる。創口は大きく創洞内がよく見え，創縁は鋭く組織の挫滅はない。自殺のため手首を刃物で切った場合（「リスト・カット」といわれる），比較的深い切創の近くにいわゆる「ためらい傷」といわれる浅い切創を認めることがある（図9-4）。

▶ **射創（銃創）**　拳銃，空気銃，ライフル銃などによって引き起こされ，弾丸の種類*，火薬の種類*，銃からの距離などによって銃創の形態は異なる。また，形態によって表9-4のように分類される。銃創の場合，弾丸が入る射入口の皮膚は弾丸が通過した後，元どおりに縮むため，射出口のほうが射入口より大きいのが普通である。

▶ **割創**　斧や薪割り道具などの比較的鈍な鋭器が，皮膚に対して垂直方向に強く作用した場合に生じる創をいい，切創と挫創の両者の特徴を併せもつ（図9-5）。特に，頭部，胸部，下腿前面などのように皮膚直下に硬い骨のある場所に起こりやすい。

4　特殊な外力による創傷

▶ **杙創**　刺杙創ともよぶ。杙や棒状の物体あるいは鉄筋などのように先端の形状が鈍で，

＊ **弾丸の種類**：弾丸は次の3種類に分けられる。①外套弾（がいとうだん）〔套皮弾（とうひだん）〕：鉛の芯の外側をニッケル，銅，真鍮（しんちゅう）などの金属で覆ったもの，②鉛弾（えんだん）：外套がなく鉛の芯だけでできているもの，③散弾：小型鉛弾を1つの薬莢（やっきょう）に多数詰めたもの。

＊ **火薬の種類**：次の2種類に分けられる。①無煙火薬：ニトログリセリン系などがあり，有色煙がほとんど発生せず，固形残渣（ざんさ）も少なく，発生するガス圧が高い。②有煙火薬：硝石（しょうせき），硫黄，木炭の3成分から成り，有色煙を発生し固形残渣を残す。

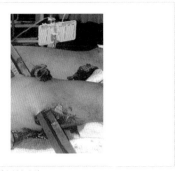

図9-6 杙創（刺杭創）

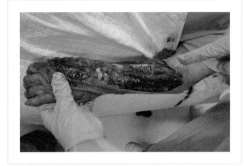

図9-7 手袋状皮膚剝脱創（デグロービング損傷）

通常の外力では生体に刺入しないようなものが，強大な外力により生体に突き刺さったときにできる創をいう（図9-6）。貫通創となることが多いが，盲管に終わることもある。

▶ **手袋状皮膚剝脱創**（デグロービング損傷）　ローラーなどの機械に手などが巻き込まれ，急に引き抜くときに生じる挫滅創であり，手袋を脱がされるように皮膚全体がその下の組織から剝脱されたものをいう（図9-7）。

■ 3. 外傷の発生機序

1 損傷発生の力学

　一般に，損傷の程度に関与する因子として，**作用する力の大きさ（速さ）と方向，作用する物体の重さ，作用面積，身体組織の特性**などがある。すなわち，衝突する速さが速いほど，衝突する物質が重いほど，そして作用面積が小さいほど，大きな損傷をきたす。

2 身体側のメカニズム

▶ **直達外力**　外力が作用した身体部位およびその直下に直接損傷を生じた場合，その外力を**直達外力**という。

▶ **介達外力**　外力が直接作用した場所から離れた場所に，身体の組織を介して働く力のこ

> ### 創は語る
>
> 　あるとき，腹部に刺創を受傷した患者さんが来院した。患者さん本人が「何者かに突然刺された」と語ったため，医師は傷害事件と考え，警察に連絡したところ，その創を見た警察官は，一目で「これは自損である」と断言した。
>
> 　多くの臨床医は，創傷によって生じた臓器などの損傷には興味をもつが，創の形態にはほとんど興味を示さないものである。しかしながら，検視（検死）担当の警察官は，傷害に遭った被害者の創の形態の詳細な観察から，刃物の種類，受傷当時の被害者の位置・姿勢，加害者の姿勢・位置，加害者が右利きか左利きか，あるいは自殺か他殺か，などまで推定してしまうのである。

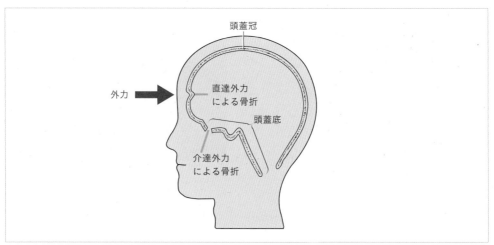

図9-8 直達外力と介達外力による骨折の発生機序（頭蓋冠骨折と頭蓋底骨折）

とを**介達外力**といい，それによって生じた損傷を介達損傷という。骨は硬いため力を伝播しやすく，しなり，圧迫，牽引，ねじれなどで衝突部位以外に損傷を引き起こす。頭部外傷の場合，頭蓋冠*の骨折は直達損傷であるが，頭蓋底*骨折は介達損傷である（図9-8）。

　また，急激な加速度（急速に止まる場合の減速機序も含む）の変化によって，内臓に慣性による剪断，圧迫，牽引などの力が生じ損傷が起こる。

　ある物体が急に停止した場合，物体の内部構造物は停止速度に追従できず，内部構造物は変形し損傷を生じる。このように臓器間あるいは組織間の「ズレ（剪断力）」によって生じる損傷を**剪断損傷**という。頭部外傷による脳損傷の多くはこの発生機序による。

　消化管，膀胱などは空気や液体を貯留した閉鎖腔*であるため，直達外力が腔を圧迫すると内容物を介して内圧が急激に上昇し，外力の作用部位以外の場所で破裂することがある。このような機序による外傷の例として，外傷による消化管穿孔（破裂），膀胱破裂，横隔膜破裂などがある。

Ⅳ 非機械的損傷

　非機械的損傷は，**熱傷，凍傷，電撃傷，化学的損傷，放射線による損傷**などに分類される。

＊ **頭蓋冠，頭蓋底**：頭蓋骨は大きく頭蓋冠と頭蓋底に分けられる。頭蓋冠は体表面から直接触れることができる骨であり，一方，頭蓋底は直接触れることができない骨である。
＊ **閉鎖腔**：消化管や膀胱は，それぞれ，口・肛門，尿道を介して外界と直接交通しているため，完全な閉鎖腔を形成しているわけではない。

外科編 第2編

手術療法の目的と意義
外科診断法
外科手術手技・処置の基本
麻酔の知識
手術室の管理
術前・術後管理と術後合併症の管理
外科的侵襲と生体の反応
炎症と外科的感染症
9 生体の損傷
救急医療とその実際
腫瘍の外科治療
臓器移植

1. 熱傷

1 定義

熱の直接作用によって起こる組織障害を熱傷という。熱による組織破壊の程度は温度と加熱時間で決まる。通常，45℃の熱で60分，70℃では1秒間の加熱時間で組織破壊が起こる。触れられないほどの高温でなくても長時間作用すると組織障害が起こり，これを**低温熱傷**という。電気あんか，湯たんぽなどによる熱傷がこれに相当する。

2 熱傷の発生機序

熱の直接の影響で，皮膚表層ではたんぱく質の凝固壊死が起こり，周辺の小血管内では血栓が形成され組織の循環障害が生じる。さらに血管の透過性亢進が起こり，血漿成分は血管外に漏出するため周辺組織の浮腫が起こり，悪循環が形成される。

3 熱傷の深度

皮膚は表皮，真皮，皮下組織および皮膚付属器から構成される（図9-9）。熱による組織障害がどの深さまで及ぶかによって，熱傷の深度はⅠ度からⅢ度までの4段階に分類される（表9-5）。

▶ **Ⅰ度熱傷** 最も軽く，表皮のみにとどまる熱傷で，肉眼的には紅斑*のみで疼痛と熱感を伴う。日焼けなどはこれに分類される（図9-10 a）。

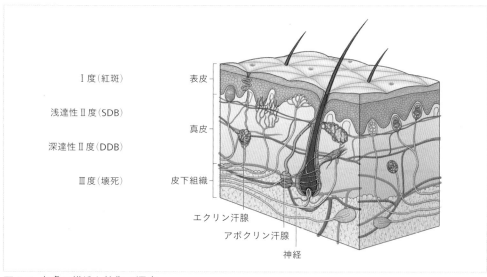

Ⅰ度（紅斑）
浅達性Ⅱ度（SDB）
深達性Ⅱ度（DDB）
Ⅲ度（壊死）

表皮
真皮
皮下組織
エクリン汗腺
アポクリン汗腺
神経

図9-9 皮膚の構造と熱傷の深度

＊ **紅斑**：紅斑はガラスなどで圧迫すると褪色（たいしょく）するという特徴をもつ。一方，紫斑（しはん）や皮下出血の場合には褪色しない。

表9-5 熱傷の深度

熱傷深度	局所所見	症状	治癒機転*	瘢痕形成	治癒日数
Ⅰ度（EB）	発赤 紅斑	疼痛 熱感	表皮からの上皮再生	（−）	数日
浅達性Ⅱ度 （SDB）	水疱形成 水疱底発赤	疼痛 灼熱感	真皮からの上皮再生	（−）	1〜2週
深達性Ⅱ度 （DDB）	水疱形成，びらん， 水疱底白色	疼痛，熱感知覚 鈍麻	毛囊，皮脂腺，汗腺 からの上皮再生	（＋）	3〜4週
Ⅲ度（DB）	蒼白，羊皮紙様炭化	無痛性	辺縁表皮の再生伸長	（＋）	（5週以上）

＊治癒までの経緯

a：Ⅰ度熱傷 ＋ 浅達性Ⅱ度熱傷　　　　　　　**b：深達性Ⅱ度熱傷 ＋ Ⅲ度熱傷**

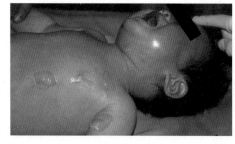
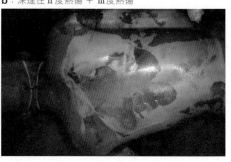

図9-10 熱傷

▶ Ⅱ度熱傷　真皮表層までの**浅達性Ⅱ度熱傷**（superficial dermal burn：**SDB**）と，真皮深層まで障害され毛囊や皮脂腺，汗腺などの皮膚付属器が生き残る**深達性Ⅱ度熱傷**（deep dermal burn：**DDB**）の2つに分けられる。

　浅達性Ⅱ度熱傷は，肉眼的に水疱を形成し，水疱底の真皮は赤みを帯びている（図9-10 a）。疼痛と熱感が強い。真皮の一部が残存しているので1〜2週間で瘢痕を残さず治癒する。

　一方，深達性Ⅱ度熱傷では，水疱形成はあるが水疱底の真皮は白色を呈する（図9-10 b）。疼痛と熱感を伴うが，時には知覚鈍麻を呈する。真皮のほとんどが破壊されているが，真皮内に残った毛囊や皮脂腺，汗腺などの組織から上皮化が起こるので3〜4週間で治癒するが瘢痕を残すことが多い。深達性Ⅱ度熱傷に感染が合併すると容易にⅢ度熱傷に移行する。

▶ Ⅲ度熱傷　皮膚全層のみならず皮膚付属器が完全に壊死をきたした状態で，高度の場合には皮膚は炭化している（図9-10 b）。肉眼的には皮膚は半透明白色あるいは褐色羊皮紙様を呈し，乾燥して硬い局面を呈する。無痛性で針を刺しても痛くない。創縁からのみ上皮化が起こり治癒に向かうが，早期に壊死組織を切除し植皮を行わなければ強い瘢痕や拘縮を起こす。

2. 凍傷

1 定義

寒冷環境による障害は，**凍涸**，**凍瘡**，**凍傷**の３種類に分類される。

▶ 凍涸　いわゆる「偶発性低体温症」のことである。アルコール飲酒後，寒い外気のなかで寝込んでしまい，低体温になったような場合を指す。ただし，皮膚の損傷はない。

▶ 凍瘡　いわゆる「しもやけ」のことである。寒冷への持続的・反復的曝露により発生する軽度の組織障害である。手指・足趾の尖端や耳介・鼻尖などに水疱，びらん，潰瘍を生じる。遺伝的・体質的要因が関与しているともいわれている。

▶ 凍傷　寒冷環境下における組織循環，特に皮膚血流障害で生じるものを凍傷という。以下，凍傷について述べる。

2 凍傷の発生機序

体表の一部が長時間低温に曝されると，体温の放散を防止するために，局所の小動脈の収縮と小静脈の拡張が起こる。このため血流のうっ滞が起こり，やがて微小血栓形成に至って末梢循環障害が発生する。この末梢循環障害が一定時間継続すれば末梢組織は壊死に陥る。好発部位としては四肢末端（手指より足趾に好発）や耳介部があり，時に顔面などに発症する。

3 凍傷の分類

凍傷の皮膚症状は，通常の熱傷と異なり，進行性に症状が悪化することが特徴である。局所の所見は，発疹，紫斑，腫脹，浮腫，疼痛，水疱形成などであり，その後１～２週間かけて徐々に皮膚症状が進行し，潰瘍形成，壊死などを呈する。凍傷はその程度（深さ）によって第Ⅰ度から第Ⅳ度に分類される（表 9-6）。普通の熱傷と異なり，初診時には重症度や深度の判定は難しい。第Ⅰ度とⅡ度は**表在性凍傷**，第Ⅲ度とⅣ度は**深在性凍傷**に相当する。

3. 電撃傷

1 定義

電気によって生じる損傷を一般に**電撃傷**という（図 9-11）。狭義には，電流が生体を流れることによって生じる損傷を指すが，広義には，電気の火花やスパーク（火花放電），電弧（アーク放電：熱電子放出を主体とした放電）から着衣に燃え移って発生する熱傷をも含めることがある。なお，落雷による電撃傷は，**雷撃傷**とよばれ区別される。

表9-6 凍傷の分類

凍傷の深度	分類	損傷レベル	症状	治癒機転*
表在性凍傷	第Ⅰ度	表皮に限局	温熱熱傷のⅠ度に相当 発赤，腫脹，瘙痒感，加熱後灼熱感	多くは数日以内に治癒
表在性凍傷	第Ⅱ度	真皮に及ぶ	温熱熱傷のⅡ度に相当 紫紅色，浮腫，水疱，加温後充血	多くは2週間ほどで治癒
深在性凍傷	第Ⅲ度	皮下組織に及ぶ	温熱熱傷のⅢ度に相当 暗紫黒色，壊死，潰瘍，感覚脱失	上皮化は期待できない
深在性凍傷	第Ⅳ度	骨・筋肉に達する	Ⅲ度凍傷より深く，循環障害をきたしており広範な壊死を呈する	後にミイラ化して脱落する

＊治癒までの経緯

2 障害の発生機序

　一般に電流が組織を通過するとき，その組織の電気抵抗によって熱を生じる。これを**ジュール熱**といい，これが狭義の電撃傷の原因である。電圧（V）＝電流（I）×抵抗（R）なので，ジュール熱は，電圧×電流×通電時間＝（電流×抵抗）×電流×通電時間＝電流^2×抵抗×通電時間で表現される。この式に示されるように，一般に電流による障害は電圧より大きい。一方，生体の電気抵抗は，神経＜血管＜筋肉＜皮膚＜骨の順である。したがって，電撃傷の場合，電流は電気抵抗の少ない神経，血管に沿って流れることが多い。また，乾燥した皮膚は湿潤した皮膚より電気抵抗は大きい。このため乾燥した皮膚のほうが，湿潤した皮膚よりも電流は流れにくい。

3 局所性の障害と全身性の障害

❶局所性の障害

▶ 電流による直接損傷　電流の流入，流出口には**電流斑**という乾燥した黒褐色の大小の潰瘍が認められる。深部組織では，筋肉，腱，血管の損傷が起きやすい。さらに，ジュール

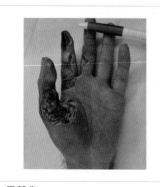
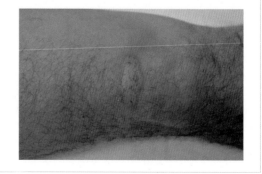

図9-11 電撃傷

熱によって，皮膚や筋肉などの組織の壊死が進行性に起こることが特徴であり，さらには電流が流れることによって生じた血管損傷による2次性出血などが起こることが多い。

▶ **放電による損傷** 体表面の放電の火花により，第Ⅰ度の熱傷が起こり皮膚表面に不規則な放射状，シダの葉状あるいは樹枝状の線状発赤がみられる。これを電紋（でんもん）という。

▶ **火炎による損傷** 電気の火花やスパーク，アーク放電から着衣に燃え移って発生する損傷で，通常の熱傷と同じ性質のものである。

❷全身性の障害

電撃傷の場合，生体を通過する電流そのものによる障害がみられる。これらの電流による障害は軽度の場合には，筋肉の攣縮（れんしゅく）であり，重症の場合には，中枢神経系の通電による呼吸筋麻痺，心筋通電による心室細動や心静止*をきたす。一般に電流による障害は電圧より大きく，また直流より交流のほうが危険である。

また，電撃傷による熱傷は身体内部に広範な損傷を伴うので，しばしば挫滅症候群（ざめつ）*の経過をとる。

▌4. 化学的損傷

刺激性の強い化学薬品，すなわち酸，アルカリ，重金属あるいは毒ガスなどは皮膚や粘膜に付着すると組織たんぱくの凝固，壊死，融解，すなわち腐食を引き起こす。これを**化学的損傷**という。化学薬品の付着，吸入，誤飲あるいは自殺，他殺の目的で使用されることもある。ここでは代表的なもののみを記す。

1 酸による損傷

硫酸，塩酸，硝酸，次亜塩素酸，クレゾール，フェノールなどが代表的な物質である。熱傷と似たような皮膚症状を呈する。

2 アルカリによる損傷

水酸化ナトリウム，水酸化カリウム，アンモニア，生石灰（せいせっかい）（酸化カルシウム）などがある。
強アルカリでは，たんぱくの融解壊死，脂肪の鹸化（けんか）作用および吸湿作用による組織壊死を起こすので，酸に比べて深部組織の障害が強く起こることが多い。アルカリの嚥下（えんげ）では消化管の潰瘍を形成し，穿孔をきたしやすい。

---

* **心室細動，心静止**：心停止には，心静止，心室細動，無脈性電気活動（以前は伝導収縮解離とよばれていた）の3つが含まれる（p.334「心肺停止」参照）。
* **挫滅症候群**：四肢などが長時間圧迫されて挫滅・壊死したとき，圧迫解除後，壊死した筋細胞からミオグロビン・カリウム・乳酸などが血液中に急激に漏出するため，それが毒物物質となり全身の臓器障害をきたすこと。クラッシュ症候群（crush；押しつぶす），圧挫（あつざ）症候群ともよばれる。治療は高カリウム血症の是正，急性腎不全に対する透析など。

5. 放射線による損傷

放射線による損傷は**局所性の障害**と**全身性の障害**に大別される。

❶局所性の障害

放射線に曝露された皮膚と皮下組織に生じるが，深部の組織，臓器に及ぶ場合もある。

▶ **急性皮膚障害**　放射線による急性皮膚障害は第Ⅰ度から第Ⅳ度に分けられる（表9-7）。

▶ **晩発性皮膚障害**　少量の被曝が長期間継続すると晩発性皮膚障害をきたす。発生した障害は難治性で，発がんの危険性を伴う。晩発性皮膚障害の特徴として以下があげられる。

- 放射線障害に特有な症状は何もない（非特異性）
- 必ず一定期間の潜伏期がある（長期間の潜伏期）
- 発生した障害は完治し難い（難治性）
- 被曝のときは症状がない（被曝の無知覚性）
- 最大の危険は発がんである（発がん性）

❷全身性の障害

照射によって，骨髄，肝，肺，腸管，性腺などに臓器障害が発生すれば，その影響は全身に及ぶ。放射線の感受性は臓器，組織によって異なる。

6. 動物・植物による損傷

咬傷・刺傷という用語と，咬症・刺症という用語がある。前者は咬んだり刺したりした際にできる傷そのものを示すときに使用される。これに対して後者は，咬んだり刺したりした際に注入された毒による症状が問題になる場合に使用される。

1 ┃ 哺乳類による咬傷（咬創）

ヒト，イヌ，その他の動物に咬まれてできる創をいう。動物による損傷では，機械的損傷だけでなく，動物の口腔内の細菌が創内に残り感染を起こしたり，同時に注入された唾液中の毒などの物質による局所性および全身性の生体反応などが起こることがある。

表9-7 放射線による急性皮膚障害

分類	主症状	経過
第Ⅰ度	脱毛と軽度の色素沈着	被曝照射後2～3時間の潜伏期を経て脱毛が始まる。
第Ⅱ度	紅斑，充血，腫脹	被曝後1～2日で早期紅斑が出現しまもなく消褪（しょうたい）する。その後1週間程度経過すると熱感，疼痛などを伴う真性紅斑が出現，色素沈着を残す。
第Ⅲ度	水疱	小水疱が融合して大水疱となり，自壊してびらんを生じる。皮膚の萎縮，色素沈着，毛細血管拡張などを残して治癒する。
第Ⅳ度	壊死，潰瘍を形成	被曝後3～4日で発症し，疼痛が強い。血管障害が強く治癒しにくい。

2 | ヘビによる咬傷（咬創）

　マムシ，ヤマカガシ，ハブなどに咬まれてできる損傷である。受傷直後に電撃性の疼痛が出現し，その後も灼熱感を伴った疼痛が持続する。その後腫脹が出現し，腫脹はしだいに中枢側に拡大していく。さらに進行すると末梢循環不全が起こり，筋肉は壊死を起こし，皮膚は緊満し，光沢を放ち水疱を形成する。

3 | ハチによる刺傷

　ミツバチ，アシナガバチ，スズメバチによる刺傷が多い。刺された直後に激痛が走り，局所は発赤する。過去に刺傷歴があるとアナフィラキシーショック*に陥ることがある。

4 | 植物による刺傷（刺創）

　植物のトゲなどによる刺傷（刺創）がある。

＊ アナフィラキシーショック：種々の薬物投与，食物アレルギー，虫刺傷などが原因となる。これらの異種たんぱく抗原が生体に侵入し，IgE 抗体を介した急性の抗原抗体反応が起こることによるショックを指す。

第 10 章

救急医療とその実際

この章では

- 心肺停止を認識できる。
- 心肺蘇生の方法について理解する。
- ショックの要因と種類を理解する。
- ショックの種類ごとの治療を理解する。
- 外傷治療のアルゴリズムを理解する。

I 心肺蘇生

1. 心肺停止

心肺停止とは，生存に必要な心拍出と換気がない状態で，不整脈や低心拍出，呼吸不全など様々な病態から生じる。心拍出がなくなればまもなく換気もなくなるので，単に**心停止**ともよばれる（表 10-1）。しばしば救命の可能性があり，死亡とは異なる。

心電図所見では**心室細動**（ventricular fibrillation：VF），**無脈性心室頻拍**（pulseless ventricular tachycardia：**無脈性 VT**），**無脈性電気活動**（pulseless electrical activity：**PEA**），**心静止**（asystole）に分類される。

VF は心筋細胞が痙攣するように細かくふるえて有効な心拍出がない状態で，心電図では規則的な波形がなく不規則な基線の動揺がみられる。無脈性 VT は，心電図上で頻拍であるものの有効な心拍出がなく，脈拍を触知できないものである。VF と無脈性 VT は電気ショックの適応があり，対応が同じであるため一握りで扱うことが多い。PEA は，心電図上で VF/ 無脈性 VT 以外の何らかの波形がみられるものの，脈拍を触知できない状態である。心静止は心臓の電気的活動がなく，基線が 1 本の直線のようになるもので，予後不良である。

2. 新しい心肺蘇生の考え方と基礎理論

1 | 心肺蘇生とは

心停止となって全身の血流が停止すると脳への酸素供給も停止し，数分以内に脳に不可逆的な障害が起こり始めるとされ，救命の可能性が刻々と低下する。しかし，この間に**胸骨圧迫**と**人工呼吸**を行うと酸素を脳に送り届けることが可能であり，この処置を**心肺蘇生**（cardiopulmonary resuscitation：**CPR**）とよび，心拍が再開するまで絶え間なく続ける必要がある。

また，心停止が VF/ 無脈性 VT である場合には電気ショックによってすぐに心拍が再

表 10-1 心停止の原因疾患（5H5T）

＜5H＞	＜5T＞
• 循環血液量減少（Hypovolemia）	• 緊張性気胸（Tension pneumothorax）
• 低酸素症（Hypoxia）	• 心タンポナーデ（Tamponade）
• 高低カリウム血症（Hyper/Hypokalemia）	• 薬剤性（Tablets）
• H$^+$（水素イオン），アシドーシス（Hydrogen ion）	• 肺梗塞（Thrombosis Pulmonary）
• 低体温（Hypothermia）	• 心筋梗塞（Thrombus Coronary）

開できる（除細動）可能性があり，医療従事者でない市民でも，**自動体外式除細動器**（automated external defibrillator：**AED**）を用いて電気ショックが可能となっている。この CPR と AED を併せて **1 次救命処置**（basic life support：**BLS**）とよぶ。また BLS に引き続いて医療従事者や救急救命士により行われる，高度な器具や薬剤の使用を含めた処置を **2 次救命処置**（advanced life support：**ALS**）とよぶ。

こうした蘇生処置は繰り返し訓練を行って手技に習熟しておく必要があり，国際的な検討委員会で合意された推奨内容をもとに，各国・地域でガイドラインとして標準的な方法の推奨が作成されている。わが国では日本蘇生協議会（Japan Resuscitation Council：JRC），アメリカ心臓協会（American Heart Association：AHA）のガイドラインをもとにした教育が各地で行われている。

2 ｜ 胸骨圧迫の優先

胸骨圧迫による循環の発生機序には 2 つの考え方があり，胸骨圧迫によって直接的に血液が駆出されるとする「**心臓ポンプ説**」，圧迫を解除したときに胸腔内に血液が流入することで血流が生まれるとする「**胸腔ポンプ説**」が提唱されている。

血液中の酸素については，人工呼吸を行うことで肺から新たな酸素を血液に送り込むのが原則であるが，心停止前に呼吸障害がなければ肺胞気の酸素濃度は正常である。このため近年では，突然の心停止で心臓性の原因が疑われる場合は人工呼吸よりも胸骨圧迫を優先して行うこととされ，市民が CPR の訓練を受けていない場合や人工呼吸が難しい場合には胸骨圧迫のみを行ってもよいことが推奨されている。

3 ｜ 「救命の連鎖」

病院外での心停止では，傷病者に最初に接触するのは市民（バイスタンダー：救急現場に居合わせた人）であり，救急隊が到着する前に市民によって迅速な対応が行われることが極めて重要となる。この対応は，①心停止につながる疾病の徴候を早期に察知したり，小児の事故を防ぐことなどによる心停止の予防，②心停止を早期に認識して救急通報を行うこと，③1 次救命処置（BLS），④2 次救命処置（ALS）と心拍再開後の集中治療が切れ目なく

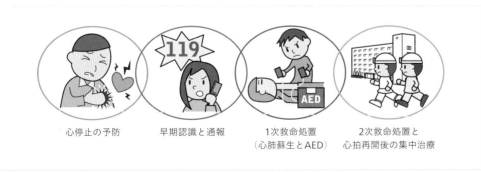

心停止の予防 　　　早期認識と通報 　　　1次救命処置 　　　　　2次救命処置と
　　　　　　　　　　　　　　　　　（心肺蘇生とAED） 　　心拍再開後の集中治療

図10-1　救命の連鎖

スムーズに行われることで構成され，4つの輪を用いた図で表現されている。これを「**救命の連鎖**」とよぶ（図10-1）。

病院内での心停止においても考え方は同様であり，患者の病態の悪化を早期に察知することで心停止を予防し，心停止を早期に認識して院内緊急コールなどに通報し，BLSを開始して蘇生専門チームによるALSに引き継ぐ。

3. 心肺蘇生の実際；BLSに沿った1次心肺蘇生法

病院内や救急車内などの資器材が整えられた状況で，医療従事者や救急隊員などが実施する場合の **BLSアルゴリズム**を図10-2に示す（①呼吸がなければ直ちにCPRを開始する。②AEDを装着し，③AEDの解析・評価，④メッセージに従う）。

1 | 反応の確認と緊急通報

患者が倒れたり異常に気づいたら，直ちに反応を確認する。肩を軽くたたきながら大声でよびかけ，何らかの応答や仕草がなければ「反応なし」とみなし，大声で叫んで周囲の注意を喚起するとともに，院内緊急コールなどで緊急通報を行う。

だれかが来たら応援要請と必要資器材を依頼し，自らは気道を確保してCPRの手順を行う。必要資器材は，蘇生処置に必要な気道・呼吸管理器具や薬品などを収納した救急カート，および除細動器（マニュアル除細動器もしくはAED）である。

もしだれも来ない場合，緊急通報の手段が近くにない場合は，CPRを中断し，その場を離れて応援要請と資器材の手配を行わなければならないこともある。

2 | 呼吸の確認と心停止の判断

患者に反応がなければ気道確保を行い，呼吸の観察を行う。呼吸がないか異常な呼吸（**死戦期呼吸**）が認められる場合，またはその判断に自信がもてない場合は心停止と判断し，直ちに胸骨圧迫からCPRを開始する。なお，気道確保に手間取って呼吸の観察が不十分になったり，CPR開始が遅れないようにする。

蘇生に熟練した救助者では，呼吸の観察と同時に頸動脈で脈拍の有無を確認してもよいが，呼吸と脈拍の確認には10秒以上かけず，CPRの開始を遅らせてはならない。呼吸はないが脈拍がある場合は，約10回/分の人工呼吸を行い応援の到着を待つ。

なお患者が小児（1歳〜思春期）の場合，脈拍60/分未満で循環不良の徴候がみられる場合には心停止と同様にCPRを開始し，呼吸数が10/分未満であれば呼吸停止と同様に対応する。

3 | CPR

胸骨圧迫からCPRを開始する。患者を仰臥位に寝かせ，救助者は胸の横にひざまずく。胸骨圧迫の部位は患者の胸骨の下半分である。深さは約5cm（ただし，6cmを超えない）で，

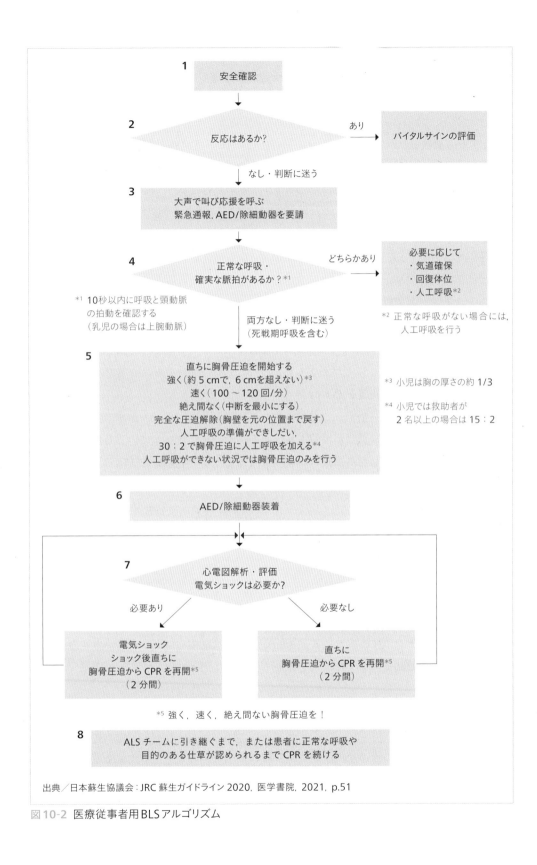

1 安全確認

2 反応はあるか？ → あり → バイタルサインの評価

なし・判断に迷う

3 大声で叫び応援を呼ぶ
緊急通報, AED/除細動器を要請

4 正常な呼吸・
確実な脈拍があるか？＊1 → どちらかあり → 必要に応じて
・気道確保
・回復体位
・人工呼吸＊2

＊1 10秒以内に呼吸と頸動脈
の拍動を確認する
（乳児の場合は上腕動脈）

両方なし・判断に迷う
（死戦期呼吸を含む）

＊2 正常な呼吸がない場合には,
人工呼吸を行う

5 直ちに胸骨圧迫を開始する
強く（約 5 cmで, 6 cmを超えない）＊3
速く（100 ～ 120 回/分）
絶え間なく（中断を最小にする）
完全な圧迫解除（胸壁を元の位置まで戻す）
人工呼吸の準備ができしだい,
30 : 2 で胸骨圧迫に人工呼吸を加える＊4
人工呼吸ができない状況では胸骨圧迫のみを行う

＊3 小児は胸の厚さの約 1/3

＊4 小児では救助者が
2 名以上の場合は 15 : 2

6 AED/除細動器装着

7 心電図解析・評価
電気ショックは必要か？

必要あり

必要なし

電気ショック
ショック後直ちに
胸骨圧迫から CPR を再開＊5
（2 分間）

直ちに
胸骨圧迫から CPR を再開＊5
（2 分間）

＊5 強く, 速く, 絶え間ない胸骨圧迫を！

8 ALS チームに引き継ぐまで, または患者に正常な呼吸や
目的のある仕草が認められるまで CPR を続ける

出典／日本蘇生協議会：JRC 蘇生ガイドライン 2020, 医学書院, 2021, p.51

図 10-2 医療従事者用BLSアルゴリズム

1分間に100〜120回のテンポで圧迫する。圧迫と圧迫の間は，完全に胸壁が元の位置に戻るように圧迫を解除するが，そのために圧迫が浅くならないようにする。また十分な深さで圧迫を行うと肋骨骨折を合併することがあるが，救命が最優先であるため，これを恐れて圧迫が不十分にならないように注意する。小児の場合，圧迫の深さは胸の厚さの約1/3とする。複数の救助者がいる場合は，胸骨圧迫の質が適切かどうかを確認するとよい。人工呼吸や除細動，救助者の交代などの際には胸骨圧迫の中断が必要となるが，その際の中断時間は最小限にする。救助者の疲労により圧迫の質は低下するため，およそ1〜2分ごとに交代が必要である。

人工呼吸用デバイスの準備ができれば，気道確保を行って人工呼吸を開始する。この際，胸骨圧迫を30回行ったら人工呼吸2回（30：2）を行い，このサイクルを繰り返す。気道確保は頭部後屈顎先挙上法で行い，必要があれば下顎挙上法を用いてこれに頭部後屈を加えることもある。酸素投与が可能であればできるだけ高い酸素濃度を用いる。換気量は胸が上がる程度で約1秒かけて行い，過大な換気は避ける。デバイスとしては**バッグ・バルブ・マスク**（bag-valve mask；**BVM**）などがあり，迅速に人工呼吸が開始できるようBVMを準備し，扱いに習熟しておくことが望ましい。BVMがない場合でも，マスクタイプの感染防護具などを用いて感染防護を必ず行う。

人工呼吸をより早期に開始することが望ましい病態として，窒息，溺水，気道閉塞，小児の心停止，または倒れる瞬間が目撃されていない心停止，遷延している心停止状態などがある。小児の場合，救助者が複数いれば胸骨圧迫と人工呼吸の比を15：2にする。

4 | 心電図解析・評価

除細動器やAEDが到着したら，CPRと並行して準備を行う。電源を入れて右前胸部と左側胸部に電極パッドを貼付する。未就学年齢の小児の場合は小児用パッドがあれば用いるが，成人用でも代用可能である。この間もできるだけCPRを中断せず，心電図解析・評価を行う直前まで継続する。

心電図の解析の際には患者から離れる必要がある。AEDでは自動的に解析が開始されるため音声メッセージに従う。マニュアル除細動器では電極パッドまたはパドルを押し当てて表示される心電図モニターで波形を確認して，VF/無脈性VTであれば電気ショックの適応である。

5 | 電気ショックが必要である場合

電気ショックの操作の際には再度患者から離れる。電気ショックの後は心電図波形や脈拍の確認は行わず，直ちに胸骨圧迫からCPRを2分間行う。以後，CPRを行いながら2分おきに心電図波形の確認と電気ショックを繰り返す。マニュアル除細動器で電気ショックのエネルギー量を設定できる機種の場合，可能な機種であれば，2回目以降の電気ショックではエネルギー量を上げる。

6 電気ショックが必要でない場合

直ちに胸骨圧迫からCPRを再開し，CPRを行いながら2分おきに心電図波形の確認を行う。

7 BLSの継続

BLSは，蘇生専門チームなど，ALSを施行可能な救助者が到着して引き継ぐまで継続する。よびかけへの応答や目的のある仕草，正常な呼吸など，明らかに心拍再開と判断できる反応がみられれば心停止から回復したと判断してCPRを中止してよい。ただしその場合，除細動器の電極パッド・電源などはそのままにしておく。

4. 心肺蘇生法の実際；気道閉塞に対する1次心肺蘇生法

苦悶や顔色の変化，声が出せない，息ができないなどの状態があれば気道閉塞を疑う。手を首に回し，親指と人さし指でのどをつかむ仕草は気道閉塞を示し，「**窒息のサイン**」「**チョークサイン**」とよばれている。

1 反応がある場合

気道閉塞と判断したら，大声で応援要請を行い，異物の除去を試みる。異物除去の方法には**背部叩打法**，**腹部突き上げ法**（ハイムリック法），**胸部突き上げ法**があり，これらの方法を併用して異物が取れるか，または患者の反応がなくなるまで行う。

背部叩打法では，患者の背部の左右肩甲骨の中央あたりを，救助者の手掌基部で続けて叩く。腹部突き上げ法では，患者の背後から，患者の臍部とその上方に手をあて，臍部の手を握りこぶしにして手前上方に素早く突き上げるもので，乳児と妊婦，肥満者では行わない。胸部突き上げ法では同様に患者の背後から，CPRの圧迫部位でもある患者の胸骨の下半分を目安に素早く突き上げる。

2 反応がない場合

CPRを開始する。応援や資器材要請を行う際には喉頭鏡，マギール鉗子と除細動器を含めることが望ましい。CPRは胸骨圧迫から開始するが，胸骨圧迫により異物が押し出されてくることがあるため，次の人工呼吸のために気道を確保する際，口の中を目視して異物が見えるようであれば指でかき出してみてもよい。見えない場合は指を入れたりせず，次の人工呼吸と胸骨圧迫の手順に進む。喉頭鏡やマギール鉗子が到着していれば，異物の除去を試みる。

5. ALSに沿った2次蘇生法（図10-3）

ALSが開始された後も，質の高い胸骨圧迫を絶え間なく続けることは最も重要であり，

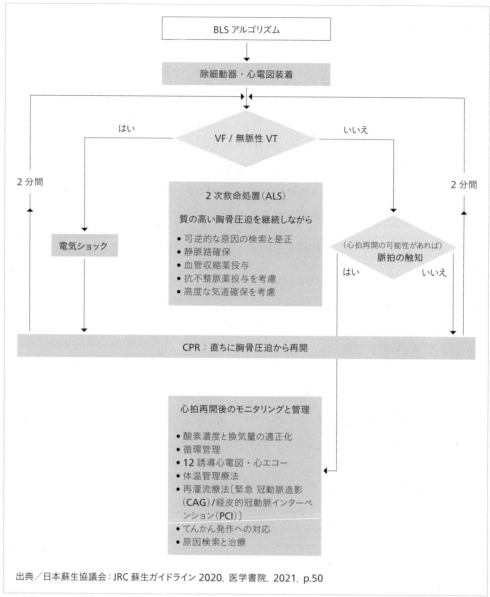

```
              ┌──────────────────────┐
              │  BLS アルゴリズム       │
              └──────────────────────┘
                        ↓
          ┌──────────────────────────┐
          │   除細動器・心電図装着      │
          └──────────────────────────┘
```

VF／無脈性 VT

はい　　　　　　　　　　　　　　　　　いいえ

2分間　　　　　　　　　　　　　　　　　2分間

電気ショック

２次救命処置（ALS）

質の高い胸骨圧迫を継続しながら

- 可逆的な原因の検索と是正
- 静脈路確保
- 血管収縮薬投与
- 抗不整脈薬投与を考慮
- 高度な気道確保を考慮

（心拍再開の可能性があれば）
脈拍の触知

はい　　　　　いいえ

CPR：直ちに胸骨圧迫から再開

心拍再開後のモニタリングと管理

- 酸素濃度と換気量の適正化
- 循環管理
- 12 誘導心電図・心エコー
- 体温管理療法
- 再灌流療法〔緊急 冠動脈造影（CAG）/経皮的冠動脈インターベンション（PCI）〕
- てんかん発作への対応
- 原因検索と治療

出典／日本蘇生協議会：JRC 蘇生ガイドライン 2020, 医学書院, 2021, p.50

図 10-3　ALSに沿った２次蘇生法（心停止アルゴリズム）

CPR と除細動の手順（BLS）は継続する。CPR を中断するのは人工呼吸，脈拍や心電図の評価と除細動，救助者の交代などのやむを得ないときのみである。

1 ｜ 可逆的な原因の検索と是正

蘇生のあらゆる段階において，可逆的な心停止の原因の検索と是正を図る。原因検索は心停止前の状況や既往歴，身体所見，検査結果などから行う。

外科編

第2編

手術療法の目的と意義

外科診断法

外科手術手技・処置の基本

麻酔の知識

手術室の管理

術前・術後管理と術後合併症の管理

外科的侵襲と生体の反応

炎症と外科的感染症

生体の損傷

10 救急医療とその実際

腫瘍の外科治療

臓器移植

2 | 静脈路/骨髄路確保

薬剤投与のため，CPRを継続しながら静脈路を確保する。末梢静脈路が第1選択であり，難しい場合や時間を要する場合は骨髄路を用いる。

3 | 血管収縮薬投与の考慮

アドレナリンは心停止時に最も一般的に用いられる血管収縮薬であり，心拍再開と短時間の生存率を向上させる効果が確認されているが，生存退院や神経学的転帰を改善するという根拠はない。投与する場合，静脈路または骨髄路から1回1mgとし，3〜5分間隔で追加投与する。

4 | 抗不整脈薬投与の考慮

VF/無脈性VTで電気ショックとCPRで心拍再開が得られない難治性の場合や，再発を繰り返す治療抵抗性の場合は，抗不整脈薬としてアミオダロンの投与（300mg iv*）を考慮する。アミオダロンが使用できない場合，ニフェカラント（0.3mg/kg iv）あるいはリドカイン（1~1.5mg/kg iv）を考慮する。

5 | 高度な気道確保（気管挿管・声門上気道デバイス）

気管挿管は最も適切な気道確保の方法であるとされているが，食道挿管などのリスクも高く，迅速確実な施行のためには教育と訓練が必要となる。また挿管の際の胸骨圧迫の中断はできるだけ短くする。気管チューブの位置確認の際には，聴診などの身体所見だけでなく，波形表示のある呼気二酸化炭素モニターや比色式の二酸化炭素検出器，食道挿管検出器，超音波検査などを用いることが望ましい。また声門上気道デバイス（コンビチューブとラリンゲアルマスクエアウェイ）は気管挿管と同等の有効性が示唆されており，少なくとも2種類の気道確保の方法に習熟しておくことが重要である。高度な気道確保が行われた後は，人工呼吸を胸骨圧迫と並行して（非同期CPR），約10回/分で換気を行う。

6. 心肺停止状態からの回復

1 | 心拍再開

心拍再開は脈拍が触知されることで確認される。数分以内の心拍再開ではまず自発呼吸が確認され，しだいに意識が回復する。全身の循環状態が良好に維持され脳の代謝が改善されれば，原始的な機能からより高次機能へと回復する。自発呼吸，対光反射，意識の回復，高次機能の順で回復するが，脳虚血時間が長い場合は遷延性意識障害を残す。

＊ **iv**：intravenous injection，静脈注射。

表10-2 心肺停止心拍再開後の経過に悪影響を及ぼす因子

• 極端な高酸素血症	• 高体温
• 低酸素血症	• 高血糖
• 高二酸化炭素血症（低換気）	• 低血糖
• 低二酸化炭素血症（過換気）	• 痙攣

2 | 心拍再開後のモニタリングと管理

心拍再開後も 12 誘導心電図をはじめとしたモニタリング，呼吸管理（吸入酸素濃度と換気量の適正化），循環管理が行われる。また心拍再開後，昏睡患者では体温管理療法を考慮し，心筋虚血の徴候があれば緊急で冠動脈造影（coronary angiography：CAG）と経皮的冠動脈インターベンション（percutaneous coronary intervention：PCI）を行う。てんかん発作があれば抗痙攣薬などの対応を行う。いずれにおいても，心停止に至った原因の検索と治療は引き続き行われる。

心肺停止心拍再開後の経過に悪影響を及ぼす因子を表10-2 にまとめた。これらをできるだけ避けることが重要である。

II ショック

1. ショックとは

「生体に対する侵襲あるいは侵襲に対する生体反応の結果，主要臓器の血流が維持できなくなり，細胞の代謝障害や臓器障害が起こり，生命の危機に至る急性の症候群」が**ショック**と定義されている。かつては収縮期血圧の絶対値や低下などの数値が定義に用いられていたが，高齢者などでは血圧が保たれていても臓器血流障害を起こし得ることから変更された。

1 | ショックの症状

典型的な症状は交感神経の過度の緊張によるものとされ，**蒼白**（pallor），**虚脱**（prostration），**冷や汗**（perspiration），**脈拍触知不能**（pulseless），**呼吸不全**（pulmonary failure）である。これらの英語の頭文字から「**5つのP**」とよばれるが，病態によってはこうした症状を呈さないものもある。

簡便かつ迅速にショックを認知できる身体所見として，爪先を圧迫して，解除してから血行が戻るまでの時間をみる**毛細血管再充満時間**（capillary refilling time：**CRT**）がある。正常では 2 秒以内に元に戻るが，ショックによる末梢循環不全では 3 秒以上かかる。

表10-3　ショックの分類

ショックの要因	原因疾患
循環血液量減少性ショック	出血，脱水，腹膜炎，熱傷，膵炎など
血液分布異常（不均衡）性ショック	アナフィラキシー，脊髄損傷，敗血症など
心原性ショック	心筋梗塞，弁膜症，不整脈，心筋症，心筋炎など
心外閉塞・拘束性ショック	肺梗塞，心タンポナーデ，緊張性気胸など

2 ショックの分類

　ショックはその成因や病態によって多様に分類されているが，近年では循環障害の要因により4つに分類される。表10-3 に要因と原因となる疾患をまとめた。

❶循環血液量減少性ショック

　体内の血液量が減少して，循環を保てない状態。これを代償しようとして心拍数が増加し，末梢血管は収縮して皮膚は冷たくなる。

❷血液分布異常（不均衡）性ショック

　体内の血液量の減少はないが，血管が拡張して末梢血管抵抗が減少することにより，相対的に循環血液量が不足する病態。末梢の血流は増加するため，皮膚は温かくなる（**ウォームショック**）。

❸心原性ショック

　心臓のポンプ機能の低下により，循環が保てない状態。

❹心外閉塞・拘束性ショック

　心臓のポンプ機能に障害はないが，拡張が妨げられ，心拍出量が制限されることによる循環障害。

2. ショックの治療とショックからの離脱

1 循環血液量減少性ショック

❶出血性ショック

　出血が原因でショックに至るものを出血性ショックとよぶ。速やかに出血源を同定し止血処置，外科的介入を行う。中等度以上のショックを伴う場合は止血と同時に輸血を考慮する。ショックを簡単に認知する方法として，**ショックインデックス**（ショック指数）がある。これは心拍数を収縮期血圧で割ったもので，これが1以上であればショックと考えて治療を行う。アメリカ外科学会の出血性ショックの分類を表10-4 に示す。急を要し，患者の血液型が不明な場合ではO型の輸血を開始する。

❷非出血性の循環血液量減少性ショック

　循環血液量の不足がどの程度か，中心静脈圧や，肺動脈楔入圧（せつにゅうあつ）などをモニターしつつ十分な輸液を行う。尿量は臓器血流障害の改善を鋭敏に反映する指標であり，尿道カテーテ

表 10-4 出血量からみたショックの重症度分類

	Class Ⅰ	Class Ⅱ	Class Ⅲ	Class Ⅳ
出血量（循環血液量に対する割合%）	< 15%	15〜30	30〜40	> 40
出血量（mL, 体重70kgで換算）	< 750	750〜1500	1500〜2000	> 2000
脈拍数（回/分）	< 100	> 100	> 120	> 140 のち徐脈
血圧	不変	不変	低下	低下
脈圧	不変〜増加	減少	減少	減少
呼吸数	14〜20	20〜30	30〜40	> 40
意識レベル	軽い不安	不安	強い不安・不穏	不穏・無気力

出典／American College of Surgeons：Advanced Trauma Life Support：Student Course Manual, 9th ed. 2012.

ルを留置して時間尿量をモニターする。腹膜炎や膵炎などでは原疾患の治療も遅れることなく同時に行い，ショックからできるだけ早期に離脱する。

2 血液分布異常（不均衡）性ショック

❶ アナフィラキシー

アレルギー素因がある場合に，何らかのアレルゲン曝露により生じる。症状は皮膚紅潮，蕁麻疹，呼吸困難，腹痛など多岐にわたり，重症なものではショックとなる。治療は速やかにアドレナリンの筋肉内注射を行う。皮膚症状がひどい場合には抗ヒスタミン薬，ステロイドの投与も検討する。消化器症状に H_2 阻害薬（H_2 受容体拮抗薬）を投与する場合もある。喉頭浮腫や気管支攣縮を疑ったら呼吸停止のおそれがあり，気道確保のため躊躇なく気管挿管を行うべきである。

❷ 脊髄損傷

交感神経の遮断により，相対的に副交感神経が優位になることでショックが引き起こされる。このため十分な細胞外液補充液を投与ののち，ノルアドレナリンの投与が必要になることが多い。徐脈になることも多くアトロピンの投与が必要になる場合もある。高位の脊髄損傷では血管作動薬が長期に必要となることもあり，経口の α 刺激薬，β 刺激薬の投与が行われることもある。

❸ 敗血症

敗血症のアメリカ集中治療医学会による定義は，「感染症に対する制御不能な宿主反応に起因した生命を脅かす臓器障害」である。診断基準は集中治療室（以下 ICU*）入院患者とそれ以外〔院外，救急治療室（ER*），一般病床患者〕で区別し，ICU 入院患者においては，感染症が疑われ SOFA スコア*（表 10-5）が 2 点以上増加，非 ICU 入室患者では，ベッドサイドで評価可能な qSOFA（quick SOFA）スコア（表 10-6）を用いて 2 点以上であれば敗血症を疑うこととなった。また，敗血症性ショックも「敗血症で，なおかつ，死亡率を増

* **ICU**：intensive care unit
* **ER**：emergency room
* **SOFA スコア**：sequential organ failure assessment score

表10-5 SOFAスコア

スコア	0	1	2	3	4
意識 Glasgow coma scale	15	13〜14	10〜12	6〜9	< 6
呼吸 PaO_2/FiO_2（mmHg）	≧ 400	< 400	< 300	< 200 および呼吸補助	< 100 および呼吸補助
循環	平均血圧≧70mmHg	平均血圧<70mmHg	ドパミン<5μg/kg/分 あるいは ドブタミンの併用	ドパミン5〜15μg/kg/分 あるいは ノルアドレナリン≦0.1μg/kg/分 あるいは アドレナリン≦0.1μg/kg/分	ドパミン>15μg/kg/分 あるいは ノルアドレナリン>0.1μg/kg/分 あるいは アドレナリン>0.1μg/kg/分
肝 血漿ビリルビン値（mg/dL）	< 1.2	1.2〜1.9	2.0〜5.9	6.0〜11.9	≧ 12.0
腎 血漿クレアチニン値 尿量（mL/日）	< 1.2	1.2〜1.9	2.0〜3.4	3.5〜4.9 < 500	≧ 5.0 < 200
凝固 血小板数（×10³/μL）	≧ 150	< 150	< 100	< 50	< 20

出典／日本集中治療医学会, 日本救急医学会：日本版敗血症診療ガイドライン2020. 日本集中治療医学会雑誌, 28（Supplement）：S23, 2021.

表10-6 quick SOFAスコア

意識変容
呼吸数≧ 22回/分
収縮期血圧≦ 100mmHg
感染症あるいは感染症を疑う病態で，quick SOFA（qSOFA）スコアの3項目中2項目以上が存在する場合に敗血症を疑う。

出典／日本集中治療医学会, 日本救急医学会：日本版敗血症診療ガイドライン2020. 日本集中治療医学会雑誌, 28（Supplement）：S24, 2021.

加させるほど重篤な循環異常，細胞と代謝の異常をきたしている状態」と定義された。新しい診断基準ではより具体的な数値目標が明示され，「適切な輸液負荷を行ったにもかかわらず平均血圧が65mmHg以上を維持するための血管作動薬を必要とし，かつ血清乳酸値が2mmol/L（18mg/dL）を超える」に改められた。臨床上は，2L程度の輸液負荷に反応がない場合，まず血管作動薬としてノルアドレナリンを投与し，それでも上記の数値目標に届かなければ，ピトレシン®（一般名：バソプレシン）投与，ステロイド補充療法を追加する。

　最も重要なのは敗血症に至った感染症の原因検索と原因の除去であり，感染のコントロールなしにショックの離脱は困難である。

3 心原性ショック

❶心筋梗塞

　ポンプ機能の破綻は，冠動脈閉塞による心筋の虚血による。このため早期に冠動脈造影で病変を同定し，経皮的冠動脈血栓溶解療法（percutaneous transluminal coronary recanalization；PTCR）や，バルーンによる拡張術を行う。最近では網状筒状の金属製ステントを血管内に留置して冠動脈の拡張を行っている。発症から6時間以内に血流の再開（再灌流）を行うことが望ましい。

❷弁膜症

　心臓の弁の狭窄や閉鎖不全が原因であり，弁の置換術や形成術が行われる。最近行われている経カテーテル大動脈弁植え込み術（transcatheter aortic valve implantation：TAVI）では，心臓を止めることなく経皮的に人工弁を心臓に装着できるようになった。

❸不整脈

　不整脈が原因で十分な心拍出量が得られない状態。薬剤または電気的刺激で不整脈の治療や除細動を行う。難治性の不整脈が続く場合には心肺補助装置を装着することもあり，専門家に速やかにコンサルトする。

❹心筋症，心筋炎

　心筋自体のダメージでポンプ機能が障害されている。炎症が原因の場合には原疾患の治療に加えてカテコラミン薬剤を投与して心補助を行う。それでも十分な機能が得られない場合には人工心肺補助も考慮され，一般には経皮的心肺補助装置（Percutaneous cardiopulmonary support：PCPS）が用いられる。重症の心筋症に対しては，心移植までの橋渡しとして左室補助人工心臓（left ventricular assist device：LVAD）が用いられるようになっている。

4　心外閉塞・拘束性ショック

❶肺血栓塞栓症

　長期臥床や長時間の飛行機内着座などにより起こることが知られている。X線や心電図，超音波検査で疑い，診断は造影CTで行われる。診断が確定したら，直ちに抗凝固とともに血栓溶解療法が行われる。ショックが長引いている場合にはPCPSの使用を躊躇せず，経カテーテル的または手術にて血栓の除去が行われる。

❷心タンポナーデ

　悪性腫瘍や感染症，外傷などで心囊内に滲出液や血液などが貯留して起こる。治療は心囊穿刺や心膜開窓術によるタンポナーデの解除である。特に外傷後の心タンポナーデは心損傷を伴うことがあり，解除する際には開胸手術が直ちに可能な環境下で行うことが望ましい。

❸緊張性気胸

　自然気胸の重症化や外傷で起こる。治療は緊張性気胸の解除で，緊急の場合には胸腔穿刺を，時間に余裕がある場合には胸腔ドレナージを行う。胸腔穿刺は，5cm長の14ゲージカニューレを用い第2肋間鎖骨中線上を穿刺して，外筒のみを進め内筒は抜去する。胸腔穿刺を先に行った場合には，速やかに胸腔ドレナージに移行する。胸腔ドレーンをすぐに挿入できる場合には穿刺より胸腔ドレナージを優先してもよい。

外科編

第2編

手術療法の目的と意義

外科診断法

外科手術手技・処置の基本

麻酔の知識

手術室の管理

術前・術後管理と術後合併症の管理

外科的侵襲と生体の反応

炎症と外科的感染症

生体の損傷

10 救急医療とその実際

腫瘍の外科治療

臓器移植

3. ショックの不可逆化としての臓器不全とその治療

1 好気性代謝と嫌気性代謝

ショックでは，組織への血流の減少により，酸素の供給が需要に追いついていない。細胞は，酸素が十分にあれば好気性代謝によりエネルギー産生を行うが，血流が低下して酸素が少なくなると，エネルギー産生は乳酸を産生する嫌気性代謝に変化する。

嫌気性代謝は好気性代謝に比べてはるかにエネルギー産生の効率が悪く，ショックが続くと細胞は機能の維持が困難となり，不可逆的な障害が生じる。低酸素状態になると，血管内皮細胞は血液中の白血球を活性化させ，白血球は内皮細胞に付着して直接内皮細胞を障害する物質や酵素を産生するのと同時に，炎症性サイトカインなども放出する。

こうして，ひとたび細胞障害を生じると臓器障害は遷延し，その障害は血流が豊富な主要臓器にも波及する。障害が多臓器に及ぶと死に至る。酸素運搬の減少に対しては十分な酸素投与を行い，出血に対してはヘモグロビンの補充療法，血管作動薬の投与を行う。

2 虚血再灌流と臓器障害

虚血細胞への再灌流（血流の再開）は，炎症性メディエータの放出を惹起し，さらなる臓器障害を引き起こすことが知られている。しかし炎症性メディエータを阻害する治療法で根拠の確立されたものはまだない。各臓器の障害に対しては，それぞれに人工的補助を行うことがある。特に肺は，血管内皮細胞が豊富であることからショックにより臓器障害を受けやすい。

3 急性肺障害

人工呼吸補助が行われるが，最近では原疾患の治療法のある可逆的肺感染症，ウイルス性の呼吸器感染症に対して，体外循環による ECMO（extracorporeal membranous oxygenation）や ECLA（extracorporeal lung assist）とよばれる肺酸素化補助装置が用いられている。

4 急性腎障害

原因となる疾患の治療とともに透析療法が行われるが，ショックを伴った患者にはより緩徐に腎補助を行う。これを持続的腎補助療法（または持続的腎代替療法 continuous renal replacement therapy：CRRT）といい，溶質除去を主な目的とする場合には持続血液濾過（continuous hemofiltration：CHF），尿毒症物質も除去したい場合には透析と血液濾過を組み合わせた持続的血液透析濾過（または持続血液濾過透析，continuous hemodiafiltration：CHDF）が行われる。また敗血症性ショックで，原因がエンドトキシンの過剰産生であると疑われた場合には，ポリミキシン B 固定化ファイバー（polymyxin B-immobilized fiber：

PMX）とよばれる特殊な膜でエンドトキシンを吸着する直接血液灌流（direct hemoperfusion；DHP）が行われる。

5 │ 心原性ショック

　心原性ショックに対しては，心血管作動薬の投与，酸素投与と呼吸補助とともに，大動脈バルーンパンピング（intra aortic balloon pumping；IABP）や体外循環補助である経皮的心肺補助法（percutaneous cardiopulmonary support；PCPS）が積極的に行われるようになってきた。病院外で発生した心停止症例で，急性心筋梗塞が強く疑われ治療が可能である可能性が高い場合にも PCPS が用いられる。心筋症など不可逆性の心疾患に対しても，心移植を前提とした補助人工心臓が一般的医療として広まりつつある。日本循環器学会，日本心臓血管外科学会など4学会合同で「重症心不全に対する植込型補助人工心臓治療ガイドライン」を作成して適正使用を啓発している。

III　重症外傷と出血, 止血

1. 外傷診療の概要

1 │ 外傷診療の標準化

　救急現場から病院に搬送され，初期診療が行われる間の外傷診療の質の格差を是正して「防ぎ得る外傷死」を減少させるため，病院到着前と搬入時の初期診療を対象として**病院前外傷教育プログラム**（Japan Prehospital Trauma Evaluation and Care；**JPTEC** ™*）や**外傷初期診療ガイドライン**（Japan Advanced Trauma Evaluation and Care；**JATEC** ™*）などの研修コースにより，外傷診療の標準化が図られている。また，看護師向けには日本救急看護学会により**外傷初期看護セミナー**（Japan Nursing for Trauma Evaluation and Care；**JNTEC** ™）が開催されている。また，入院後の外傷外科治療に関する研修コースとしては **DSTC** ™*（Definitive Surgical Trauma Care）などがある。以下の診療手順はこれらの研修コースの内容に沿っている。

2 │ 診療手順

　外傷診療においては，生命の維持にかかわることを最優先し，生理学的徴候の異常をまず把握して確定診断に固執しないことが原則である。また時間を重視すること，不必要な

＊ **JPTEC**：日本救急医学会による公認
＊ **JATEC**：日本外傷診療研究機構が実施
＊ **DSTC**：IATSIC（International Association for Trauma Surgery and Intensive Care）による公認

外科編

第2編

手術療法の目的と意義

外科診断法

外科手技・処置の基本

麻酔の知識

手術室の管理

術前・術後管理と術後合併症の管理

外科的侵襲と生体の反応

炎症と外科的感染症

生体の損傷

10 救急医療とその実際

腫瘍の外科治療

臓器移植

侵襲を加えないことも重要である。このことから診療手順は，まず生理学的異常を発見して蘇生を行う段階〔**プライマリーサーベイ**（primary survey：**PS**）〕と，生理学的徴候が安定したのちに全身を観察して解剖学的異常を把握する段階〔**セカンダリーサーベイ**（secondary survey：**SS**）〕に分かれて，その後で根本治療を行う（図 10-4）。段階ごとに，自施設で対応可能かを考慮して転院の必要性を判断する。根本治療やその後の経過観察のなかで，見逃しを避けるための検索を行う〔**ターシャリーサーベイ**（tertiary survey：**TS**）〕。

3 | 患者受け入れの準備

外傷患者の受け入れが決まったら，処置室の確保，応援スタッフの招集（医師，看護師，検査，撮影部門など）とともに蘇生用具一式，加温した輸液類，モニターなどの準備を行う。またポータブルX線撮影装置，超音波診断装置も必須となる。感染防止のため標準予防策を行う。

4 | プライマリーサーベイと蘇生

❶第一印象

患者搬入後，まず15秒ほどで気道，循環，意識を大まかに評価する。患者の息遣い，顔色，皮膚の湿潤などで，重症度を予測する。

❷ ABCDEアプローチ

プライマリーサーベイで生理学的異常を把握するうえで，患者の生命の維持に必要な酸素の流れに沿って考えると理解しやすい。すなわち，空気を取り込む気道が最も重要であり，呼吸器系，循環器系，そして中枢神経系（脳に酸素が届く）の順に把握していく。併せて，観察や処置を行うためには全身を露出（脱衣）させる必要があり，それに伴う低体温を避けるための保温も必要となる（図 10-5）。

この手順をまとめて，気道（A：Airway），呼吸（B：Breathing），循環（C：Circulation），

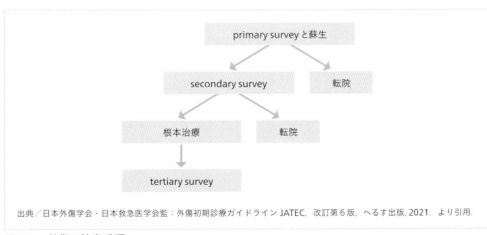

出典／日本外傷学会・日本救急医学会監：外傷初期診療ガイドライン JATEC. 改訂第6版，へるす出版，2021. より引用.

図 10-4 外傷の診察手順

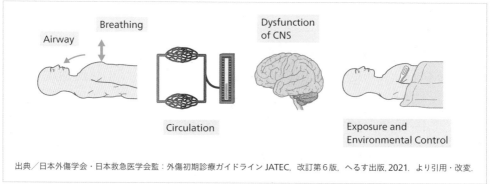

出典／日本外傷学会・日本救急医学会監：外傷初期診療ガイドライン JATEC, 改訂第6版. へるす出版. 2021. より引用・改変.

図10-5 ABCDE アプローチ

生命を脅かす中枢神経の障害（D：Dysfunction of Central Nervous System），脱衣と体温管理（E：Exposure & Environmental Control）の英語の頭文字をとって **ABCDE アプローチ**とよんでいる。この順に，系統立てて生理学的異常の発見と，異常があれば蘇生を行う。なお，ここでいう「蘇生」は，生理学的異常を改善させて正常な機能を維持させる処置や管理を意味し，心肺停止に対する蘇生よりも広い意味を含む概念である。

患者の生理学的徴候が安定化した後に，セカンダリーサーベイの手順に進む。

5 ┃ セカンダリーサーベイ

セカンダリーサーベイにおいては病歴の聴取と身体診察が行われるが，プライマリーサーベイにおいて中枢神経系での切迫する異常があった場合には，それに先立って CT 検査が行われる。

❶病歴の聴取（AMPLE）

病歴聴取で確認すべき項目については，各項目の英語の頭文字から「**AMPLE（アンプル）**」としてまとめられており，これに沿って確認していくと漏れがなく聴取できる。

- アレルギー歴（A：Allergy）
- 服用薬（M：Medication）
- 既往症と妊娠（P：Past history and pregnancy）
- 最終飲食（L：Last Meal）
- 受傷機転と現場状況（E：Events and Environment）

❷身体診察

身体診察は見逃しのないように，頭部から足の先まで，身体前面と後面（背部）について系統立てて行う。各身体部位のすべての「孔」に関しても必ず観察する。各部位の診察は，患者の訴えを聞きつつ，視診，聴診，触診（打診）の順に行う（「見て」「聴いて」「触って」を合言葉にする）。

2. 外傷における組織臓器損傷と出血

1 外出血と内出血

体表からの出血である外出血は体表の観察により把握できるが，胸腔，腹腔，後腹膜に出血する内出血は体表からは診察困難である。

胸腔内出血は肺損傷，大血管損傷，心損傷，多発肋骨骨折を伴う胸壁損傷などで起こる。腹腔内出血を生じる臓器として，肝臓は腹腔内臓器のなかで最大の容積があることから鈍的外傷・鋭的外傷ともに頻度が高い。次いで脾臓が腹腔内出血の原因となることが多く，膵臓，十二指腸・小腸，横行結腸，左腎，下大静脈など，隣接した臓器の損傷を伴うことも多い。後腹膜出血は主に骨盤骨折と腎臓損傷によって起こる。診断には CT が有用であるが，患者のバイタルサインが不安定な場合には CT 撮影ができないこともある。重症であれば，確定診断よりも生理学的異常に対する蘇生を優先させる。

2 治療方針の決定

患者の生理学的重症度によって決定される。体幹部の出血による生理学的異常の蘇生の際には開腹術を躊躇せず決断することが重要である。バイタルサインが安定している場合には造影 CT を撮影して，実質臓器に血管外漏出像や，いわゆる出血持続のサイン "blush" が認められた場合には**経カテーテル動脈塞栓術**（transcatheter arterial embolization：**TAE**）を考慮する。CT で腸管損傷などを認めた場合には，止血目的以外でも開腹適応になることもある。バイタルサインが不安定な場合でも，輸液や輸血により改善がみられた場合には造影 CT を撮影して，上記と同様に判断を行う。止血を要する損傷が複数の臓器にある場合には，TAE よりも開腹に踏み切るほうが止血までの時間が短い。蘇生によってもなおバイタルサインが不安定な場合には開腹を決断する。手術室に放射線撮影装置を併設したハイブリッド手術室が使用可能なら，開腹止血と TAE を同時に行うことも考慮する。不安定な患者で，輸液や輸血により改善がみられない場合は CT 撮影は厳に慎む。

3. 止血処置

1 外傷死の3徴候とダメージコントロール手術

低体温，アシドーシス，凝固能障害（凝血塊ができない）が起こると止血は困難になり，ひとたびこの状態に陥れば救命はより困難になる。このような状態では，出血のコントロールと腸内容汚染のコントロールのみを目的とした**ダメージコントロール手術**（damage control surgery：**DCS**）が選択される。これは生理学的異常の蘇生を目的にして，再建や閉腹を一時的に省略する手術法である。

重症腹部外傷に対する①出血と汚染のコントロール以外を省略した最小侵襲手術（DCS），

②開腹状態での ICU での蘇生，③閉腹を含む計画的再手術（planned reoperation）を **DC/OA 戦略**（damage control/open abdomen）とよんでいる。

近年では外科手術に限らず，脳外科，胸部外科，整形外科領域においても，病院前救護と救急室での蘇生（part0），手術室での DCS（part1），集中治療室（ICU）での蘇生（part2），計画的再手術（part3），閉腹，再建などの再々手術（part4），リハビリテーションを経て社会復帰するまでの重症外傷診療過程を広義のダメージコントロール戦略とよぶようになった。

受傷早期の死亡原因は出血死である。出血のコントロールは出血量の多い順に，止血しやすい部位から行う。外傷死の 3 徴候が生じている状況では止血は困難であるため，この場合にはガーゼを充塡してパッキングを行い，速やかに ICU に帰室する。

2 ICU での蘇生（DC part2）

赤血球製剤，血小板や新鮮凍結血漿の輸血を行い，低体温を防ぐため保温・復温に努める。血液製剤の投与の比率は，1：1：1 が奨励される。重症であればあるほど，血小板や，新鮮凍結血漿に含まれるフィブリノーゲンや凝固因子の補充が重要である。腸管損傷は手早く結紮または器械縫合器で切離し，再建はしない。閉腹しない決断（DC/OA）も時には必要である。術中の低血圧，低体温，多部位の損傷，術中の凝固異常，大量の輸血（8 単位以上）があったなら，腹部コンパートメント症候群（abdominal compartment syndrome：ACS）の予防のため閉腹は避ける。腹腔内圧の上昇が頭蓋内圧上昇を引き起こす可能性があるため，特に頭部外傷合併例では無理に閉腹しない。臨床的な目安として，腹部を手術台横から見て腹壁より臓器がせり上がっている状態なら閉腹は避ける。

3 計画的再手術（DC part 3）

ICU で蘇生後，初回手術からできれば 36 時間以内に，遅くても 48 時間以内に計画的再手術を行う。再手術では，ガーゼパッキングを除去して損傷部位を再確認し，修復・再建を行って閉腹を行う。患者の安全を図る立場から，再建に際しては臓器別専門医の手術参加も考慮する。再手術で閉腹できない場合には 2 〜 3 日以内に再々手術を行う。初回手術から 8 日以内に閉腹できる確率は 65 〜 80％とされている。

参考文献
・日本蘇生協議会監：JRC 蘇生ガイドライン 2015，医学書院，2016.
・日本救急医療財団心肺蘇生法委員会監：救急蘇生法の指針 2015 市民用・解説編，改訂 5 版，へるす出版，2016.
・日本救急医療財団心肺蘇生法委員会監：救急蘇生法の指針 2015 医療従事者用，改訂 5 版，へるす出版，2016.
・American Heart Association：AHA 心肺蘇生と救急心血管治療のガイドラインアップデート 2015 ハイライト
  https://eccguidelines.heart.org/wp-content/uploads/2015/10/2015-AHA-Guidelines-Highlights-Japanese.pdf(最終アクセス日：2016/7/22)
・American College of Surgeons：Advanced Trauma Life Support；Student Course Manual. 9th ed, 2012.
・Singer M, et al.：The Third International Consensus Definitions for Sepsis and Septic Shock (Sepsis-3). JAMA, 315(8)：801-810, 2016.
・日本外傷学会・日本救急医学会監：外傷初期診療ガイドライン JATEC，改訂第 6 版，へるす出版，2021.

第 **11** 章

腫瘍の外科治療

I 腫瘍とは

1 | 腫瘤，腫瘍，がん，肉腫などの分類

　腫瘤，腫瘍，がん，肉腫などの言葉について初めに理解している必要がある。図11-1のように，**腫瘤**とはいわゆる"しこり"または"こぶ"のことで，そのなかには膿がたまってできる**膿瘍**などの炎症性のものと，**腫瘍**（tumor）（neoplasm; 新生物とも訳される）が含まれる。そして，腫瘍は**悪性腫瘍**と**良性腫瘍**に分けられ，悪性腫瘍はその発生母地から，消化管粘膜や皮膚など上皮組織から発生した**がん**（carcinoma）と，筋肉など上皮以外の組織から発生した**肉腫**（sarcoma）に分けられる。また，がんという言葉はこの狭い意味のがんと肉腫の両方を一括して，悪性腫瘍と同じ意味で使われることもある。

2 | 腫瘍の性質の違い

　腫瘍のうちでも悪性腫瘍の多くは正常組織の間にしみ込むように広がったり（**浸潤**），リンパ管や血管に入り込んで発生した場所から離れた臓器に移動して増殖する（p.356 参照）。そのため，進行すると様々な臓器の機能が侵されて宿主（腫瘍ができた人間）を死に至らしめる。一方，良性の腫瘍は周囲の組織を圧排するように増殖し，悪性腫瘍のように転移することもない。同じ腫瘍でも，このように基本的な性質が異なるので，治療法もまったく別なものになる。

3 | 良性と悪性の中間

　腫瘍のなかには悪性腫瘍と良性腫瘍との中間の性質をもつものもある。組織学的には，細胞分裂の数が多いほど悪性とされるが，当然，悪性と良性の中間程度の細胞分裂像を示す腫瘍もある。したがって，その発育形式（浸潤があるか）や転移の有無などの臨床所見を参考に対処する必要がある。転移があれば，組織学的に良性にみえようとも悪性である。本来，良性悪性の区別は，宿主にとって良性か悪性かという観点からされるべきものであることを忘れてはならない。

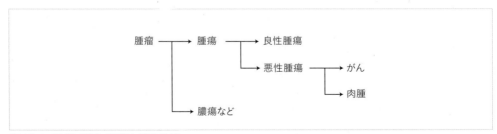

図11-1 腫瘤，腫瘍，膿瘍などの分類

II 良性腫瘍の外科治療

良性腫瘍は必ずしも切除する必要はない。長期にわたってほとんど大きくならない良性腫瘍は，切除することによる何らかのメリットがない限り放置してもよい。ただし，美容上の問題から切除する場合がある。また，頭蓋内の腫瘍は良性でも周囲の脳や神経を圧迫することで重大な結果を招くことがあるので，外科的に切除する適応がある。良性腫瘍のなかには自然に縮小や消失するものもあり，むやみに切除する必要はない。たとえば，新生児にみられるイチゴ状血管腫は身体の発育に従い，数年かかって退縮するので，出血などがない限り保存的に対応するのがよい。

1. 良性腫瘍治療の原則

良性腫瘍の手術の原則は，肉眼的に腫瘍と思われる部分をぎりぎりで切除することである。周囲の正常な組織を，良性腫瘍と一緒に広く切除することは極力避ける。たとえ一部が残ったとしても，良性腫瘍の増殖は遅く，次に手術が必要になるまでには長期間を要する。

2. 良性か悪性か診断がつけられない場合

腫瘍のなかには良性腫瘍と悪性腫瘍の中間の性質をもつものも存在する。また，手術前に必ずしも良性か悪性かの診断がつけられない場合もある。そのようなときには，原則として腫瘍ぎりぎりで切除するのではなく，ある程度の距離を置いて切除する。その後，その組織学的診断が明らかになってから，さらに追加切除したり，リンパ節の**郭清**（p.356参照）を追加したりする。最も望ましいのは，切除した腫瘍を直ちに凍結して病理切片を作製し，病理医が切除断端面から腫瘍の取り残しを診断し，その診断に従って適切な治療を行うことである。しかし，施設によっては必ずしもこのような，術中迅速病理診断が可能でないところも存在する。

III 悪性腫瘍の外科治療

A 悪性腫瘍治療の原則

1. 切除する範囲

悪性腫瘍治療の第1の原則は，がんの原発巣から十分な距離を置いて切除することであ

る。十分な距離とは，切除の断端にがん細胞を取り残さない距離のことである。この判定はなかなか難しい場合がある。もちろん，がん細胞がどこまであるかは，最終的には切除標本を病理組織学的に詳細に検討することで明らかになるが，肉眼的手術所見から**切除範囲**を決定する必要がある。幸い，今までの多くの切除例を病理組織学的に検討することで，どれほどの距離を置いて切除すればよいのか，ある程度明らかになっており，それはがんの種類によって異なっている。

たとえば，浸潤型のがんでは肉眼的判定よりさらに遠くまで広がっていることが多く，限局型のがんではほぼ肉眼的判定に近くなる。胃がんの検討では，浸潤型の胃がんでは肉眼的に 5cm 以上離して切除する必要があるが，限局型の場合には 3cm で十分である。ただし，スキルスタイプのがん*などは，粘膜下を予想以上に広く伸展していることがあるので，肉眼的に大丈夫と思っても，切除断端を病理組織学的に検討して取り残しのないようにする。また，進行胃がんと異なり早期胃がんでは，3cm 以内であっても断端にがん細胞がないことが組織学的に確認できれば，追加切除する必要はない。

2. 転移

悪性腫瘍の治療の第 2 の原則は，**転移**を考慮に入れるべきことである。がん細胞の転移はがんの治療成績を悪くする最も大きな要因である。転移は，がん組織を触ることでも促進されることが知られているので，手術中にがん組織を強くつかんだりすることは禁忌である。もちろんがん病巣にメスで切り込むなどの操作は，がん細胞をまき散らす原因になるので，行ってはならない。

▶ **郭清とは**　がん細胞は血管の中に侵入すると，肝や肺など遠くの臓器に転移するので，そのルートである血管を前もって結紮しておくことも行われる。リンパ節も病巣から遠いほうから近いほうに向けて，順番に取り除くことが必要である。このリンパ節を取り除く方法を**郭清**というが，これはリンパ節だけをつまみ取る（摘出）のではなく，リンパ管や周囲の脂肪組織も一塊にして取り除くことを意味しており，がん手術に独特の手技である。

▶ **リンパ節転移**　解剖学的にがん組織の存在する部位から流れ出るリンパに沿って存在するリンパ節を**郭清**するが，これは今までの多数例の検討からほぼ予測がついている。一般には病巣から一番近いリンパ節を 1 群リンパ節，そこから遠くなるに従って，2 群，3 群と分けて番号が振り分けられている（図11-2）。

遠くのリンパ節に転移があるほど，がんは治りにくい。特に 3 群以上にある場合には，がん局所のリンパ節というより，肝や肺への転移と同様，遠隔への転移として取り扱うべ

＊ **スキルス胃がん**：進行胃がんの肉眼的分類にはボルマン分類（Ⅰ〜Ⅳ）がよく使われるが，スキルス胃がんはボルマンⅣ型に相当するものである。このがんは線維化（fibrosis）が高度で硬いためスキルスがん（硬がん）とよばれ，次のようないくつかの特徴がある。①比較的若年者の女性に多い，②未分化型の胃がんが多い，③明らかな隆起や陥凹を形成しないので発見しにくい，④腹膜播種を起こしやすい。したがって早期発見が難しく，手術しても再発することが多い，胃がんのなかでも難治のタイプである。

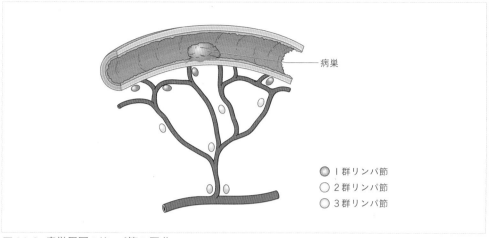

図11-2 病巣周囲のリンパ節の区分

きであるという意見も多い。つまり，3群まで転移してしまっている場合には，さらに遠隔に広がっていると考えられ，リンパ節の郭清だけでは治すことができないので，化学療法などほかの手段を併用して対処すべきであるという考え方である。

　最近は，がん病巣に最もかかわりの深いリンパ節を，**センチネルリンパ節**（sentinel lymph node）として同定し，このリンパ節への転移の有無で治療方針を決定しようとする試みもある。乳がん症例で，術前検査で明らかなリンパ節転移が認められない場合には，放射性同位元素や色素を主病巣の近くに注射し，それらが最初に流入したリンパ節を摘除する。手術中に迅速病理診断で転移を認めない場合には，リンパ節郭清を省略することで，不要な手術侵襲を避けることができる。

B 根治手術と姑息手術

1. 根治手術

　根治手術というのは，手術中に確認できたがんはすべて取り切れたものと考えられる手術を意味しているが，この手術をすればがんが必ず治るということではない。つまり，治る可能性が高い，根治が期待できる手術という意味である。したがって，根治手術といえども術後に再発死亡することはあり得る。

　たとえば，S状結腸にがんがあった場合にこれを切除し，リンパ節を広く郭清したところ，実際にはリンパ節転移ががん病巣のすぐそばにしかなかった場合に，これを根治手術という（図11-3）。しかし，根治するかどうかは，少なくとも5年経過を観察しなくてはわからない。手術中には確認できないほど小さな転移巣が肝に残り，それが手術の後に大きくなってくることがあるからである。また，S状結腸がんが大きくなり，膀胱に直接浸潤している場合，膀胱をS状結腸がんとともに切除できたとすると，これも根治手術という。

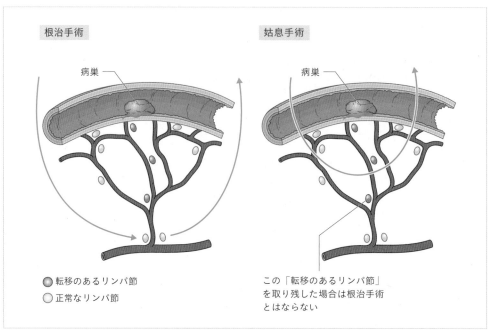

図11-3 根治手術と姑息手術　※青矢印の病巣側が切除範囲

2. 姑息手術

　先の項で例にあげた S 状結腸がんで，膀胱と S 状結腸を剥離して，膀胱に浸潤したがんをそのまま残した場合には，これを姑息的切除という。膀胱に浸潤していなくて，S 状結腸がんを完全に切除できても，すでに腹膜に大腸がん細胞が散らばっていた場合には，どのように広く S 状結腸がんを切除しても，これも姑息的切除ということになる。直腸がんが高度に進行していて根治手術ができず，人工肛門を造設した場合や，高度に進行した胃がんで通過障害があり，胃腸吻合を行ったりした場合，これを**姑息手術**という（図11-3）。

C 転移に対する手術

1. 血行性転移

　がんの手術においては病巣のリンパの流れに沿って存在するリンパ節を郭清することが，標準的に行われている。その結果，ある程度リンパ節転移があっても，これを外科的に除去して治癒させることが可能である。一方，血流を介して広がる**血行性転移**は，一般に転移してしまうと，外科的にこれを切除することは困難と考えられてきた。消化器がんは肝に転移することが多い。これは，消化器の静脈血は門脈に合流して肝へ流れ込み，肝ががん細胞の最初のフィルターとなるためである。もちろん，なかには肝を通り抜けて大静脈から，肺やそのほかの全身臓器に転移することもある。一方，腎臓がんなどでは，そ

の血流は直接大静脈に流入するため，肺が最初のフィルターとなる。したがって，腎がんでは肝への転移より，肺への転移が多い。

これらの血行性転移は一般には1個（単発）でなく，同時に多数の転移巣（多発）として発見されることが多く，これが血行性転移の治療を困難にする最大の原因であった。ところが，同じ肝転移でも，大腸がんからの肝転移は比較的数が少ないものもあり，単発であることもまれではない。

2. 肝転移

大腸がんに比較すると，胃がんの**肝転移**はほとんどが多発でその数も多く，単発は極めてまれである。胃がんの肝転移では比較的転移巣が少ない例であっても，これを切除することにより大腸がんほど良好な延命効果は得られていない。一方，大腸がんの肝転移に対しては積極的にこれを切除することで，長期の延命ができたり，なかには治癒したと考えられたりする例もまれではない。したがって，技術的に可能であれば切除を試みて，延命を図るべきである。

つまり，がんの種類や転移の個数によっては血行性転移もあきらめることなく，積極的な外科治療をすることにより，延命効果が得られるのである。ただし延命が得られるとはいえ，肝転移は切除してもまた肝に再発することが多いので，それを防止するための方策が研究され，術後に化学療法を行うことで肝を含めた再発を減らすことができるとされている。

D 拡大手術

がんの手術では，大きな創でできる限り広く切除し，できる限り遠くのリンパ節まで取ることで，がんから患者を救命しようと努力が重ねられてきた。そして，麻酔や術後管理の進歩に伴い，病巣を周囲の臓器を含めて広く切除することが可能になり，リンパ節の郭清もほぼ究極のところまで行える状況になってきた。このような手術を**拡大手術**という。

一般にがんにおける拡大手術とは，がんを治すために周囲の正常臓器を含めて切除することや，リンパ節転移を治すために広い範囲のリンパ節を郭清することを意味している。たとえば，高度に進行した直腸がんでは，膀胱，前立腺（男性），子宮（女性），仙骨などを合併切除する，骨盤内臓全摘術という拡大手術が行われることがある。また，胃がんでは，胃がんのほかに膵臓，脾臓，横行結腸などを合併切除する，左上腹部内臓全摘術という術式がある。いずれの手術も高度の技術を必要とし，患者に対しても大きな侵襲を伴うものであるので，軽々しく行うべきものではない。

このような拡大手術が本当に患者を救命しているのか明らかにされていないため，疑問をもつ者もある。進行がんでは，一般に拡大手術で格段に成績が向上することは，むしろまれであるとさえいえる。また，拡大手術により患者の様々な機能を喪失させても，それ

に見合うだけの延命効果が得られているのか，はっきりと証明した報告は少ない。

　リンパ節転移もかつては広く取れば取るほど良いと考えられていたが，ある限度を超えると遠隔転移があるのと同じことで，局所の治療を行っても意義が薄いと考えられている。たとえば，乳がんでは，リンパ節を郭清する意味はがんの進行度を判定する目的が大きいとする考え方もあり，リンパ節転移はがんの悪性度や全身への広がりを推定する指標とされている。ランダム化比較という信頼性の高い手法を用いた臨床試験で，胃がん，膵がん，卵巣がんなどにおいて，病巣から遠く離れたリンパ節を予防的に郭清する意味は乏しいことが証明されてきており，侵襲による合併症や機能喪失の少ない術式と他の治療法（化学療法など）を組み合わせる方法が主流となってきている。

Ｅ　腫瘍の切除と再建術

　腫瘍は良性であれ悪性であれ，切除しただけで治療が完了する場合と，切除の結果損なわれた機能や形状などを回復するために，何らかの手術を加える場合がある。後者を**再建術**という（図 11-4）。

　たとえば，大腸がんや胃がんを切除した後は，切除断端が不連続のまま残るので，食事を摂れるようにするためにこれを連絡させる手術が必要である。大腸を切除したときには，口側と肛門側の大腸を吻合（縫い合わせる）する。胃の再建術には，残った胃の断端と十二指腸を直接つなぐ方法（ビルロートⅠ法）と，胃の断端と空腸を吻合する方法（ビルロートⅡ法）がある。胃切除の結果，胃が小さくなり，一度に食べられる食事の量が少なくなるが，これを補うために，小腸を切り縫いして大きな袋（パウチと称する）を形成して，これを再建に用いる場合がある。胃の場合には比較的単純であるが，膵がんなどで行われる膵頭十二指腸切除術という手術の後には，複雑な再建術が行われる。再建手術には様々な方法があ

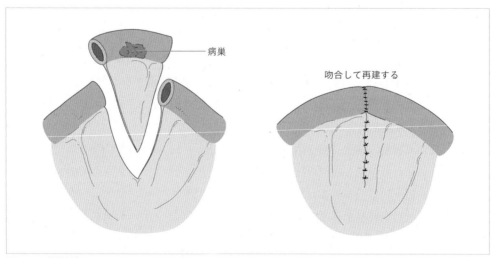

病巣

吻合して再建する

図 11-4　再建術

り，高度の技術を要し，吻合部がうまくつながらないための合併症も胃や大腸の手術に比べて多く，また重症化しやすい。

また，乳がんでは病巣が小さい場合には乳腺をすべて切除することなく，乳腺の一部と共に病巣を切除することができるが，乳がんが大きい場合には乳腺をすべて切除する。その際には，機能的必要性というより，美容的見地から乳房を再建することも行われる。

そのほか，肝臓，胆道，膵臓のがんでは，がんを切除するために重要な血管（肝動脈，門脈など）を一緒に切除する必要があることがあるが，このような場合には，切り離した両端を直接吻合したり，自分の血管やまれには人工血管を用いたりして再建することが必要となる。このような手術は高度な技術を要するばかりでなく，手術の危険度も高いので，手術をすることで得られるメリットと冒す危険のデメリットを十分に考慮して行う必要がある。再建することで機能がある程度回復できる場合もあるが，たとえば甲状腺を全摘出した場合には，甲状腺の機能を手術で補うことはできないので，一生甲状腺ホルモン薬を服用することになる。

Ⅳ 手術治療の進歩

Ａ 機能温存手術

診断学が発達していなかった時代には，発見されるがんの多くは進行がんであり，そのサイズは大きく，転移も高度の状態であった。患者はすでにやせたり貧血状態に陥っており，一見してがん患者とわかるような状況であった。その後の診断技術，医療機器の発達や検診事業の普及は，比較的早期のがん発見を促進した。

たとえば今や手術する胃がん患者の60%近くは粘膜に限局した早期胃がんである〔「がんの統計'19」（がん研究振興財団）による〕。進行がんでは肉眼的な境界を越えて，がん細胞が広く浸潤しているため，一般に病巣を含めた広い範囲の切除が必要である。転移も頻度が高いので，広い範囲のリンパ節を郭清する必要がある。一方，早期のがんでは比較的狭い範囲の切除で十分に病巣を除去できるし，転移があったとしても病巣のごく近傍に低い確率で存在していることが多い。これらの進行がんと早期がんに対して同じ手術をするのは極めて不合理であることが理解できる。そこで，最近は早期がんに対しては，切除の範囲を狭くすることで，正常臓器の機能を温存したり，リンパ節の郭清範囲を狭くすることが行われている。

1. 胃がん治療

胃がんに対する幽門側胃切除では，肛門側の切離線は十二指腸に置くことが通常行われ

るが，幽門から離れた早期胃がんでは，幽門を温存して胃が切除される。胃の術後には食物が急に十二指腸から小腸に流れ込むため，**ダンピング症候群**とよばれる様々な症状が出現するが，幽門を温存することでダンピング症候群を防止することが可能である（**幽門輪温存胃切除術**）。また，迷走神経は胆嚢の運動機能や，消化管の運動機能を司っているが，進行胃がんの手術ではいずれもリンパ節の郭清のために切除されることが多かった。その結果，胆嚢の機能が低下して，手術後に胆嚢炎を起こしたり，胆石ができるなどの後遺症がみられる。さらに，消化管運動を司る迷走神経を切断するために，術後に難治性の下痢が続いたり，様々な障害が起こることも知られている。早期の胃がんではリンパ節の郭清も，進行胃がんほど広範囲に行う必要はなく，これらの神経は原則として温存できる。

2. 乳がん治療

　乳がんの治療法の基本はいまでも，手術によってがんを取りきることである。以前は進行がんが多かったので，がんを治すために乳房全体と周囲リンパ節を広範囲に切除することが重要であり，機能の喪失などは二の次と考えられていた。しかし最近は，小さな乳がんが発見されるようになり，また前述のように病巣から遠く離れたリンパ節を切除する効果はないことがわかったため，切除範囲の縮小（**乳房温存手術**）やリンパ節郭清範囲の縮小（**センチネルリンパ節生検**）が行われるようになった。ただし乳房温存手術では，病変の大きさや部位によっては乳房の変形という整容的後遺症の問題があり，また，切除の切り口が腫瘍に近いときには放射線治療が必要になる。これらを解決する方法として，近年では**形成外科的手技による乳房再建**を行うことが増えてきている。

B 低侵襲手術

1. 腫瘍の内視鏡治療

　内視鏡による治療は，近年特に普及した新しい治療法の一つである。膀胱腫瘍を膀胱鏡で切除したり，胃や大腸のポリープや早期がんを消化管の内視鏡で切除することなどが，**内視鏡治療**である。良性腫瘍は，技術的に可能であればそのすべてが内視鏡治療の対象になる。一方，がんのうち内視鏡的に切除してよいのは，早期のがんで転移のないものである。転移があるかないかは，実際にリンパ節を郭清して調べてみなければわからないはずである。しかし，今まで病巣を切除してリンパ節も郭清した症例が多数あるので，これらを検討することで実際にどのようなタイプのものに転移が起こりにくいのか知ることができる。たとえば，2cm以下の隆起型胃がんで深さが粘膜までで，しかも組織学的に分化型のものは，転移がほとんどないので，内視鏡で治療可能である。

　これらの適応からはずれた症例では，技術的に切除できるからとむやみに内視鏡切除を試みるのは危険である。わずかに残ったがん細胞が再発するのには，時間がかかるため，

長期間の慎重なフォローアップが必要である。きちんとしたフォローアップができない場合には，このような治療は試みるべきではない。なぜならば，きちんと手術することで，治ることが約束されているのに，中途半端な治療で治るべき患者の生命を失うことは重大な損失であるからである。もちろん，高度のリスクをもった患者や高齢者で，転移が残る可能性より手術の危険性が高い場合には，上記の適応をはずれても内視鏡治療をすることは許される。

2. 腫瘍の内視鏡手術

腹部や胸部を広く開けて直視下に病巣を切除することを，開腹手術あるいは開胸手術という。それに対して，開腹の代わりに腹腔鏡を，開胸の代わりに胸腔鏡を使って病巣を切除するのを**内視鏡手術**という。内視鏡は古くからあったが，内視鏡手術が普及したのは，ビデオカメラの普及によるところが大きい。ビデオカメラを内視鏡に接続してモニターに映像を映し，複数の医師が同じ画像を見ることにより，複雑な操作が可能になったのである（図11-5）。操作に使われる器具も急速に開発改良され，現在では時間がかかるものの，食道がん，胃がん，大腸がんでは開腹や開胸に匹敵するレベルの手術が可能になってきている。

良性腫瘍はリンパ節の郭清や，ほかの正常臓器を合併切除する必要はないので，内視鏡手術の良い適応である。内視鏡手術には直視下手術（開腹，開胸など）と比較すると，傷が小さいという美容上の利点のほか，術後の疼痛（とうつう）が少なく，早期に退院できるなどの利点がある。一方，疼痛の軽減や早期退院は一時的なもので，長期的には差がないことも指摘されている。

また，内視鏡手術は一般に長時間を要し，技術の習得にも時間がかかること，さらに特殊なディスポーザブルの材料を多用するためコストが高いことなどから，そのメリットを疑問視する意見もある。最近，このような手術を総称して「低侵襲手術」と呼称する傾向

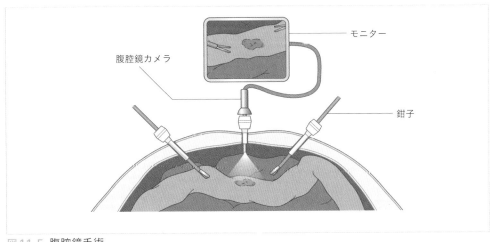

図11-5 腹腔鏡手術

モニター

腹腔鏡カメラ

鉗子

があるが，これまでの開胸や開腹手術と比較して，体腔鏡で行われる手術が「低侵襲」とよべるかどうかについては，これまでの基礎的，臨床的研究からは科学的根拠が乏しく，今後も研究されていくべき課題である。

V 手術にかかわる重要事項

A 手術のインフォームドコンセント

かつては，「私に任せてください！」と胸をどんとたたいて患者さんに告げることで，手術の説明が終わっていたこともあった。医療者サイドは，どうせ十分理解できない患者に詳しく言ってもしようがないし，危険性などを細かく説明するとかえって患者に不安が生じて手術の障害になると考えがちであった。

しかし，手術がすべてうまくいって，無事退院できた場合には，簡単な説明でも十分納得して退院するであろうが，もし重大な合併症が発生し，不幸な転帰をたどった場合には，不十分なインフォームドコンセントが様々なトラブルの原因となる可能性がある。

手術のインフォームドコンセントには以下のことが必須である。

1. 正確な病名の告知

がんの治療を行ううえで，正確な病名の告知は必須である。かつては，本人に病名を隠して，家族のみに伝えることで治療を行った時代もあったが，今日では病名を患者本人に告知するのが原則である。正確な病名を告知せずには，その後の説明がすべて不正確で虚偽に満ちたものにならざるを得ない。

また，病名だけでなく，治療法の選択に必要な病気の広がりや病期についても説明する。その際，患者および家族はわれわれが考える以上に，医学的な知識が十分でないと考えて，医学用語を避けてわかりやすく説明することが肝要である。

2. 病気を治す方法の説明

たとえ，手術が最善の方法であることが自明であっても，考えられる限りのほかの選択肢を示すべきである。そのなかには，無治療でおくとどのようになるかも含まれる。患者の病気の病状を正確に把握していることはもちろん，患者の体力，生活環境などについても十分理解したうえで，最善と思われる方法を示すのが医師の務めである。

3. 行われる手術の内容，危険性

具体的な手術の手順，再建法についてはできれば図を多用して，理解を容易にするのが

望ましい。また，おおよその手術時間や予想される出血量，術中の輸血の可能性などについても説明し，輸血の同意も得ておく。手術の所見によっては，拡大手術が必要になる可能性があるときには，それについても説明し同意を得ておく。順調に経過すると術後はどのように回復していくか，そして術後に起き得る縫合不全（ほうごう），出血，感染，肺梗塞（こうそく）などの様々な合併症についても説明する。

また，行われる手術によってどのような機能が損なわれ，それを補うのにどのような方法があるか，手術後の状態がどのようになるか，たとえば現在の仕事は続けられるのか，スポーツなどはできるのかなどを，できるだけ具体的に説明する。

B 手術のクリニカルパス

手術前の準備や検査がどのように行われ，術後はどのように回復していくのかを経時的に一覧表にして，患者にあらかじめ示しておくことが近年行われている。そのためには，その手術が標準的にはどのような経過をたどり，術後にどのような検査や処置が必要か，あらかじめ担当医が一致した方針を定めておく必要がある。このような術前術後の標準的な経過と，それに対応した検査や処置を定めたものが**クリニカルパス**（clinical pathway, clinical path）である。

術前術後の処置，検査などを標準化することで間違いが少なくなることが期待され，担当医の思い込みによる誤りもチェックできる。患者にとっては，術後どのように回復していくのか，また，どのような処置や検査を受けるのかについての理解が容易になり，安心して医療を受けることができる。ただし，標準的な処置や検査からはずれるケースがあるのは当然で，患者一人ひとりを観察して，標準的な対応でよいのか常に検証することが重要である。

また，クリニカルパスに書いてあることからはずれることが，悪いことではないことを医療者も患者も理解しておく必要がある。クリニカルパスからはずれることが多い場合には，パスの内容を変更することでより良いものができあがることになる。パスの作成には，医師・看護師はもちろん，薬剤師や管理栄養士の協力が必要である。

C がん手術と化学療法，放射線療法

がん，特に固形がんでは，治癒を達成するために手術療法が最も重要な部分を占めている。しかし一方で，最近はがんの化学療法や放射線療法も進歩し，効果が増大し副作用が減少したため，手術療法と相補って，それらの治療成績を向上させる努力が行われている。手術では拡大切除手技が究極のレベルにまで発展した結果，拡大手術による治療成績の改善にも限界があることがわかってきた。そこで，ある程度進行したがんに対して，手術に化学療法や放射線療法を併用する治療法に注目が集まってきている。

消化器外科領域では，食道がん，胃がん，膵がん，大腸がんに対して，早期がんを除いて，手術後に再発を抑制するために化学療法が行われることがガイドラインで推奨されている（**術後補助化学療法**）。また，一定の条件を満たす進行がんに対して，手術の前に化学療法や放射線療法を行い，腫瘍を縮小させて，切除を容易にし，かつ手術成績を向上させる治療が標準となってきている（**術前化学療法，術前放射線療法**）。さらに，局所で広がりすぎたり遠隔転移をしていたりして，従来は切除不能と診断されていた病態に対しても，化学療法・放射線療法を行って縮小させることにより，切除して根治できる場合があることも報告されてきている（**コンバージョン治療**）。

D がん手術後のフォローアップ

　がん手術後には定期的に診察や検査を受ける必要がある。その第1の目的は，術後の再発の検査である。また，手術によってもたらされる様々な後遺症や合併症に対する適切なアドバイスや，必要であれば治療が行われる。がん患者の場合には，患者のがんに対する不安や恐怖を理解し，精神的なケアのためにも信頼できる医師のもとへの通院が必要であることも忘れてはならない。

　再発に対する外来診療であるが，根治手術と姑息手術のところで述べたように，根治手術といえども再発の危険はある。問診や触診のほかに，定期的に画像検査〔**内視鏡，コンピューター断層撮影**（computed tomography：**CT**）など〕や血液検査（腫瘍マーカー）が必須である。腫瘍の種類や進行度によって，おおよその再発形式が予想できるので，再発の可能性の高い部位を重点的に検査することが肝要である。

　再発の診断をしても，直ちに再発を治せることにつながるとは限らないが，検査を行って，一応異常がないと担当医から説明を受けることで，患者は次の検査時期まで安定した精神状態でいられることも，検査の効用として大きい。再発の診断を早期に行うことで対処が可能な場合も，最近は少なからず認められる。大腸がんの肝転移などは，かつては積極的にこれを切除するなどの治療は一般的でなかったが，最近は積極的に診断治療し，長期生存例も得られている。早期に診断を確定できれば，それだけ小さな手術で治療が可能であるから，再発に対する検査を怠ってはならない。

　また，手術した臓器以外の臓器の検査も定期的に行うことで，高い頻度でがんを発見できる可能性がある。ヘビースモーカーに多い喉頭がんの術後には，肺だけでなく食道や胃の検査も怠ってはならない。いずれも，ヘビースモーカーに高い頻度で認められるがんである。実際，それらの臓器に次々にがんが発見される例がしばしば認められる。

E がん治療ガイドライン

　同じ病気なのに，受診する病院によって受ける治療法が異なるのは好ましくない。極め

てまれな疾患や治療法の確立していない疾患であればともかく，通常頻繁にみられる疾患の治療法が施設や担当医ごとにまったく違うというのは，あってはならないことである。学会ではいくつかのがん疾患について，標準的な治療法を開示する作業を進めている。具体的には，治療あるいは診療ガイドラインというかたちで，大まかな治療や診療の流れを示した本が刊行されている。

この数年間で，胃がん，大腸がん，乳がん，食道がん，肝がん，膵がんなど次々にガイドラインが作られた。胃がんや大腸がんでは，これを一般用に平易に書き直した患者用ガイドラインも刊行されている。これらのガイドラインを参考にすることで，どの病院でも妥当な治療を受けることができるようになる可能性がある。ただし，ガイドラインはあくまでも基本線であって，患者一人ひとりの年齢やリスクを考え合わせて治療法を最終的に決めることを忘れてはならない。また，患者用のガイドラインを用いることは，疾患の理解に役立つので，インフォームドコンセントの実践の場でも活用したい。

VI 腫瘍治療の理解のために

腫瘍の外科治療について概説した。腫瘍治療を理解するためには，まず病理学的な基本知識が不可欠である。良性腫瘍と悪性腫瘍の概念について正確に理解できて初めて，適切な治療方針が立てられることを忘れてはならない。

また，悪性腫瘍の外科治療の概念が，拡大手術一辺倒から大きく変わりつつあることも理解したい。化学療法の進歩により，外科治療のあり方も変わってきていることも重要である。内視鏡手術，クリニカルパス，インフォームドコンセント，がん治療ガイドラインなど，急速に広まってきた事項については，いずれも臨床の現場に大きなインパクトを与えて，しかも現在も発展しつつある。これらの変化に対応できるよう，個々のがん患者にとって最善の治療は何か，そして最善の治療のために何が必要かを常に考えつつ学ぶことが大切である。

第12章

臓器移植

この章では

- 拒絶反応の機構を理解する。
- 免疫抑制法を理解する。
- 臓器の保存法を理解する。
- 死体移植と生体移植を理解する。
- 「臓器提供意思表示カード」について知る。

臓器移植は，ほかに治療法のない末期臓器不全に対して行われる。本章では，その概略について，筆者の専門である肝移植を中心に述べる。

I 臓器移植の歴史

臓器や組織の移植については，古代よりそのアイディアがあり散発的に試行されてきたことを，文献や絵画などからうかがい知ることができる。しかし，本格的に行われるようになったのは，血管吻合（ふんごう）を含む外科手技や免疫抑制など，臓器移植を取り巻く環境が整ってきた 20 世紀半ばからである。

1. 臓器移植の始まり

腎移植については，1954 年に一卵性双生児間での移植が行われた。しかしながら，一卵性双生児間以外の同種腎移植の結果は極めて不良であった*。やがて免疫抑制剤としてアザチオプリン（azathioprine）が導入され，同種腎移植の成功例がみられるようになった。1963 年にはアメリカのスターズル（Starzl, T.E.）により肝移植が開始されたが，初期の成績は惨憺（さんたん）たるものであり，長期生存を初めて報告できたのは 1967 年であった。また，1967 年に南アフリカのバーナード（Barnard, C.N.）により初の心臓移植が行われた。

2. わが国の臓器移植の歴史

ここに特筆しておきたいのは，日本の臓器移植の歴史は，世界と遜色（そんしょく）のない早い時期に始まっていることである。すなわち，わが国の肝移植は 1964（昭和 39）年，心移植は 1968（昭和 43）年に開始されており，いずれも世界の 1 例目の翌年に行われている。

そのわが国の 1 例目の心移植をめぐっては，**レシピエント**（recipient，移植希望者）の死後に，**ドナー**（donor，臓器提供者）の脳死判定やレシピエントの移植適応について問題が指摘された。マスメディアがこれを大々的に取り上げ，大きな社会問題となり，以後わが国の脳死臓器移植は泥沼に入り込むこととなった。この間，臓器移植を志す日本の医療者は，それを施行する能力を有しながら実行できず，脳死臓器移植の再開は，1997（平成 9）年に「**臓器の移植に関する法律**」が制定・施行された 2 年後の，1999（平成 11）年 2 月まで待たなければならなかった。

---

* **同種移植と異種移植**：ヒトからヒトへのように，同じ種（species）の間で行う移植を同種移植（アログラフト：allograft）という。これに対して，ブタからヒトへのように，異なる種の間での移植を異種移植（ゼノグラフト：xenograft）という。ほかに，一卵性双生児間などの isograft，自己の臓器 / 組織をほかの場所に植え替える autograft がある。

3. 免疫抑制法の進歩

この間，**免疫抑制法**は徐々に進歩し，1970年代にカルシニューリン阻害薬（calcineurin inhibitor）であるシクロスポリン*（ciclosporin）が開発された。シクロスポリンは腎移植，次いで肝移植に使用され，成績を飛躍的に向上させた。その結果，1983年肝移植は末期肝疾患に対する確立した治療法としてアメリカのNIH（National Institute of Health：国立衛生研究所）により認められ，以後世界の肝移植数は劇的に増加することとなった。

次いで，1980年代にはやはりカルシニューリン阻害薬であるタクロリムス*（tacrolimus）がわが国にて開発され，現在肝移植を中心に世界で広く用いられている。

4. 臓器移植の件数

さて，2つある腎臓のうち1つを提供する生体腎移植は古くより行われていた。一方，1988年世界初の生体肝移植が行われ，第1例は残念ながら成功しなかったが，その後オーストラリアや日本でも行われ，しだいに軌道に乗っていった。肝臓は旺盛な再生能力を有する臓器であり，その面で生体移植に適した臓器といえる。そのほか，肺や膵の生体移植も少数例ではあるが行われている。

臓器移植について，世界の主要な移植施設の数と，それらにおける移植数の累計を表 12-1に示す[1]。死体ドナー，生体ドナーを含めた世界の累計移植数は，腎移植では80万件，肝移植では20万件を超えている。

Ⅱ 拒絶反応と免疫抑制療法[2), 3)]

免疫は，細菌，ウイルスなど外部から侵入してきた病原体を排除する，生体の生存にとっ

表 12-1 世界の主要な移植施設数と総移植数（2014年までの集計）

	移植施設数	総移植数
腎移植	498	881,158
膵腎移植	167	27,464
膵移植	117	9,186
心移植	196	92,073
心肺移植	46	3,092
肺移植	99	39,641
肝移植	238	228,265
小腸移植	18	1,367

＊ シクロスポリンとタクロリムス：シクロスポリンは，スイスのサンド社により，ノルウェーの土壌中の真菌が産生する抗菌薬として発見された。一方，タクロリムスは，藤沢薬品工業（現・アステラス製薬）が筑波に新しい研究所を設けたのに伴い，筑波山麓で採取した土壌中に含まれた放線菌の産物である。

て必須の機能であるが，命を助けるために移植した臓器をも異物とみなして排除してしまう。本節では，まず，**拒絶反応**のしくみについて，次いで，現在行われている一般的な**免疫抑制療法**について，概略を紹介する。

Ⓐ 拒絶反応のしくみ

1. 拒絶反応にかかわる細胞

拒絶反応では，血液中，組織中の白血球系の細胞，特にリンパ球，マクロファージが重要な役割を演じる。リンパ球は，末梢血中の白血球の 20 ～ 50% 程度を占める，比較的小型で細胞質の少ない細胞であり，B 細胞と T 細胞とに分類される。B 細胞は抗体を産生する細胞である。一方，T 細胞はいわゆる細胞性免疫にかかわる細胞である。そのいずれもが拒絶反応に関与する。

マクロファージは，病原体や死んだ細胞を貪食し処分する比較的大型の細胞であるが，拒絶反応においては抗原提示細胞として働く。

2. 組織適合性

組織適合性に特に重要な抗原系が**主要組織適合性抗原**（major histocompatibility complex：**MHC**）であるが，ヒトでは**ヒト白血球抗原**（human leukocyte antigen：**HLA**）とよばれている。HLA はクラス I，クラス II に分けられ，前者は赤血球を除くすべての細胞に表出しているが，後者はマクロファージや B 細胞など限られた細胞に表出している。

クラス I には A，B，C が，クラス II には DP，DR，DQ がある。臓器移植に際しては，A，B，DR が特に重要と考えられている。腎移植の成績にはドナーとレシピエントのこれら 3 つの適合度が影響するとされ，わが国の脳死臓器移植において，「腎移植希望者（レシピエント）選択基準」では，優先順位を決める因子として用いられている。そのほか，膵移植でも同様に HLA が基準に含まれているが，心，肺，肝，小腸の移植では現時点では考慮されていない。

3. 拒絶反応の機構

拒絶反応が起こるためには，まず，非自己の臓器が体内に入ってきたことを認識することが必要である。抗原提示細胞は，移植臓器の抗原を処理し，それを T 細胞に提示し，T 細胞を活性化する。その過程で種々のサイトカインが産生されるが，特に**インターロイキン 2**（interleukin-2：**IL-2**）は T 細胞をさらに活性化し，増殖を促進する。**ヘルパー T 細胞**（helper T cell）は，細胞傷害性 T 細胞（cytotoxic T cell，かつてはキラー T 細胞ともよばれた）を活性化するとともに，B 細胞も活性化すると考えられている。

第2編 外科編

手術療法の目的と意義

外科診断法

外科手術手技・処置の基本

麻酔の知識

手術室の管理

術前・術後管理と術後合併症の管理

外科的侵襲と生体の反応

炎症と外科的感染症

生体の損傷

救急医療とその実際

腫瘍の外科治療

12 臓器移植

4. 拒絶反応の種類

1 超急性拒絶反応

移植前よりドナー抗原に対する抗体がレシピエントの血中に存在する場合，移植後通常24時間以内に強い拒絶が起こり，移植臓器は急速に拒絶される。これは超急性拒絶反応とよばれ，異種移植や血液型不適合移植の場合が代表的であるが，妊娠や輸血，あるいは過去の移植により抗ドナー抗体が存在することもある。有効な治療法はなく，予後は不良である。

2 急性拒絶反応

移植後1週間以降に生じ，通常の移植で最も問題となる拒絶反応である。T細胞による細胞性免疫が主体であるが，液性免疫も関与することがある。治療に比較的よく反応し，予後は良好である。なお，移植後3か月以内が多いが，それ以降にも生じることがある。

3 慢性拒絶反応

移植後数か月から年のレベルで徐々に進行する拒絶反応で，その機序は必ずしも明らかでないが，主に抗体が関与すると考えられている。肝移植では，病理所見上胆管が消失する**胆管消失症候群**（vanishing bile duct syndrome；**VBDS**）の形を取ることが多い。治療に抵抗性であり，臓器機能の廃絶に至ることが多く，肝ではしばしば再移植の対象となる。

Column

ABO血液型不適合移植をめぐって

ABO血液型一致，あるいは適合（ドナーとレシピエントの血液型は異なるが，輸血が可能な組み合わせ：たとえばO→A，B→AB）の場合に比べ，不適合（輸血できない組み合わせ：たとえばA→O，AB→B）の場合は強い拒絶反応をきたし予後が明らかに不良であった。

近年，術前に血漿交換などによりレシピエントのもつ抗Aないし抗B抗体を除去する，脾臓を摘出する，などの対策により，ABO血液型不適合の生体腎移植が可能となった。一方，ABO血液型不適合の生体肝移植は，同じような対策を行っても成績が極めて不良であったが，2000（平成12）年より抗凝固薬やステロイドの門脈内注入療法が，さらに2004（平成16）年よりリツキシマブの投与が開始されたのに伴い，予後は著明に改善されてきた。

わが国の脳死移植については，心，肺，肝，腎，膵，小腸のどの臓器についても，ABO血液型不適合移植は認められていない。ただし，劇症肝炎などの2歳未満の小児への脳死肝移植は例外的に認められている。2歳未満の小児は免疫機能が未成熟であり，不適合であっても，一致や適合の場合と肝移植後の成績に差がないからである。

B 免疫抑制療法

1. 免疫抑制剤の種類

1 カルシニューリン阻害薬

カルシニューリン阻害薬は，免疫抑制療法の主体をなす薬剤であり，その種類には，歴史の項で述べたシクロスポリン（商品名：サンディミュン®，ネオーラル®など）とタクロリムス（商品名：プログラフ®，グラセプター®など）がある。抗原提示細胞により活性化された T 細胞内において，細胞内カルシウム濃度の上昇はカルシニューリンを活性化し，IL-2 の産生を促す。カルシニューリン阻害薬は IL-2 産生を抑制することにより，拒絶反応を抑制する。副作用として腎機能障害が古くより知られており，移植後長期生存例の増加に伴いその対策が重要となるとともに，耐糖能異常の発生も大きな問題となっている。

2 ステロイド

ステロイド（steroid）は，臓器移植の歴史において常に使用されてきた薬剤である。一般に抗炎症作用があり，臓器移植においてもこれが重要な役割を果たすと考えられる。また，IL-2 産生を抑制することも知られている。広範な副作用を有することから，ほかの免疫抑制剤の発達に伴い，減量ないしは使用を避ける試みがなされている。

3 代謝拮抗薬

代謝拮抗薬は，T 細胞の核酸合成を抑えることにより増殖を抑え，拒絶反応を抑制する。アザチオプリン（azathioprine，商品名：イムラン®など）が古くより用いられてきたが，近年ミコフェノール酸モフェチル〔**mycophenolate mofetil（MMF）**，商品名：セルセプト®など〕が登場し頻用されている。

4 抗体製剤

抗体製剤は，モノクローナル抗体として，バシリキシマブ（basiliximab，商品名：シムレクト®）やリツキシマブ（rituximab，商品名：リツキサン®）などが市販されている。バシリキシマブは活性化 T 細胞表面の IL-2 受容体アルファ鎖（CD25）に対する抗体であり，腎移植で用いられている。リツキシマブは，B 細胞表面の CD20 に対する抗体であり，B 細胞性悪性リンパ腫の治療用に開発されたものであるが，近年 ABO 血液型不適合移植におけるその有効性が示されている。

2. 免疫抑制療法の実際

免疫抑制療法の内容は移植する臓器により異なるが,一般にはカルシニューリン阻害薬,ステロイド,代謝拮抗薬,抗体製剤など,機序の異なる薬剤を併用することが多い。これにより,おのおのの投与量を減らし副作用を抑えつつ,拒絶反応の制御を行うことができる。

肝移植においては,カルシニューリン阻害薬であるシクロスポリンまたはタクロリムスのどちらか1剤とステロイドの2剤併用が一般的であるが,これに代謝拮抗薬のミコフェノール酸モフェチルを加えた3剤併用も行われている。腎移植では,さらにバシリキシマブを加えた4剤併用も行われている。ただし,バシリキシマブは移植時と4日後の2回のみの投与である。

ステロイドは,初期投与量は多いが,その後漸減していく。C型肝硬変に対する肝移植ではまったくステロイドを用いないプロトコール(protocol,治療手順)もある。ただし,C型肝炎については最近優れた薬剤が登場したことから,C型肝硬変に対する肝移植後の管理も大きな変革の時期にあり,今後変更されていく可能性がある。

カルシニューリン阻害薬は必ず使用される優れた免疫抑制効果を有する薬剤であるが,副作用も多く,適正な量を投与することが重要である。投与量が少ないと拒絶反応をきたし,一方多いと副作用をきたすことになる。一般に薬剤投与直前の血中濃度(トラフ値,C_0)でモニターされるが,投与後2時間値(C_2)や血中濃度−時間曲線下面積(area under the [time-concentration] curve:AUC)も用いられている。

急性拒絶反応が発生した場合,ステロイドの投与を行う。多くは奏効するが,無効の場合はカルシニューリン阻害薬の変更(同効薬への変更。シクロスポリン↔タクロリムス)や,抗体の投与が行われる。

III 虚血・再灌流傷害と臓器保存

A 虚血・再灌流傷害

臓器はその血流を絶たれると,酸素や栄養源の供給が受けられなくなり,また,二酸化炭素や老廃物の除去ができなくなり,傷害を受けることになる。この傷害を**虚血傷害**という。虚血の時間が長いほど,虚血傷害の程度は強くなる。

一方,虚血が解除されると臓器の正常な代謝が戻ってくるわけであるが,解除直後には特有の傷害が加わることが知られている。これを**再灌流傷害**とよび,また,虚血からの一連の傷害を**虚血・再灌流傷害**と総称する。虚血の程度が一定範囲内であれば,再灌流傷害が

加わっても臓器は生還するが，いわゆる point of no return [*]を超えている場合は壊死^{えし}する。

Ⓑ 臓器保存

　移植のためにドナーの体内から摘出された臓器は，血流を絶たれるので，必然的に虚血・再灌流^{かんりゅう}傷害を受けることになる。この傷害を少しでも抑えて移植後の良好な臓器機能を得るために，古くより臓器保存に関する研究が行われ，その結果が今日の臨床臓器移植に応用されている。臓器保存法は，**単純浸漬保存**^{しんせき}と**灌流保存**に大別される。

1. 単純浸漬保存

　摘出した臓器を，臓器保存液中に漬けて保存する方法である。血管内で血液が凝固することを防ぐため，摘出の際に動脈（肝臓では門脈）から液を注入して，血液を洗い出しておく。

　常温で保存すると細胞の代謝が進行して傷害が強くなるので，必ず低温（通常 4℃）で保存する。低温にすると酵素活性は著明に低下し，代謝が抑えられ，その結果細胞傷害が抑制される。

　通常，細胞外液（血漿や細胞間液など）はナトリウム（Na）濃度が高くカリウム（K）濃度は低く，逆に細胞内は高カリウム・低ナトリウムである。これはふだん細胞膜のところで電解質を能動的に輸送することにより維持されている。低温での浸漬保存中にはこの能動輸送が行われないので，細胞内の電解質組成は細胞外液に近くなってしまう。そのような臓器を移植し再灌流すると，著明な浮腫をきたし機能不全となることが知られている。これを防ぐために，低温保存に用いる保存液は，通常の点滴液とは異なり，高カリウム・低ナトリウムでありかつ浸透圧の高い組成となっている。かつてはコリンズ（Collins）液が用いられていたが，現在は **UW 液**（University of Wisconsin solution，ベルザー UW）が広く用いられている。

Column　臓器保存液の組成

　細胞外液は，高 Na⁺（ナトリウムイオン）・低 K⁺（カリウムイオン）である。たとえば，われわれが毎日のように目にする血液検査の結果では，血清 Na は 140mEq/L 程度であるのに対し，K は 4mEq/L 程度とはるかに低い。一方，低温浸漬保存に用いられる UW 液では，Na 25mEq/L，K 125mEq/L と逆転している。

　なお，腹部臓器には細胞内液型の保存液である UW 液が世界中で用いられているが，胸部臓器については，国や施設により異なり，細胞内液型，細胞外液型，内液 / 外液の中間的な組成の液が用いられている。

***

* point of no return：航空機などで，それ以上進むと燃料が不足して戻れなくなる点をいう。臓器の傷害においては，それ以上になると機能を回復することができない限界点を指す。

手術療法の目的と意義

外科診断法

外科手術手技・処置の基本

麻酔の知識

手術室の管理

術前・術後管理と術後合併症の管理

外科的侵襲と生体の反応

炎症と外科的感染症

生体の損傷

救急医療とその実際

腫瘍の外科治療

なお，低温浸漬保存による保存可能時間は臓器により異なる。たとえば，日本臓器移植ネットワークの定める**総阻血時間**（臓器の血流が停止してからレシピエントの体内で血流が再開されるまでの時間）の基準は，腎臓 24 時間，肝臓 12 時間，肺 8 時間，心臓 4 時間である。なお，これは十分な安全域を含んだ基準であり，実際にはより長時間の保存が可能である。

2. 灌流保存

血管にカテーテルを留置し，血液の代わりの液体を注入し灌流しつつ保存する方法である。浸漬保存に比べてより生理的な方法である。理論的には常温での灌流も可能であるが，低温での灌流のほうが主流である。利点は浸漬保存より長時間の保存が可能なことであるが，欠点は手技が煩雑であり運搬に手間がかかることである。海外では灌流保存により臨床腎移植を行っている施設がある。

Ⅳ 臓器移植の手術

A 死体移植

1. ドナー手術

死体移植においては，複数臓器の提供を承諾されることが多い。たとえば，胸部臓器（心，肺），腹部臓器（肝，腎など）の両方の摘出を行う場合，胸骨切痕から恥骨結合まで正中切開を加え，開胸開腹する。胸部チーム，腹部チームが並行して臓器の剝離操作を進め，灌流用のカテーテルを留置する。その後に大動脈をクランプし，低温液での灌流を開始する。胸部チームは心，次いで肺を摘出し，それぞれの臓器を携えてレシピエントが待つ自施設に向かって出発する。保存可能時間の短い心臓は，チャーターしたジェット機を用いて搬送されることが多い。腹部チームはあらかじめ腹部大動脈に挿入したカテーテルから冷却した保存液（UW 液）を一気に流し，血液を洗い流し保存液に置き換える。まず，肝を摘出し，肝臓チームはクーラーに入れた肝臓を携えて自施設に戻る（わが国では基本的に定期便の飛行機や鉄道を用いる）。その後に腎臓を摘出し，多くは地元の施設で移植される。

一般に脳死のドナーからの移植が多いが，心停止したドナーからの移植も行われている。心停止移植は虚血に強い臓器の場合に可能であり，腎移植で行われることが多いが，肝臓の移植においても行われることがある。これは，いわゆる**境界ドナー**＊の活用の一例である。

＊ **境界ドナー**（**marginal donor**）：世界的，慢性的な移植臓器不足の対策として，かつては移植に不適当として用いられなかった，境界ドナーの臓器の移植が試みられている。高齢ドナー（諸外国では 80 歳以上のドナーからの移植も多数行われている），長時間の心停止の既往のあるドナー，C 型肝炎ウイルス（hepatitis C virus；HCV）抗体陽性のドナー，脂肪肝の肝ドナーなどがあげられる。

2. レシピエント手術

　レシピエントは，ドナー臓器の到着予定時刻から逆算して，適切な時刻に手術を開始する。臓器の保存時間をできるだけ短くすべく，臓器の到着後遅滞なく血管吻合に取りかかれるのが望ましい。同所性移植の場合，レシピエントの当該臓器の摘出が必要であるが，既往の手術による高度の癒着が予想される症例では，より早く手術を開始しておくことが肝要である。

　通常静脈を，次いで動脈を吻合し，血流を再開する。血流再開の前に，保存臓器の血管内の保存液を十分に洗い流しておくことが必要である。高カリウムの保存液の洗い流しが不十分であると血流再開後に血中カリウム濃度が上昇し心停止をきたすことがある。

B 生体移植

1. ドナー手術

　生体移植では，生体ドナーの安全を確保することが最も重要である。そのため，まず手術に先立って十分な検査を行い，健康であるかの精査を行う。

　手術は通常のがんなどの手術と同様であるが，摘出する臓器を愛護的に扱う必要がある。剥離が完了したら，リンゲル液などで血液を洗い出した後，保存液を流し，短時間ではあるが冷保存液中で保存する。臓器摘出後の手術操作と術後管理は通常の肝切除術の場合と同様である。

2. レシピエント手術

死体移植の場合と同様である。本節-A「死体移植」を参照。

C 死体移植と生体移植

1. それぞれの特徴

1 ｜ 死体移植

▶ 死体移植の利点　生体移植に比べて十分な大きさの臓器を移植できることである。たとえば，肝臓移植において，生体移植ではしばしばレシピエントの標準肝容量*の40%に満たないグラフト（graft，移植片）を移植しなければならず，術後の回復が遷延する。これに対して，死体移植では通常十分な大きさのグラフトを移植することができる。

▶ 死体移植の欠点　まず，提供病院と移植病院が離れているため，臓器の保存時間が長く

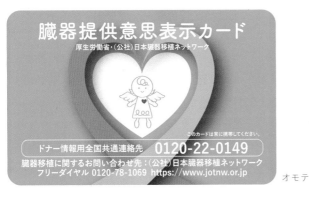

図12-1 臓器提供意思表示カード

手術療法の
目的と意義

外科診断法

処置の基本
外科手術手技・

麻酔の知識

手術室の管理

術前・術後管理と
術後合併症の管理

生体の反応
外科的侵襲と

的感染症
炎症と外科

生体の損傷

その実際
救急医療と

治療
腫瘍の外科

12

臓器移植

《1．2．3．いずれかの番号を◯で囲んでください。》

1．私は、脳死後及び心臓が停止した死後のいずれでも、移植の為に臓器を提供します。

2．私は、心臓が停止した死後に限り、移植の為に臓器を提供します。

3．私は、臓器を提供しません。

《1又は2を選んだ方で、提供したくない臓器があれば、×をつけてください。》

【 心臓・肺・肝臓・腎臓・膵臓・小腸・眼球 】

〔特記欄：　　　　　　　　　　　　　　　　　　　　　　　　　　　〕

署名年月日：　　　　　　年　　　　月　　　　日

本人署名（自筆）：

家族署名（自筆）：

ウラ

オモテ

このカードは常に携帯してください。

ドナー情報用全国共通連絡先　0120-22-0149

臓器移植に関するお問い合わせ先：(公社)日本臓器移植ネットワーク
フリーダイヤル 0120-78-1069 https://www.jotnw.or.jp

臓器提供意思表示カード
厚生労働省・(公社)日本臓器移植ネットワーク

出典／公益社団法人 日本臓器移植ネットワーク：臓器提供意思表示カード．

なる傾向にあることである。保存時間が長くなるほど臓器の傷害が進行することはすでに述べた。また，世界的に慢性的な移植臓器不足の状況にあり，待機中の患者の死亡が年々増えている。一つの対策として，境界ドナーからの移植に関して，基礎的，臨床的な研究が進められている。また，各国がそれぞれ，脳死臓器提供を増やす対策に取り組んでいる。日本でも運転免許証や健康保険証，マイナンバーカードに意思表示の欄が設けられており，その他，「**臓器提供意思表示カード**」*（図12-1）への記入やインターネットによる登録もできる。

2 ┃ 生体移植

▶ 生体移植の利点　ドナーとレシピエントの手術を同じ病院で同時進行で行え，保存時間

---

* **標準肝容量（standard liver volume）**：肝硬変の患者の肝臓は著明に萎縮しており，移植する肝臓のサイズの参考にはならない。身長と休重から，その人が本来もっているであろう肝臓の人きさを計算することができる。生体肝移植では，その値の40％以上の大きさのグラフトを用いることが望ましいとされている。

* **臓器提供意思表示カード**：臓器提供意思表示カードはいわゆるドナーカードではない。①脳死でも心臓死でも臓器を提供する，②心臓死の場合に限り臓器を提供する，の2つに加えて，③臓器を提供しない，という選択肢があり，番号に丸を付けるだけで，臓器を提供しない意思も明示することができるのである。

を非常に短くできることである。また，基本的に緊急手術として行われる死体移植と異なり，予定手術として行うことができ，レシピエントや医療者の負担が少ないといえる。

▶ **生体移植の欠点**　第1に生体ドナーのリスクである。わが国でも生体腎ドナー，生体肝ドナーの手術関連死亡があった。生体肝ドナーの死亡は2019（令和元）年末の時点で9,443移植のうち1件と低率ではあるが，日本肝移植研究会が行った調査において，生体肝ドナーの実に12.4%に術後合併症が生じていることが示されている[4]。

▎2. わが国の問題点

　諸外国では臓器移植のほとんどは死体移植であり，生体移植はわずかに行われているにすぎない。一方，わが国では，死体臓器提供が極めて少なく，生体移植の占める率が高い。肝移植では，臓器移植に関する法律が2010（平成22）年に改正された後に脳死移植が増え，2019（令和元）年には過去最多を数えたが，それでも同年の全肝移植に占める脳死肝移植の割合は22%にすぎない[5]。

　仏教の教えに影響を受けた，アジアに共通の現象ではないかと考える人もあるだろう。しかしながら，実際には，東アジアで臓器移植が行われている諸国のなかで，人口当たりの死体臓器提供の数は，日本が突出して少ない。

　2008年の国際移植学会において，各国はそれぞれ自国のドナーの臓器で自国民を助けるよう努めるべきであるとする，イスタンブール宣言が出された。この状況下においても，わが国では，海外での移植のための募金活動についてメディアで肯定的に紹介されているのを目にする。病気に苦しみ，あるいは余命の短いことを告げられた，患者とその家族の苦衷は察するに余りある。また，アメリカは自国民を助ける臓器が不足しているにもかかわらず，一定の範囲内で他国民に臓器を提供することを容認してくれている。しかし，われわれ日本人はこの寛容に甘えていてよいのだろうか。医療者を含め国民全体が，わが国の臓器移植のあり方について，いま一度考えてみることが必要であろう。

文献

1) Everly M, et al. (eds.)：Clinical Transplants 2013, Los Angeles, 2014.
2) 寺岡慧：腎移植の免疫反応〈高橋公太編：腎移植のすべて〉，メジカルビュー社，2009，p.242-253.
3) 柴垣有吾：移植免疫の基礎〈日本腎臓学会渉外・企画委員会/腎移植推進協議会編：腎移植の進歩；わが国の現状と今後の展望〉，東京医学社，2006，p.90-100.
4) Umeshita K, et al.：Operative morbidity of living liver donors in Japan, Lancet, 362 (9385)：687-690, 2003.
5) 日本肝移植学会：肝移植症例登録報告，移植，55 (3)：245-260, 2020.

1 薬剤の血中濃度の上昇が最も速い与薬方法はどれか。 (105回AM22)

1. 坐　薬
2. 経口薬
3. 筋肉内注射
4. 静脈内注射

2 身長170cm，体重70kgの成人の体格指数（BMI）を求めよ。ただし，小数点以下の数値が得られた場合には，小数点以下第1位を四捨五入すること。

(108回AM90)

3 中心静脈栄養法（TPN）で高カロリー輸液を用いる際に，起こりやすい合併症はどれか。 (109回PM43)

1. 高血圧
2. 高血糖
3. 末梢静脈炎
4. 正中神経麻痺

4 放射線療法について正しいのはどれか。 (106回AM32)

1. Gyは吸収線量を表す。
2. 主に非電離放射線を用いる。
3. 電子線は生体の深部まで到達する。
4. 多門照射によって正常組織への線量が増加する。

5 高齢者の栄養管理について栄養サポートチーム（NST）と連携するときに，病棟看護師が行う看護活動で最も適切なのはどれか。 (105回AM51)

1. 同時期に他のサポートチームが介入しないようにする。
2. 栄養管理が不十分な高齢者のケアについて助言を得る。
3. 家族にも栄養サポートチーム（NST）の一員になるよう勧める。
4. 経管栄養法を行っている高齢者数を減らす方法を一緒に考える。

6 緩和ケアについて正しいのはどれか。 (102回AM47)

1. 患者の家族は対象に含まない。
2. ケア計画は多職種が話し合って立案する。
3. 疼痛コントロールの第一選択はモルヒネである。
4. 根治的な治療法がないと医師が説明したときから始める。

7 顔面に広範囲のⅢ度熱傷を負った患者が搬送された。最も優先する処置はどれか。

(97回 AM92)

1. 疼痛の緩和
2. 気道の確保
3. 熱傷部位の局所療法
4. 精神的ショックの緩和

8 急性期の患者の特徴で適切なのはどれか。**2つ選べ。**

(107回 PM85)

1. 症状の変化が乏しい。
2. エネルギー消費量が少ない。
3. 身体の恒常性が崩れやすい。
4. 生命の危機状態になりやすい。
5. セルフマネジメントが必要となる。

9 Aさん（48歳，男性）は，直腸癌のため全身麻酔下で手術中，出血量が多く輸血
rectal cancer
が行われていたところ，41℃に体温が上昇し，頻脈となり，血圧が低下した。麻酔
科医は下顎から頸部の筋肉の硬直を確認した。既往歴に特記すべきことはない。
この状況の原因として考えられるのはどれか。

(105回 AM46)

1. アナフィラキシー
2. 悪性高熱症
   malignant hyperthermia
3. 菌血症
   bacteremia
4. 貧　血

▶ 答えは巻末

1 　解答 **4**

×1，2，3　○4

静脈内注射された薬液は，速いスピードで全身の血管に送られ，速やかに効果が発現する。なお，選択肢の与薬方法による薬物の血中濃度の上昇速度は，静脈投与＞直腸投与＞筋肉内投与＞経口投与の順に速い。

2 　解答 **24**

BMI は成人の肥満度の指標とされ，体重（kg）÷［身長（m）]^2 で求める。設問の場合は，70kg ÷（1.7 m）^{2}＝24.2 であり，小数点以下第 1 位を四捨五入して 24 となる。

3 　解答 **2**

×1：中心静脈栄養法の合併症には該当しない。
○2：中心静脈栄養法とは，栄養補給を目的として，高張液を中心静脈から点滴静脈内注射をする方法である。必要な熱量を確保するために高用量の糖が投与されることに加え，患者の耐糖能が低下していることで高血糖が発生しやすい。
×3：中心静脈とは，血管が太く血液量が多い大静脈のことで，上大静脈，下大静脈を指す。中心静脈栄養法（TPN）での穿刺部位として鎖骨下静脈や内頸静脈，大伏在静脈，大腿静脈などがあるが末梢静脈は用いないので，末梢静脈炎を起こすことはない。
×4：上肢を走行する神経であり，中心静脈栄養法の実施とは関係しない。

4 　解答 **1**

○1：Gy（グレイ）は身体や物質に吸収される放射線量を表す単位である。
×2：放射線療法は，生体まで到達させるのに十分なエネルギーをもつ電離放射線（X 線，γ 線など）を人体に照射して行われる。非電離放射線（紫外線の一部，赤外線，可視光線など）はエネルギーが小さく，生体には作用しない。

×3：電子線は，エネルギーの大きさと到達させたい生体の深さによって，線量が急激に減少することがある。生体の深部まで容易に到達するのは X 線や γ 線である。
×4：放射線治療の効果は，1 回の照射線量，治療期間，総照射線量によって決まる。多門照射（多方向からの照射）で照射方向を分割することにより，標的となる腫瘍に線量が集中する一方，皮膚や正常組織の照射線量を少なくすることができるため，正常組織への影響を最小限にすることができる。

5 　解答 **2**

栄養サポートチーム（nutrition support team：NST）とは，栄養サポートを実施する医師（歯科医師を含む），看護師（訪問看護師を含む），薬剤師，管理栄養士，臨床検査技師，リハビリテーションスタッフ（OT，PT，ST），歯科衛生士，臨床工学技士など，多職種からなる医療チームである。患者の栄養状態を判定し，最適な栄養管理法を提言することで，患者の治療，回復，退院，社会復帰などを図ることを目的としている。
×1：栄養サポートチームは，他チーム（褥瘡チーム，緩和ケアチーム，呼吸器サポートチームなど）と連携しながら実施する。
○2：病棟看護師の役割は，患者の身体状況を確認し，チームと連携して栄養管理の助言を得たり，患者・家族に栄養状態の実状を把握してもらい，協力を得ることである。
×3：栄養サポートチームは，多職種の医療職者からなる集まりであり，家族はチームには含まれない。
×4：栄養サポートの目的は，患者に対して栄養状態の評価・判定を行い，適正な栄養補給と栄養改善を図ることである。

6 　解答 **2**

WHO は 2002 年に「緩和ケアとは，生命を脅かす疾患による問題に直面している患者とその家族に対して，痛みやその他の身体的問題，心理社会的問題，スピリチュアルな問題を早期

に発見し，的確なアセスメントと対処（治療・処置）を行うことによって，苦しみを予防し，和らげることで，QOLを改善するアプローチである」と定義を変更した。

×1：緩和ケアの対象は，患者とその家族である。

○2：緩和ケアのアプローチは，医療専門職だけではなく，ボランティアも含めたチームでカンファレンスを行い，多職種が連携して提供するものである。

×3：WHOの除痛ラダーでは，第I選択は非オピオイドであり，モルヒネは第3段階の強オピオイドである。

×4：緩和ケアは，疾患の早期から行われる。

7	解答 2

×1，3，4　○2

Ⅲ度熱傷は受傷の深度が深く，痛みを感じる神経も壊死しているため，まったく痛みがないことが特徴である。Ⅲ度の顔面熱傷では，表面上重傷でなくても，熱い気体を吸い込んで気道熱傷を起こしている危険性があるため，バイタルサインをチェックし，局所療法よりも，顔面熱傷・気道熱傷による上気道閉塞の治療や気道確保を優先する。

8	解答 3，4

×1，2，5　○3，4

急性期は，救命救急処置が必要な状態や病気の重篤な状態，手術直後の状態など，いずれも患者の生理的機能障害が大きい時期であり，合併症のリスクも高く，生命の危機状態になりやすい。症状の変化は大きく，経過は急激に変化する。身体の恒常性は，急性期では身体に侵襲が加わることにより大きく崩れる。身体に侵襲を受けた直後は，それを回復させるため神経・内分泌系反応や炎症反応といったいわゆる生体反応が起こり，代謝においても変動をきたす。ムーアの第I相傷害期ではタンパク質異化亢進

（タンパク質を分解してエネルギーを作り出す），第2相転換期以降はタンパク質同化（エネルギーを使ってアミノ酸を作り出す）のためエネルギーの消費量は多くなる。

セルフマネジメントは望ましい病気の管理を患者自身が行うことであり，回復後の慢性期の看護で必要な支援である。

9	解答 2

×1：アナフィラキシーは体内に侵入した抗原によって引き起こされる抗原抗体反応が極めて有害な反応を引き起こした状態。41℃まで体温が上昇することはなく，また筋肉の硬直もみられない。

○2：悪性高熱症は全身麻酔の重篤な合併症で，麻酔薬や筋弛緩薬の影響により起こる。筋硬直が特徴的な症状で，このほか，頻脈，不整脈，代謝性アシドーシス，血圧不安定，急激な体温上昇などがみられる。Aさんは，全身麻酔下の手術中に急激な体温上昇，頻脈，血圧低下，下顎から頸部の筋硬直があり，悪性高熱症が考えられる。

×3：輸血製剤が細菌で汚染されていた場合，菌血症から敗血症が誘発され，敗血症性ショックが起こる危険性はあるが，輸血汚染の可能性は低く，Aさんの状況には合致しない。

×4：Aさんは出血量が多く，輸血を行っているが，貧血で体温は上昇しない。

索引

和文

新体系看護学全書

別巻

治療法概説

2002年11月29日　　第1版第1刷発行	定価(本体3,200円+税)
2006年12月13日　　第2版第1刷発行	
2016年12月 7 日　　第3版第1刷発行	
2021年12月 6 日　　第4版第1刷発行	
2024年 1 月31日　　第4版第3刷発行	

編　著 ｜ 代表　柴　輝男 ⓒ　　　　　　　　　　　　　　　　〈検印省略〉

発行者 ｜ 亀井　淳

発行所 ｜ ✖ 株式会社 メヂカルフレンド社

https://www.medical-friend.jp
〒102-0073 東京都千代田区九段北3丁目2番4号 麹町郵便局私書箱48号
電話 ｜ (03) 3264-6611　振替 ｜ 00100-0-114708

Printed in Japan　落丁・乱丁本はお取り替えいたします
ブックデザイン ｜ 松田行正(株式会社マツダオフィス)
印刷 ｜ (株)太平印刷社　製本 ｜ (株)村上製本所
ISBN 978-4-8392-3392-1　C3347　　　　　　　　　　　　　000658-041